JN272389

エキスパートが本音で明かす

不整脈診療の極意

CONFIDENTIAL

公益財団法人 心臓血管研究所 所長
CVI ARO Chairman

山下 武志 編

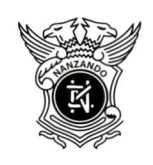

南山堂

執筆者一覧（執筆順）

山下　武志	公益財団法人 心臓血管研究所 所長／CVI ARO Chairman
渡邉　重行	筑波大学附属病院 水戸地域医療教育センター 教授／センター長
川村祐一郎	旭川医科大学 保健管理センター 教授
臼田　和生	富山県立中央病院 内科（循環器） 部長
住吉　正孝	順天堂大学医学部附属練馬病院 循環器内科 教授
渡邉　英一	藤田保健衛生大学 循環器内科 教授
髙橋　尚彦	大分大学医学部 循環器内科・臨床検査診断学講座 教授
奥山　裕司	国立病院機構 大阪南医療センター 循環器疾患センター 部長
赤尾　昌治	国立病院機構 京都医療センター 循環器内科 診療部長
味岡　正純	公立陶生病院 循環器内科 副院長
鈴木　信也	公益財団法人 心臓血管研究所付属病院 循環器内科（不整脈） 医長
吉田　明弘	北播磨総合医療センター 先進医療センター 不整脈治療部門 センター長
野田　崇	国立循環器病研究センター 心臓血管内科部門 不整脈科 医長
桑原　大志	国家公務員共済組合連合会 横須賀共済病院 循環器内科 副部長
林　明聡	日本医科大学 循環器内科学 講師
大塚　崇之	公益財団法人 心臓血管研究所付属病院 循環器内科（不整脈） 不整脈担当部長
山根　禎一	東京慈恵会医科大学 循環器内科 教授
井上　耕一	特定医療法人 渡辺医学会 桜橋渡辺病院 心臓血管センター 不整脈科長／内科部長
中村　知史	日本赤十字社 横浜市立みなと赤十字病院 心臓不整脈先進診療科 医長

沖重　薫	日本赤十字社 横浜市立みなと赤十字病院 心臓不整脈先進診療科 部長／心臓病センター長
飯田　剛幸	東海大学医学部付属八王子病院 循環器内科
小林　義典	東海大学医学部付属八王子病院 循環器内科 教授／循環器センター長
合屋　雅彦	東京医科歯科大学医学部附属病院 循環器内科 准教授 不整脈センター 副センター長
野上　昭彦	筑波大学医学医療系 循環器不整脈学講座 教授
石川　利之	横浜市立大学附属病院 循環器内科 教授
栗田　隆志	近畿大学医学部 心臓血管センター 教授
清水　昭彦	山口大学大学院医学系研究科 保健学専攻 教授／医学部保健学科 学科長
三田村秀雄	国家公務員共済組合連合会 立川病院 病院長
河野　律子	産業医科大学医学部 不整脈先端治療学 講師
安部　治彦	産業医科大学医学部 不整脈先端治療学 教授

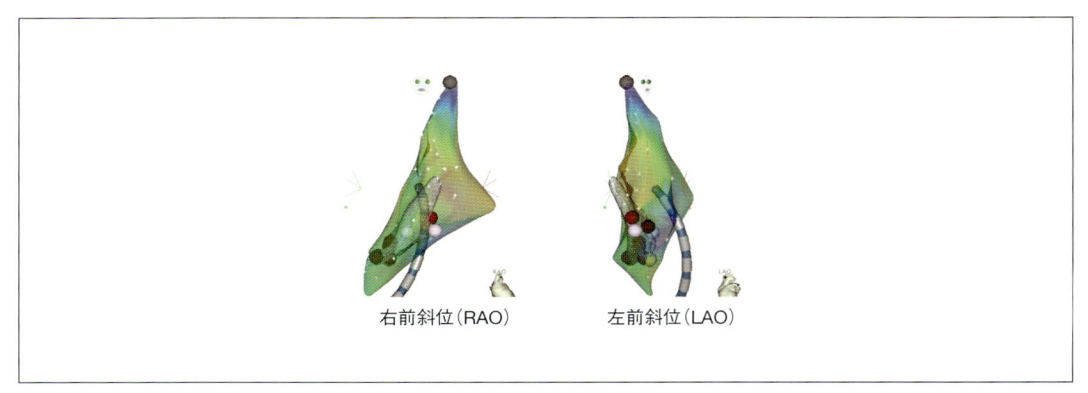

図1 左上大静脈遺残（PLSVC）をともなったWPW症候群（A型）患者での通電部位（p.79）

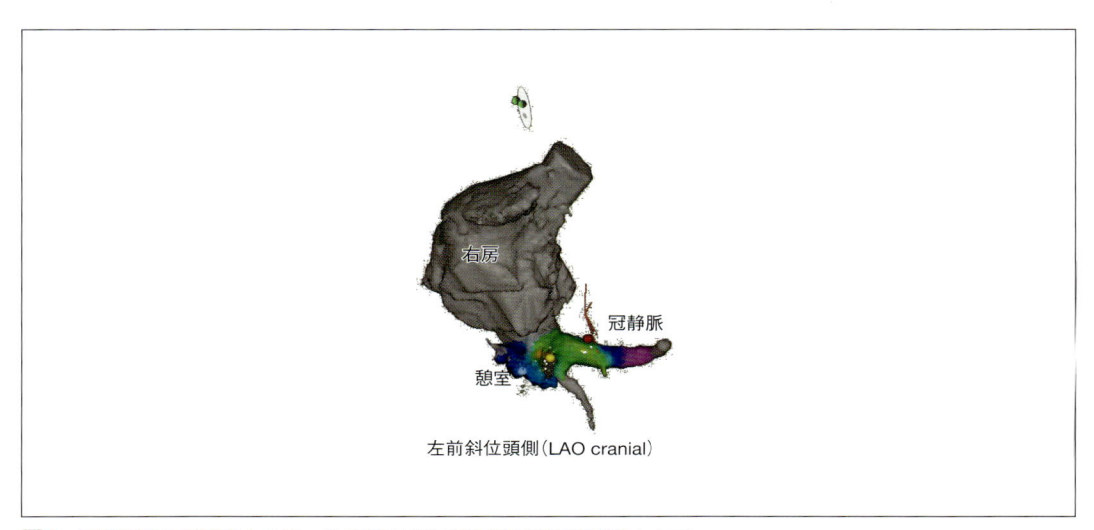

右前斜位（RAO）　　　左前斜位（LAO）

図2 冠静脈洞に憩室をともなったWPW症候群患者での通電部位（p.80）

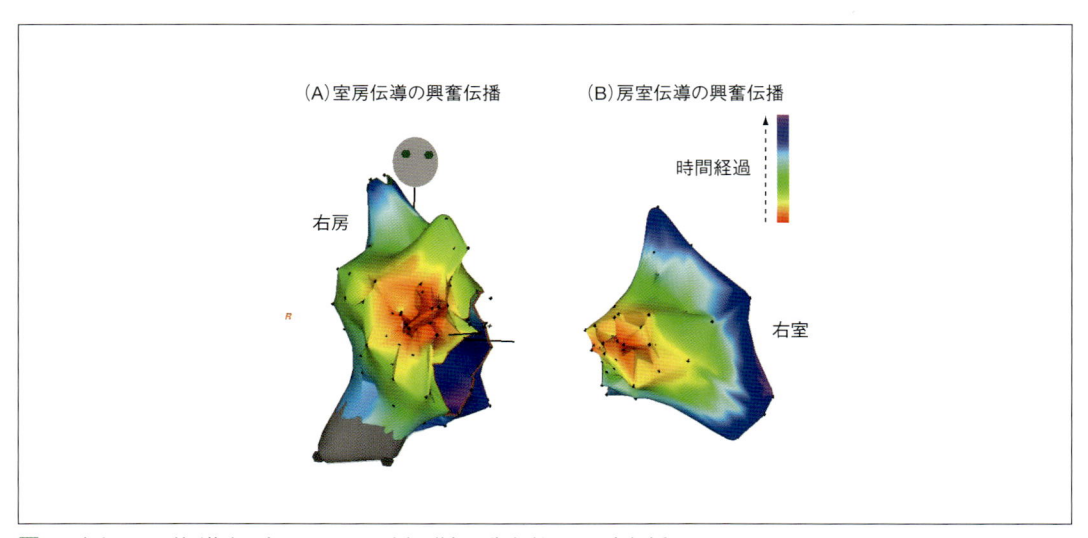

左前斜位頭側（LAO cranial）

図3 右心耳に副伝導路を有したWPW症候群（B型）患者での興奮伝播（p.81）

（A）室房伝導の興奮伝播　　（B）房室伝導の興奮伝播

時間経過

右房　　　　　　　　右室

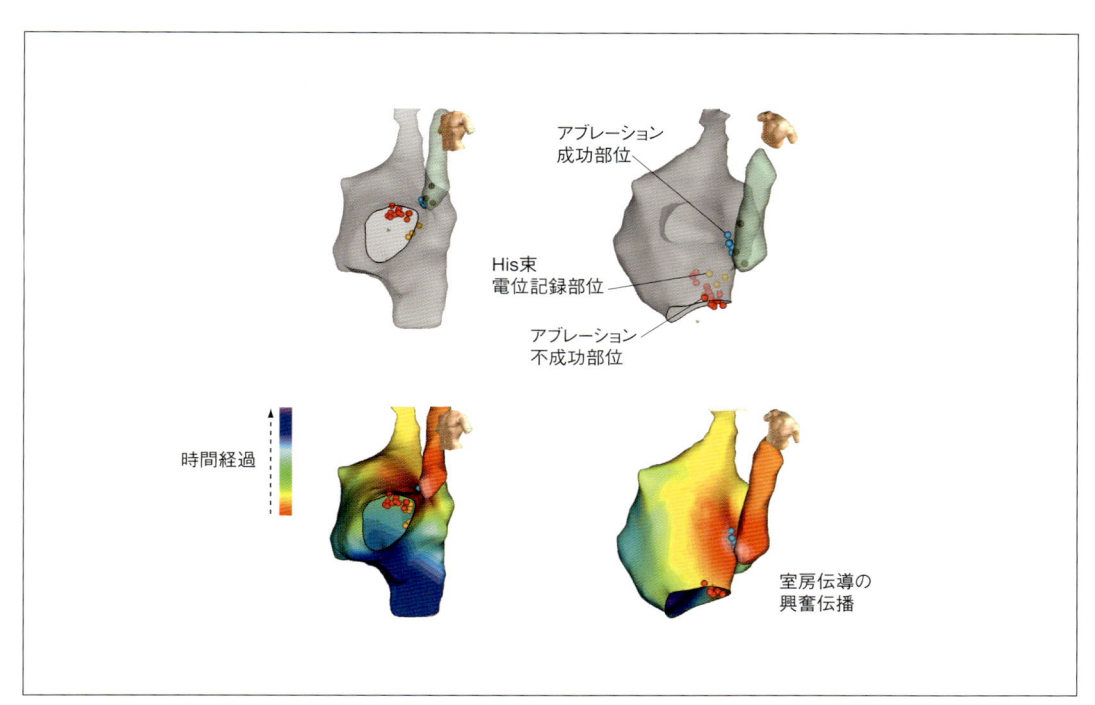

図4 心房端が弁輪から離れたWPW症候群（B型）患者での通電部位（p.82）

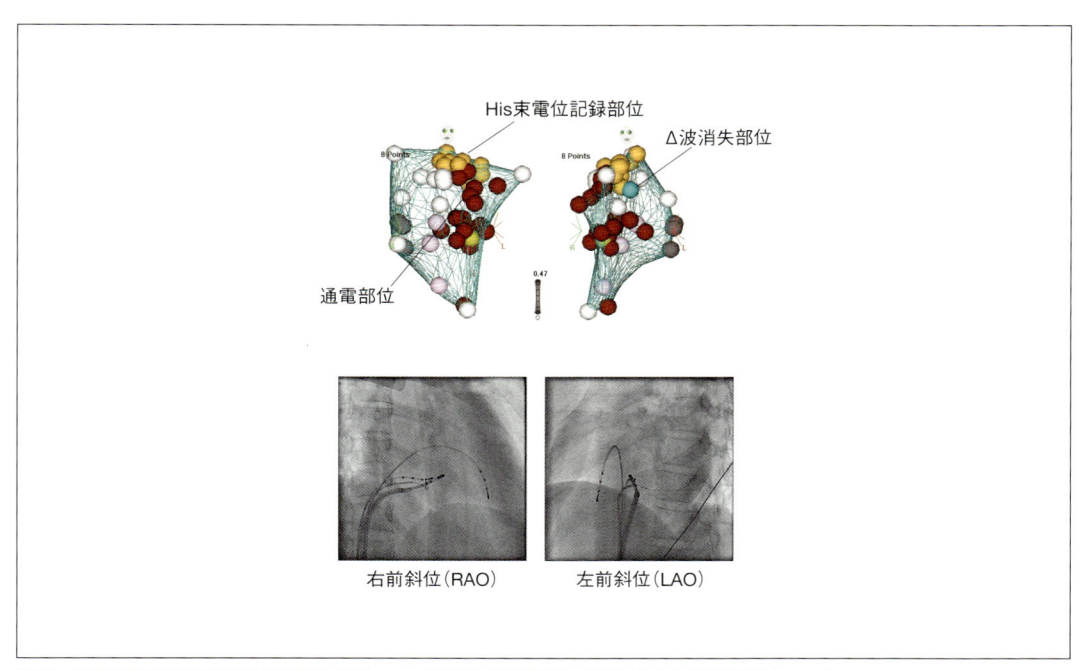

図5 副伝導路が正常刺激伝導系に近かったWPW症候群（C型）患者での通電部位（p.83）

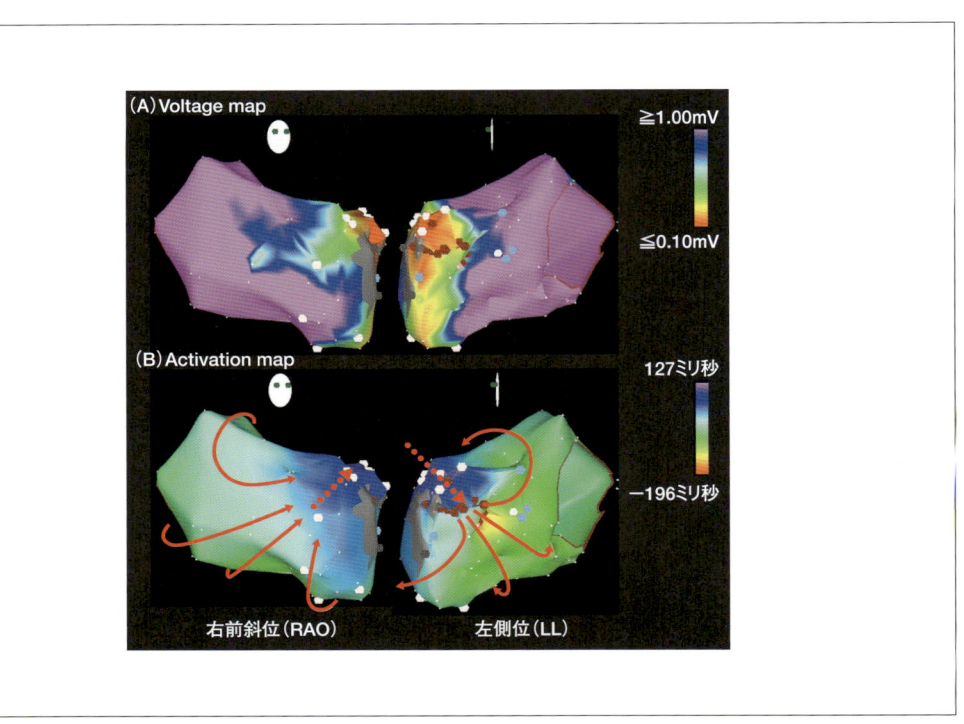

図6 陳旧性心筋梗塞に合併した心室頻拍症例における頻拍中のElectroanatomical map (p.133)

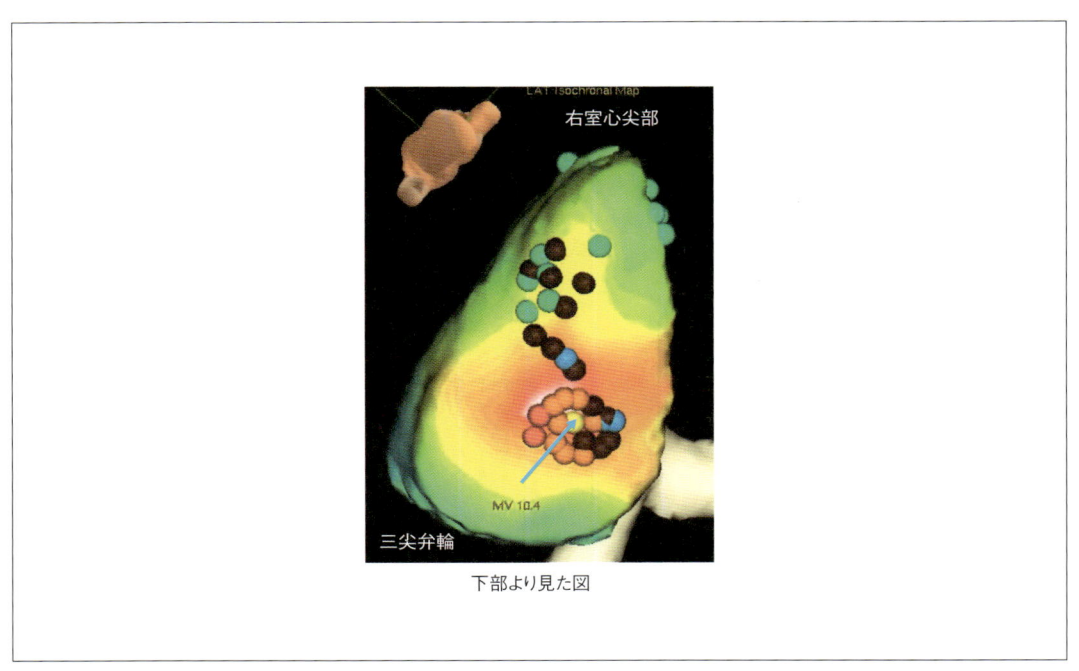

図7 早期再分極症候群症例のアブレーション施行部位（赤タグ，p.136）

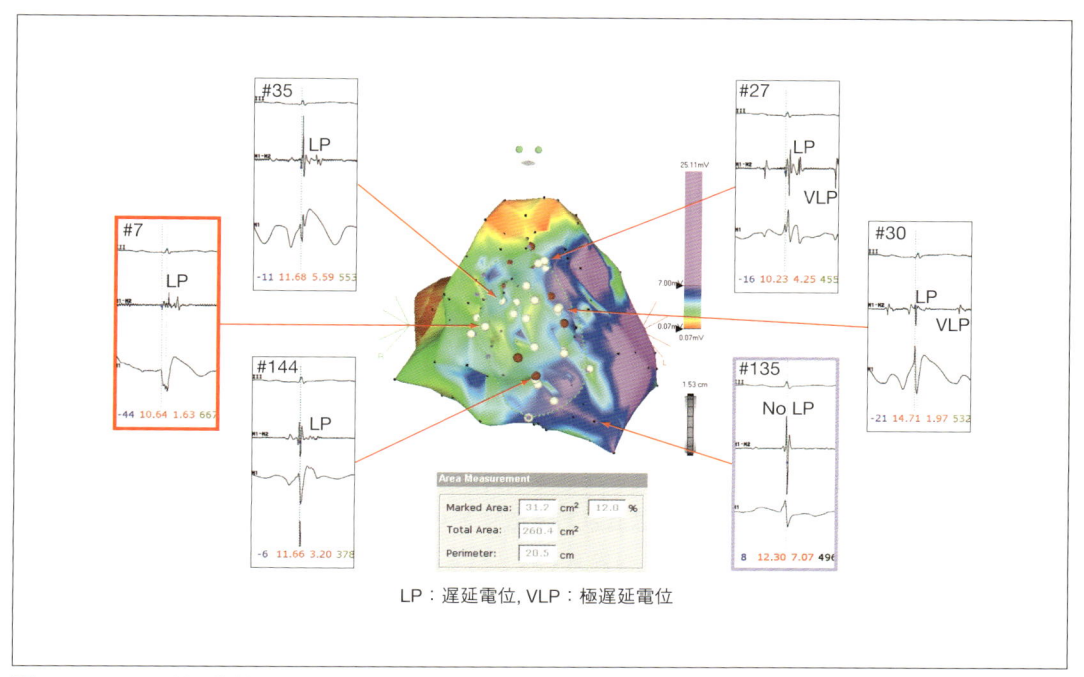

図8 Brugada症候群症例の右心室心外膜電位マッピング(p.139)
心電図波形下の数値は左より順に，局所興奮伝導時間〔ミリ秒〕，双極誘導〔mV〕，単極誘導〔mV〕，抵抗値〔Ω〕を示す．

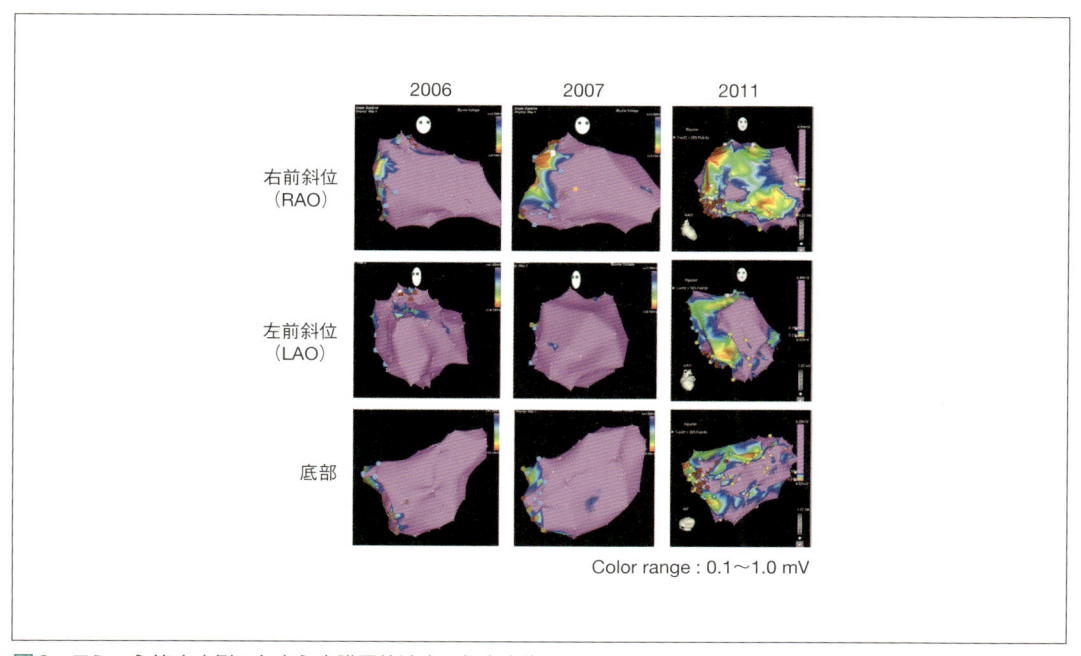

LP：遅延電位，VLP：極遅延電位

図9 ラミン心筋症症例の左室心内膜電位波高の年次変化(p.142)

CONTENTS

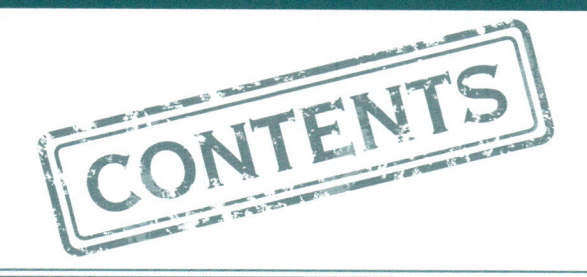

G 総論
- 「極意」のための極意 ………………………………………………… 山下武志　2

I 不整脈診断の心得

1. ST-T解釈の極意
   不整脈や失神の病態評価に役立てる！ ………………………… 渡邉重行　8
2. すべての不整脈が治療対象？ ………………………………… 川村祐一郎　15
3. 不整脈のリスク評価をどこまで行う？
   Case：健診で指摘されたBrugada型心電図波形 ……………… 臼田和生　20
4. ペースメーカーを植込む？
   Case：チルト試験で10秒以上の心停止 ……………………… 住吉正孝　28

II 薬物で治す！　上室性不整脈

5. I群抗不整脈薬はやめられる？ いつやめる？ ……………… 渡邉英一　34
6. 少量アミオダロンを使う？ 使わない？
   Case：超高齢者心房細動のリズムコントロール ……………… 髙橋尚彦　41
7. 新規経口抗凝固薬の性能とそれを発揮させるコツとは？
   〜ワルファリンを超えるのも使い方次第！〜 ………………… 奥山裕司　46
8. 抗凝固療法をどこまで行う？
   Case：高齢者の心房細動 ……………………………………… 赤尾昌治　53
9. 新規経口抗凝固薬のモニタリングをどう行う？ …………… 味岡正純　59
10. 新規経口抗凝固薬の効果に季節変動はある？ ……………… 鈴木信也　65

Ⅲ アブレーションで治す！　上室性不整脈

11. あなたの診断は本当に大丈夫？
Case：AVNRT診断時 ……………………………………………… 吉田明弘　72

12. アブレーションで注意が必要な心電図とは？
Case：WPW症候群 ………………………………………………… 野田　崇　79

13. どのようにアブレーションする？ -1
Case：非肺静脈起源の心房細動 ………………………………… 桑原大志　85

14. Ⅰ群抗不整脈薬はどれくらい有効？
Case：心房細動アブレーション治療後 ………………………… 林　明聡　94

15. アブレーションを行う？ 行わない？ -1
Case：無症候性心房細動 ………………………………………… 大塚崇之　99

16. アブレーションを行う？ 行わない？ -2
Case：70歳女性の慢性心房細動 ………………………………… 山根禎一　104

17. リズムコントロールを行う？
Case：心不全を合併する心房細動 ……………………………… 井上耕一　109

Ⅳ アブレーションで治す！　心室性不整脈

18. どのようにアブレーションする？ -2
Case：多発性心室期外収縮 ……………………………… 中村知史　沖重　薫　118

19. アブレーションに薬物を利用する
Case：ベラパミル感受性心室頻拍の誘発困難例 ……… 飯田剛幸　小林義典　124

20. アブレーションと植込み型除細動器の使い分け？
Case：器質的心疾患に合併する心室頻拍 ……………………… 合屋雅彦　129

21. アブレーションできる？ できない？
Case：遺伝性心室細動 …………………………………………… 野上昭彦　135

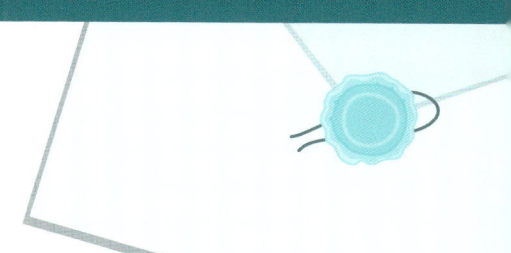

Ⅴ デバイスを活用した不整脈治療

22. dyssynchronyの評価は必要？
Case：CRTの適応決定 ……………………………………… 石川利之　146

23. 伝家の宝刀はむやみに使ってはいけません！
ショックデバイスの有効な使い方とは？ ……………………… 栗田隆志　151

24. ICDが本当に必要？
Case：70歳男性，心筋梗塞．左室駆出率30％．
　　　有意狭窄なし ……………………………………………… 清水昭彦　158

25. WCDはいつ使う？ ………………………………………………… 三田村秀雄　162

26. 無症候性心房細動… 治療する？
Case：デバイスで検出されたとき …………………… 河野律子　安部治彦　167

◆ 日本語索引 ……………………………………………………………………… 175
◆ 外国語索引 ……………………………………………………………………… 178

本書での情報は，正確を期すよう最善の努力をしておりますが，正確かつ完全であることを保証するものではありません．関連する最新情報をご参照のうえ，ご利用ください．本書でふれられている薬品については，製品に添付されている製造者による情報を十分にご確認ください．

総　　論

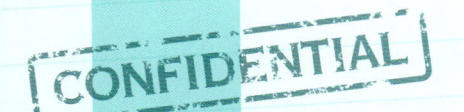

「極意」のための極意

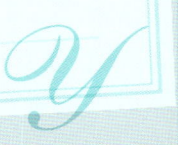

A 不整脈診療における最初の，そして重要な…

◆ どのような仕事であれ，ほとんどの仕事といわれるものにおいて，最初の重要な Decision Making は，自分の目の前にあるものを3つに仕分けることである．①手をつけないで放置する，②今からまさに自分が行う，③人に任せる —— この決断ができないと，自分の目の前にある仕事が停滞し，机の上にはモノや書類があふれ，その結果，最終的には周囲に多大な迷惑をかけることになるだろう．そして，周囲の自分に対する評価は下がるはずである．

◆ もし，このことがわかったとしても，「①についてはどうだろう．それは『怠慢』とどう違うのか」と思うかもしれない．しかし，ビジネスの世界でよく「選択と集中」が重要だという言葉を聞かないだろうか．これは「手をつけないこと」を積極的に決めることが事業の発展をうながすということである．劣後を決めることは消極的だと感じられがちだが，実は積極的なのである．そして，「③についてもどうだろう．それは『人任せ』ということではないか」と思うかもしれない．しかし，自分の不得意な仕事は，それができる人材を探して任せる方がずっと効率的であることは，ビジネスの世界では至極当然なのである．

◆ 患者を対象とした医療では，その性格がビジネスとは大きく異なるものの，診療における最初の，そして重要な Decision Making はまったく同じだと私は思っている．そして，ビジネスと同じように，この Decision Making を間違えば，後々になっての修正は想像するより難しい．説明責任，信頼の回復，損失の回復など，人と人のあいだでしか存在しない「診療」である以上，原状回復ですら多大な時間を要する．だからこそ繰り返したい —— 不整脈診療において最も重要なことは，患者に初めて出会ったときの Decision Making であると．

◆ 診療にあたって，不整脈非専門医にとっては，

①積極的に放置する（治療しない）
②自分が治療する
③専門家に紹介する

①，②，③の境界線を知らなければならないだろう．不整脈専門医にとって，①，②の境界線だけ理解すればよいかもしれないが，専門家としての深い知識が要求される．と同

時に，不整脈専門医は不整脈以外の知識が欠如しがち，時代遅れになりがちであることも自覚しておかなければならない．その道の玄人は，それ以外の道ではど素人になりがちだ．だからこそ，不整脈専門医は，一般内科医の心情や置かれている環境を，謙虚に推し量る必要がある．それは，不整脈以外の疾病を有する患者を診なければならないときの自分の立場と同じなのだと理解するということでもある．「すべての分野において幅広く，深い知識を有する」と想像されてきたような昔の内科教授は，いまやどこにも存在しない．また，もしそのような隠れた自負をもってしまえば，不整脈診療の第一歩目で大きな過ちをおかすだろう．

B 不整脈診療を行ううえで重要な要素

◆ 患者に初めて出会ったときに行う重要な Decision Making を円滑に進めるうえで必要な要素は，3つあると思う．

① 自分の価値観を認識すること
② 自分の強みを認識すること
③ 任せられる他者を知っておくこと

である．

◆ すべての Decision には，その基盤に価値判断がある．それは，その人なりの価値判断である．唯一の正しい価値判断は存在しないということを知る必要があろう．メディカル，コメディカル，患者の価値判断は，多くの場合一致していない．しかし一方で，大多数の人たちが「賛成はできる」という程度に共有できる価値判断があるかもしれない．価値判断がなければ，境界線の線引きは決してできない．それを自分のなかでどのように育てていくかは，おそらくその人の人生しだい，つまり，医療における経験しだいなのである．それは，どのような患者に出会ったか，どのような先輩に出会ったかによって，さまざまだろう．ただし，決して自分の価値判断がつねに正しいものだとする傲慢さをもってはいけない．

◆ すべての医療人には，その人固有の強みと弱みがある．オールマイティーな医療人は存在しない．では，それをどの程度わきまえているだろう．強みのある分野での境界線の引きかたと，弱みをもつ分野での境界線の引きかたは，当然異なるべきだ．不整脈診療も十把一絡げにできるものではなくなった．今後ますます細分化する以上，不整脈専門医であっても強みと弱みはあるはずである．それを認識してこそ，正しい線引きができる．

◆ 医療人は，自分の弱みと認識した分野では，いつも他者の援助を借りる必要がある．では，その他者は周囲にいるだろうか，すぐに助けを求められるだろうか，具体的に誰に助けを求めるか，あらかじめ認識できているだろうか．人は，つねに前もって準備していないと，急場しのぎの対応をして誤りをおかしがちである．自分の弱みとする領域で誰に援助を求めるかを決めていなければ，往々にして自分の弱みとする領域にまで手を広げがちである．境界線の引きかたを間違ってしまうのである．

C 心電図や臨床電気生理検査を解釈する能力

◆ 心電図や臨床電気生理検査を読解する能力は，このような大きな枠組みを理解してこそ，初めて有力なツールになりうる．医療の本質が把握できないまま，このような能力を振り回したら，これらのツールは切れ味がよいばかりに危険なツールにもなりうる．

◆ そして，この心電図や臨床電気生理検査を読解する能力は，一般医はもとより不整脈専門医でも人によりさまざまである．そして，その能力を客観評価することもできない．実際に，私が1980年代から医療に携わった歴史から思えば，昔の循環器内科医の方が12誘導心電図をずっと深く読むことができたと感じてしまう．時代は流れ，新しい情報が増加すれば，それは仕方のないことでもある．ただし，これらの印象を客観的な数字で描写することはできない．

◆ しかし，ただひとついえることはある．それは，かつての達人たちは，「ここまではわかるが，これ以上はわからない．自分にも説明できない」と断言できたことである．心電図や臨床電気生理検査を読解する能力は，学習し，経験し，反芻することで高めることができる．このなかで，経験こそが最も重要な要素である．ただし，経験は経験でしかない．その経験をどのように自分の能力の向上に生かせるかは，その人しだい，そして運としか言いようがないが，その経験をしたときの教育者しだいである．しかし，有能な教育者は，心電図や臨床電気生理検査は医療全体の枠組みのなかでのひとつのツールだということ，さらに，そのツールには限界があることも暗に教えてくれるだろう．そのツールが医療全体のなかで果たしうる役割の限界がわかったとき，心電図や臨床電気生理検査の読解能力は数段向上する．

D エビデンスとは？ ガイドラインとは？

◆ いまや，クリニカルエビデンスの時代である．しかし，エビデンスを把握したところで終わったと思ったら，大間違いである．エビデンスはひとつの事実にすぎない．心電図や臨床電気生理検査を読解する能力と同じ，ひとつのツールでしかないのである．

◆「エビデンスどおりに医療を行う」という言葉に違和感はないだろうか．一部の医療者が一部の患者集団を集めて行った臨床試験の結果どおりに医療を行うということなのだろうか．そこには，みずからの Decision Making もなく，価値観もなく，強みも弱みもなく……これでは，仕事の基本，医療の基本が備わっていない．エビデンスはツールにすぎないという意識が希薄化している．不整脈診療の基本を行うために，心電図・臨床電気生理検査の読解能力やエビデンスというツールを用いるのである．そして，ここで，エビデンスを読解する能力も養成する必要が生じるだろう．

◆ ガイドラインは，エビデンス，つまり事実が集積しすぎたために編み出された省力機構である．ひとつの疾病に関する事実を一人ですべて勉強することはもはやできなくなった．

そして，独力で事実を集めたとしても，どの事実が重要なのか判断できず，ガラクタがたくさん混じってしまうのは必定である．だからこそのガイドラインである．メタアナリシスと異なるところは，いくぶんかの価値判断が入っていること，そしてエビデンスがない領域で専門家の経験的治療が控えめに述べられていることである．ガイドラインのなかには，実際の自分の診療現場で行うべき個別患者に対するDecision Makingや，その基盤となる各自固有の価値判断，各自の強み・弱み，各自が置かれている状況における他者の援助など，本質的に重要なことは記載されていない．

E 集団と個の違い

◆ 集団と個はまったく異なることは誰もがわかっているだろう．なのに，なぜ，エビデンスやガイドラインに従うという考えかたが生じてしまうのだろう．その理由に，おそらく人間の深層心理か，あるいはヒューリスティクスが関与しているのだろうが，その摩訶不思議さは説明不能である．

◆ 「心房細動治療で，洞調律維持治療をしようと考えるか，心拍数調節治療をしようと考えるかで，患者の生命予後は影響を受けなかった」という事実は，「自分の目の前にいる心房細動患者にどちらの治療をしても同じである」という意味とは，まったく異なる．集団は集団でしかなく，この事実からは洞調律維持治療が適している患者と心拍数調節治療が適している患者はおそらく同程度存在しているのだろうと推定できるだけである．このエビデンスといわれる事実は，個々の特徴をもち，その人なりの生活や考えかたを有する一人の患者を目の前にしたときの実際の医療行動を決定づけるものではない．実際，目の前にいる患者の不整脈診療で重要なことは，各医療人が自分のツールを用いながら，個別にDecision Makingすること以外にないのである．

F 存在し続ける「私のやりかた」

◆ だからこそ，どれだけクリニカルエビデンスが存在しようが，また，どれだけそのエビデンスが包括する範囲が増加しようが，「私の不整脈診療」は存在し続ける．Decision Makingが求められる場面は，人がもつ専門分野によって異なり，Decision Makingするための価値判断は医療人・患者の人生経験によって大きく異なり，強みと弱みが異なり，置かれている環境が異なるのだから，そうなるのがむしろ自然だ．

◆ ならば，必ずその自由奔放になるかもしれない「私のやりかた」には歯止めが必要であろう．その歯止めは，熟練した俯瞰的な価値判断にあるのかもしれない，あるいは，心電図・臨床電気生理検査・エビデンスの読解能力というツールの使いかたにあるのかもしれない，あるいは，それ以外のまったく「経験」としか言いようのないものかもしれない．歯止めを知るためのひとつの有効な方法は，その道の達人に意見を聞いてみることである．そこに答えがなくても，自分の歯止めをつくることに力を貸してくれるだろう．

◆ そして，自分自身の努力でも歯止めをつくることができることも知っておきたい．不整脈がわかればわかるほどそれに没頭し，不整脈診療の技術が高まり，経験数が増加していくことだろう．危ないのはこのときである．バイアスは没頭しているときに生じやすい．没頭し，診療技術を高め，経験数を積んだとき，はたと一度，第三者の冷めた目で自分の行ってきたことを眺めてほしい．それこそが，「研究」である．臨床と研究が切り離せないことは，「私のやりかた」が存在する以上，必然のことなのである．

(山下武志)

I

不整脈診断の心得

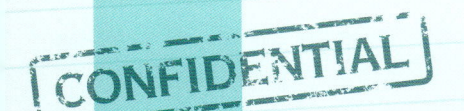

1 ST-T 解釈の極意
不整脈や失神の病態評価に役立てる！

はじめに

◆ 心電図は，100 年以上の歴史をもつ最も基本的な循環器診断ツールであるが，その所見の解釈については，現在もなお新たな知見が発見され，進歩し続けている．その一方で，ST-T に現れる所見は，その変化が多様であることに加えて，各所見のパターンと疾患とが 1 : 1 に対応しないことなどにより，その解釈は心電図の読解を最も難しいものとしている．実際，ST-T の解釈についてまとめて論じたものも少ない．

◆ 本章では，心電図の ST-T 所見の解釈について「ST-T 解釈の極意」と題し，「本音で明かす」の趣旨のもと，筆者なりの解釈を述べてみたい．

A sharp ST-T angle

◆ 図 1-1 は，労作性狭心症症例に対して行った運動負荷心電図所見である．運動負荷後に II，III，aV$_F$，V$_4$ から V$_6$ に明瞭な下行傾斜型 ST 下降を認め，負荷試験陽性であることが明らかであるが，負荷前の心電図の段階で，虚血性心疾患の存在を感知できないかが臨床上は重要である．

◆ 負荷前の心電図を見ると，II，III，aV$_F$，V$_4$ から V$_6$ の ST-T の所見が正常のそれとは異なることがわかる．正常の ST-T は，QRS の終了直後よりなだらかな上昇とともに T 波に移行し，T 波のピークに至ったのちは急峻に基線に戻るという，T 波が左右非対称の形を呈している．これに対し，図 1-1 の負荷試験前の所見は ST が延長し，T 波は減高，T 波の幅は小さく，T 波が左右対称の形となっている．この所見は，前述の特徴を有するとともに，ST と T 波の角度が急峻であることから，一般的には sharp ST-T angle といわれている所見であり，虚血性心疾患を示唆すると考えられている．

◆ sharp ST-T angle に明確な診断基準はないが，筆者は，前述の特徴に加え，ST の長さが T 波の幅に等しいか，より長いことを判断基準としている．この基準によると，当院で半年間に記録されたおよそ 15,000 件の心電図のうち，90 件 (0.6%) に sharp ST-T angle が見つかり，そのうち 7 割近くに心異常が見つかった．心異常の 69% は虚血性心疾患であり，20% が拡張型心筋症などの左心機能低下，11% が心肥大，弁膜症，その他であった．

B ST-T 所見の分類

◆ sharp ST-T angle を含め，ST-T の形状パターンを，T 波が陽性か陰性か，T 波が左右対

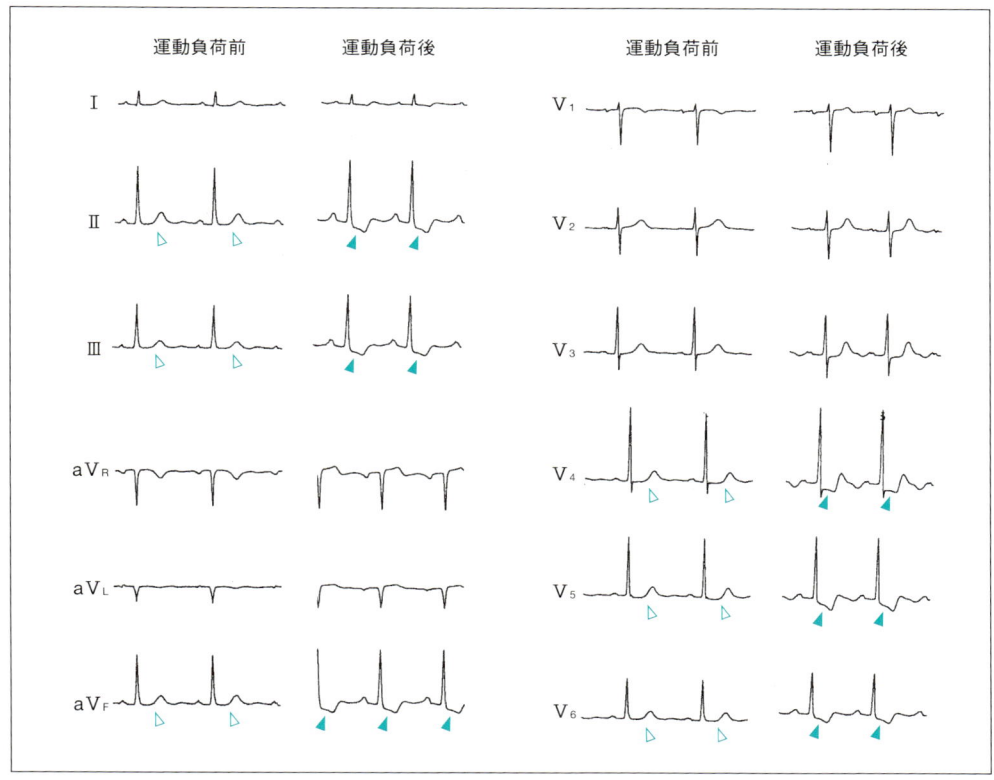

図1-1　運動負荷心電図
運動負荷後にはⅡ，Ⅲ，aV_F，V_4からV_6に明瞭な下行傾斜型ST下降（緑矢尻）を認めるが，負荷前の心電図では同様の誘導にsharp ST-T angle（白矢尻）を認める．

称か非対称かによって4つに分類した（図1-2）．T波が左右非対称で陽性というのが，前述のごとく正常所見である．これに対し，T波が陽性かつ左右対称になっているものに，sharp ST-T angle とテント状Tが含まれる．すでに述べたように，sharp ST-T angle はT波が減高をしているものを指し，比較的高率に心疾患，とくに虚血性心疾患や左心機能障害を示す所見である．これに対し，幅の狭いT波でかつT波が増高している場合はテント状Tとよばれ，高カリウム血症を示唆する所見である．いずれの所見もT波の幅が狭く，左右対称に近いのが特徴である．

◆一方，陰性T波にも，左右非対称のものと対称に近いものとがある．左右非対称のものは，STが緩徐に下降し陰性Tとなったのち，急峻に基線に戻るパターンを示す．その代表的なものが左室肥大にともなうストレインパターンである．また，虚血性心疾患においても同様のST-T形状をともなうST下降を示すことも知られており，これを下行傾斜型ST下降とよぶ．左室肥大にともなうストレインパターンと虚血にともなう下行傾斜型ST下降は，QRSの左室電位が大であるか否かという点においては異なるが，ST-Tの形状上の鑑別は困難である．したがって，左室高電位を有する症例のこのパターンのST-Tの異常は，左室肥大か心筋虚血かの区別は困難である．また，ジギタリス服用によるジギタリス効果としてこのパターンのST下降が現れることもある．すなわち，ジギタリスは盆状降下型のST下降を示すことがよく知られているが，このパターンのST下降をとることも

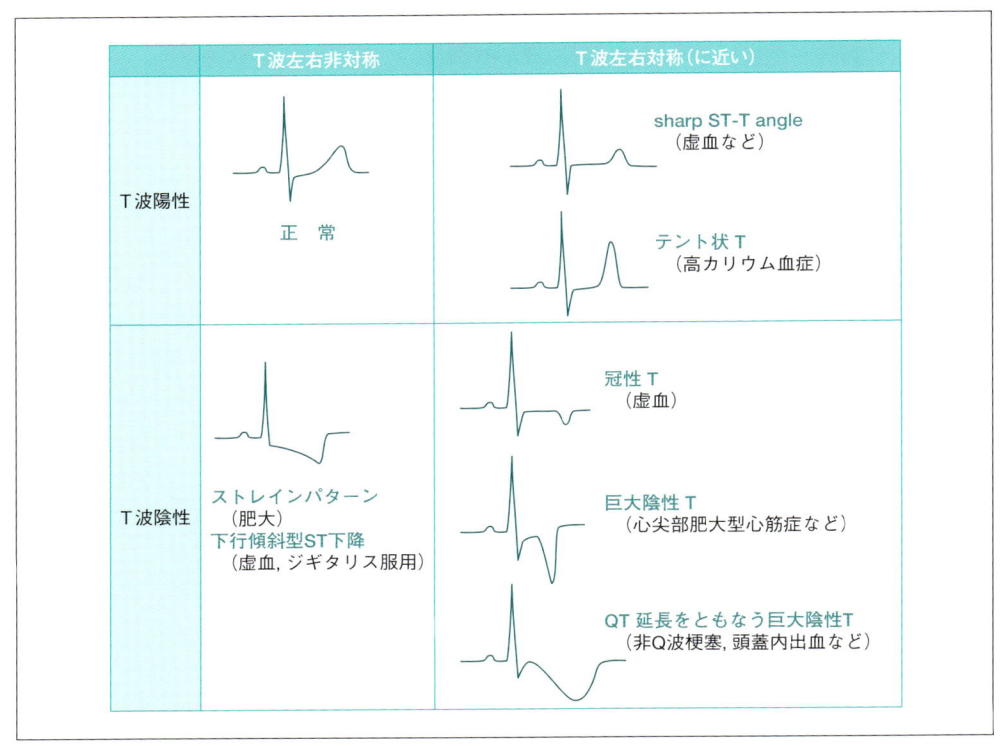

図1-2　ST-T形状の4分類
ST-Tの形状パターンを，T波が陽性か陰性か，T波が左右対称か非対称かによって4つに分類した．

承知しておく必要がある．

◆ 左右対称あるいは対称に近い形での陰性T波としては，冠性Tがある．冠性Tは心筋梗塞にともなって生じると理解されているが，トロポニンの上昇をともなわない虚血例にも生じる．梗塞や虚血部分の中心よりも，その正常部分との境界域に最も典型的な左右対称の陰性T波として出現し，梗塞や虚血の中心部分ではむしろ左右対称ではない．深さが10 mmを超える陰性Tは巨大陰性T（giant negative T）とよばれ，心尖部肥大型心筋症，非Q波梗塞，そして，くも膜下出血などの頭蓋内出血がその原因として知られている．巨大陰性Tの定義として，深さ10 mm以上などの基準が示されているが，必ずしもそれに縛られる必要がないという点は重要であり，QRSと振幅との比較で判断すべきである．たとえば，QRSの振幅が3 mm程度しかない誘導において，陰性Tの深さが5 mmあったとすれば，これは立派な巨大陰性Tである．巨大陰性Tのうち，心尖部肥大型心筋症ではQTの延長をともなわず，非Q波梗塞や頭蓋内出血においてはQTの著明な延長をともなうことが多く，両者の鑑別に役立つ．

C　up-sloping ST & T terminal inversion

◆ 図1-3のV_1からV_4のごとく，ST部分が緩徐な上行傾斜を示したのちに下行に転じ，T波の終末部が陰性となっているST-T所見も特徴的な所見である．当院では，この所見をup-sloping ST & T terminal inversionとよんでいる．この所見を示し，胸痛の既往を有す

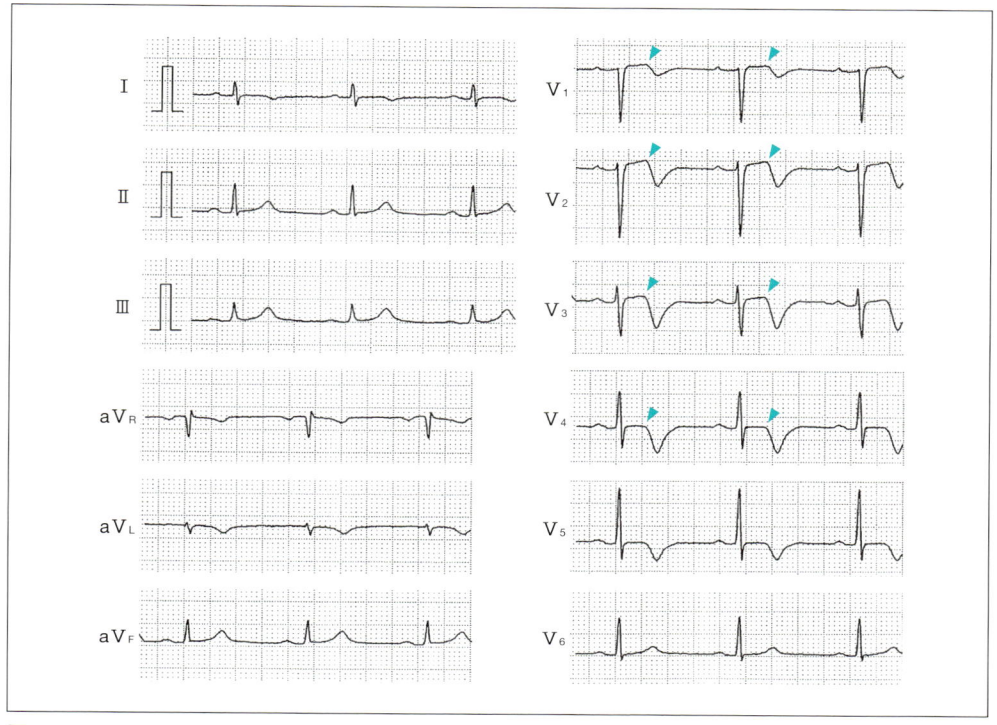

図1-3 Wellens症候群
胸痛の既往により受診し,心筋逸脱酵素の上昇をともなわなかった症例の心電図所見.のちに左冠動脈前下行枝の強度狭窄が明らかとなった.このパターンのST-T形状を筆者らはup-sloping ST & T terminal inversionとよんでいる(矢尻).

が,心筋逸脱酵素の上昇をともなわない症例は,Wellens症候群[1]として知られている.Wellens症候群は,異常Q波の出現やSTの上昇あるいは下降をともなわず,多くは左前下行枝の強度狭窄を反映するため,見逃してはならない所見として知られている.もちろん,この所見にSTの上昇をともなえば,急性あるいは亜急性期のST上昇型心筋梗塞と解釈される.一方,日常診療において平常時にとられる心電図でup-sloping ST & T terminal inversionに遭遇することも,まれではない.しかし,その臨床的意義は知られていない.

◆ 筆者らが当院において記録された12,139例の心電図を検討したところ,up-sloping ST & T terminal inversionが126例(1%)に認められた.これらの症例の背景を調査したところ,その62%は非Q波梗塞あるいは狭心症などの虚血性心疾患であった.また21%は心筋疾患であり,肥大型心筋症あるいは拡張型心筋症,たこつぼ型心筋症,ミトコンドリア心筋症などであった.また,8%は弁膜症や肺血栓塞栓症であった.一方,異常所見を見いだせなかったものは9%のみであり,本所見は高い確率で心疾患の存在を示すものであると考えられた.この所見は,図1-3のように前胸部誘導にみられることが最も多いが,側壁誘導あるいは下壁誘導にみられることもある.

◆ up-sloping ST & T terminal inversionは,肥大型心筋症の診断においても重要な所見である(図1-4).肥大型心筋症の何%がこの所見を示すのかは不明であるが,強い左室高電位

所見とともにこの所見を認めるときには，虚血性心疾患よりもむしろ肥大型心筋症を考えるべきである．肥大型心筋症のなかでも，とくに心尖部肥大型心筋症は，それが有する巨大陰性 T と肥大型心筋症の up-sloping ST & T terminal inversion の両者を同時に示すた

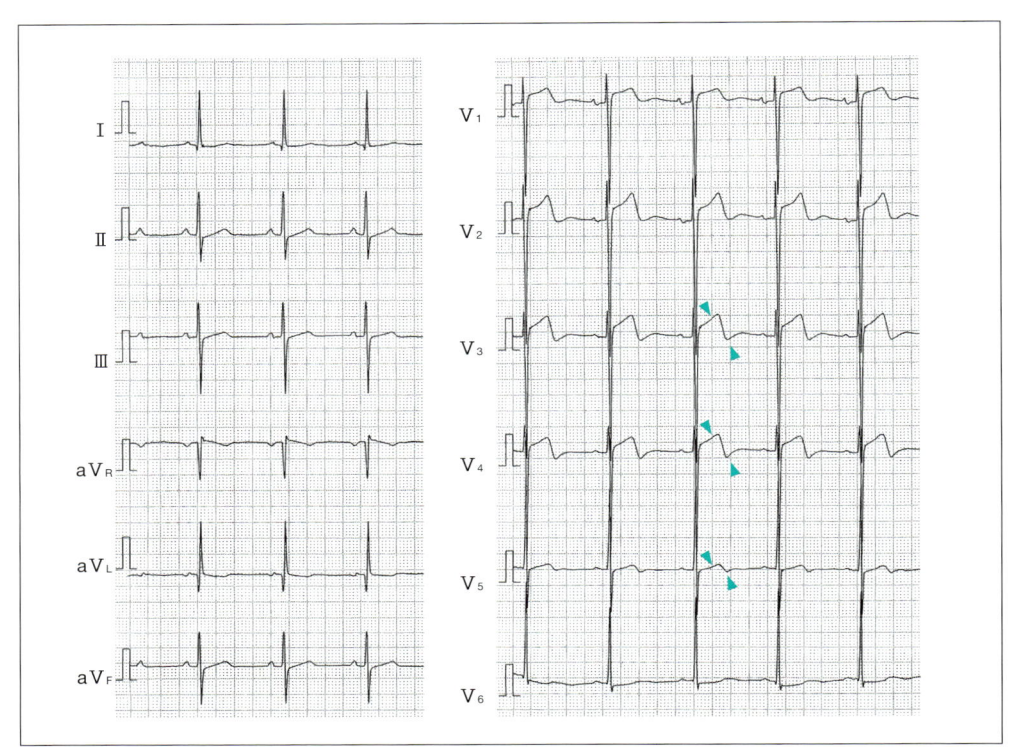

図 1-4　肥大型心筋症
左室高電位所見とともに V₃ から V₅ に up-sloping ST & T terminal inversion を認める（矢尻）．

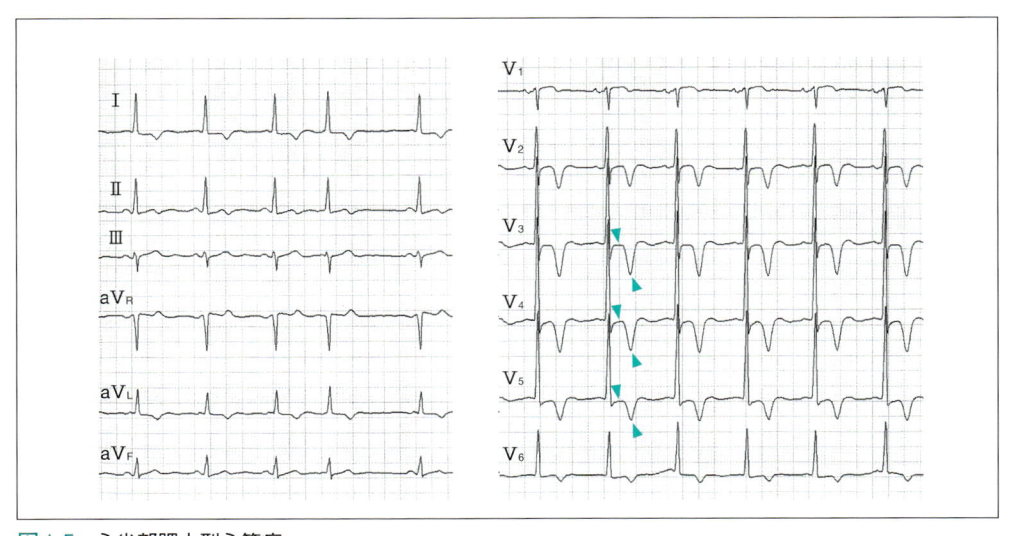

図 1-5　心尖部肥大型心筋症
左室高電位所見とともに up-sloping ST，T terminal inversion，巨大陰性 T の 3 つが同時に認められる（矢尻）．心尖部肥大型心筋症に共通する所見である．

め，きわめて特徴的な ST-T 形状を示す（図1-5）．すなわち，心尖部肥大型心筋症は QRS の終了とともに ST は up-sloping の傾斜を示したのち，T 波の terminal inversion を示しつつ，かつそれが巨大陰性 T となるため，図1-5のような非常に特異な ST-T 形状を示す．この up-sloping ST，T terminal inversion，巨大陰性 T の組み合わせは，心尖部肥大型心筋症とほぼ1：1の関係にある．

以下に，症例を提示する．

> **Case 1**
> 65歳男性．階段を昇り終わったあとや歩行中の失神による転倒，顔面骨骨折で来院した．心電図は左室高電位と up-sloping ST & T terminal inversion を示した．心エコーにより，中隔13mm と後壁8mm で，非対称性左室肥大を呈したが，流出路圧較差はみられなかった．心カテーテル下にイソプロテレノール負荷を行ったところ，左室流出路に100mmHg に及ぶ圧較差が出現し，左室内圧180mmHg に対し，体血圧は90mmHg に低下した．
> 以上より，本症例は肥大型心筋症にともなう労作時の左室流出路狭窄による失神と診断され，β遮断薬投与後，失神をきたすことなく良好な経過をとっている．

> **Case 2**
> 72歳男性．整形外科受診のため病院待合室で座っていたところ，突然，床に崩れ落ち，意識消失した．周囲の人が集まるなか，数分で意識が回復した．心電図（図1-6）ではⅡ，Ⅲ，aV$_F$，V$_5$，V$_6$に軽度の ST 上昇とともに sharp ST-T angle がみられ，虚血性心疾患が疑われた．ニトログリセリンを舌下したところ，同所見は消失した．ただちに行った冠動脈造影で，右冠動脈の冠攣縮が証明された．

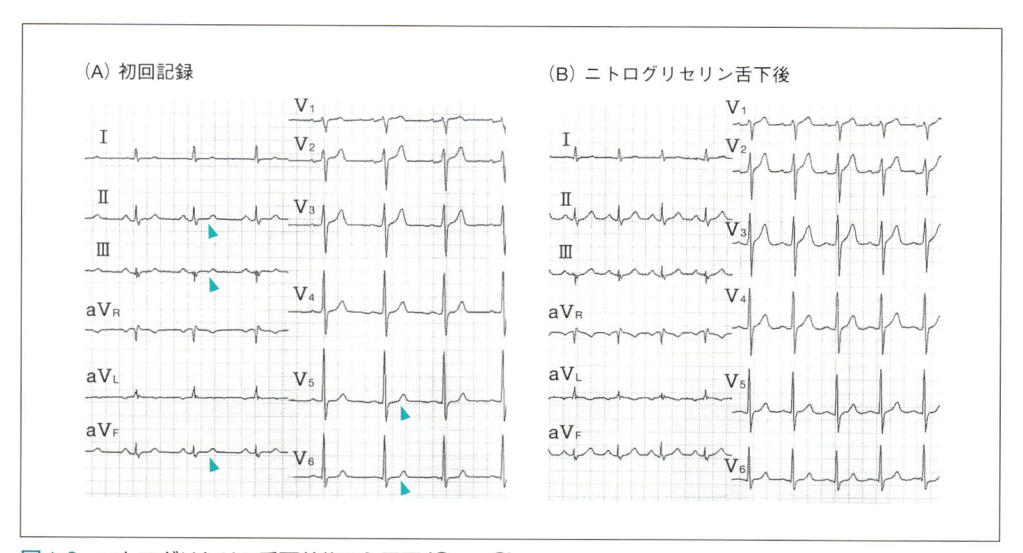

図1-6　ニトログリセリン舌下前後の心電図（Case2）
(A)初回記録で，Ⅱ，Ⅲ，aV$_F$，V$_5$，V$_6$に軽度の ST 上昇とともに sharp ST-T angle（矢尻）がみられ，虚血性心疾患が疑われた．(B)ニトログリセリンを舌下後，同所見は消失した．

私のとっておきの極意

- sharp ST-T angle を呈する例の7割近くに心異常が見つかる．多くは虚血性心疾患であるが，拡張型心筋症や肥大心，弁膜症かもしれないことに注意する
- up-sloping ST & T terminal inversion も，高率に心疾患を示唆する．多くは虚血性心疾患であるが，肥大型心筋症あるいは拡張型心筋症，たこつぼ型心筋症，さらに肺血栓塞栓症なども含まれる

〔渡邉重行〕

文献

1) Rhinehardt J, et al.: Am J Emerg Med, 20: 638-643, 2002.

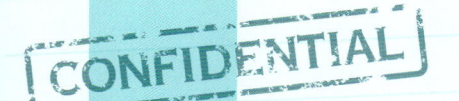

2 すべての不整脈が治療対象？

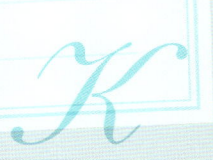

はじめに

◆ 一般に不整脈は，頻脈性不整脈と徐脈性不整脈に大別され，前者はさらに上室性，心室性，後者は洞不全症候群と房室ブロックに分類される．重症度順にならべると，頻脈性不整脈は単発の期外収縮（心房期外収縮・心室期外収縮）から細動（心房細動・心室細動）まで，洞不全症候群はⅠ型（洞徐脈）からⅢ型（徐脈頻脈症候群），房室ブロックは第Ⅰ度から第Ⅲ度（完全房室ブロック）までとなる（図2-1）．

◆ いずれの不整脈においても，重症度が進むに従い，治療の必要性が増す〔たとえば，単発の心室期外収縮は治療の対象外であることがほとんどだが，心室細動は救急・救命措置ならびに一次予防・二次予防の植込み型除細動器（ICD）の植込みが必要〕との考えかたに異論はないであろう．では，どの段階から治療を強く考えるべきか，また，いかなる治療法が選択されるかについては，議論のある部分もあり，医家の考えかた，また個々のケースごとに考慮しているのが実情と思われる．治療法で議論の分かれそうないくつかの具体例は本書の他章でも論じられるので，そちらもおおいに参考にしていただき，以下に筆者の私見も交えた概説を記す．

A 上室性頻脈性不整脈

単発ないし連発の心房期外収縮

◆ 心房期外収縮は，24時間心電図レベルでみれば，健康成人のおよそ9割以上に認められ[1]，

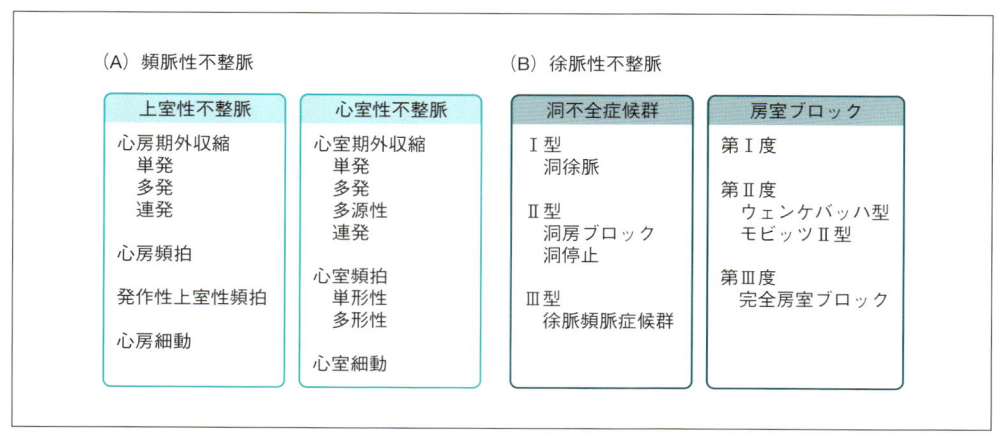

(A) 頻脈性不整脈		(B) 徐脈性不整脈	
上室性不整脈	心室性不整脈	洞不全症候群	房室ブロック
心房期外収縮 　単発 　多発 　連発 心房頻拍 発作性上室性頻拍 心房細動	心室期外収縮 　単発 　多発 　多源性 　連発 心室頻拍 　単形性 　多形性 心室細動	Ⅰ型 　洞徐脈 Ⅱ型 　洞房ブロック 　洞停止 Ⅲ型 　徐脈頻脈症候群	第Ⅰ度 第Ⅱ度 　ウェンケバッハ型 　モビッツⅡ型 第Ⅲ度 　完全房室ブロック

図2-1　一般的な不整脈の分類

しかも加齢とともに数が増加する[2]．すなわち，心房期外収縮は心臓の老化現象ととらえることができる．さらに，その存在自体が必ずしも心血管イベントと関連するわけではないので，いかに多発したとしても，この不整脈自体への治療の必要はない．一方，心房期外収縮の連発（往々にして多発した状態にともなう）は，それへの治療というよりも，それまで発見されていない心房細動の存在を示唆する場合，また，とくに高齢者で慢性閉塞性肺疾患（COPD）など呼吸器疾患の一徴候である場合があるので，検索が必要である．

持続性心房頻拍・発作性上室性頻拍

◆ 持続性心房頻拍・発作性上室性頻拍は，通常は動悸をともなうので治療の対象となる．薬剤としては，Ⅰ群・Ⅲ群抗不整脈薬，非ジヒドロピリジン系Ca拮抗薬，レートコントロールも念頭に置いたβ遮断薬，ときにジギタリス薬などが用いられるが，予防効果・治療効果には限界がある．むしろカテーテルアブレーションによる根治が，長期内服の不利益を回避する意味でも選択される場合が多い．

心房細動

◆ 心房細動の治療方針については，洞調律化，レートコントロール，抗凝固薬など，あらゆる観点から現在の不整脈治療における最大のテーマのひとつと考えられ，本書でも他章にて多くページ数が割かれている．本章では，以下の2点を強調するにとどめたい．

1）洞調律化

◆ 洞調律化を目指すために抗不整脈薬を継続することに対する不確実性と副作用の懸念は，先の「持続性心房頻拍・発作性上室性頻拍」の項目で述べたものと同様であり，したがって，根治目的でカテーテルアブレーション（以下，アブレーション）を推進するという考えかたに異議はなく，筆者もそのような方針でアブレーションの選択を考慮している．

◆ 日本循環器学会「カテーテルアブレーションの適応と手技に関するガイドライン」上では，「高度の左房拡大や高度の左室機能低下を認めず，かつ重症肺疾患のない薬物治療抵抗性の有症候性の発作性心房細動で，年間50例以上の心房細動アブレーションを実施している施設で行われる場合」をクラスⅠとしている（2015年3月現在）．筆者は，左室機能，薬物治療抵抗性・発作性であること，施設の年間症例数などはさておき，より重要な点は「有症候性」，すなわち，当該患者がいかに心房細動で悩んでいるかであると考える．そのような患者に，アブレーションの功罪・成功率などを十分説明したうえで，患者本人も交えてアブレーションの選択を考えていくというのが妥当と思われる．

2）抗凝固薬

◆ 塞栓症の予防に抗凝固薬が有効であることは論を俟たず，とくに，新規経口抗凝固薬の登場により，$CHADS_2$スコアが1点の心房細動患者にも「推奨」ないし「考慮可」とされるようになってきた．しかし忘れてはならないことは，心房細動が高齢者の疾患であるということである．たとえば，超高齢者で他に$CHADS_2$の項目に該当しない（すなわち1点）患者というものは決して少なくない．このような患者が，きわめて疾患への理解度が乏しく，周囲にも十分理解した付添者が存在しないような場合，「飲み忘れ」や逆に「過剰内服」といった現象がおおいに起こりうる．このような患者では抗凝固薬の投与への判断はきわめて慎重に考えるべきで，客観的にモニタリング可能なワルファリンを用いて基準よりも低

めにコントロールするとか,「あえて抗凝固薬を処方しない」といった方針も検討する余地はあると思われる.

B 心室性頻脈性不整脈

◆ 救命を要する重症心室性不整脈(無脈性心室頻拍・心室細動)の治療は異論ないものとして,心室期外収縮およびその連発に対する治療について考えてみる.

① 一般には,基礎心疾患がなく,自覚症状もないか,あってもきわめて軽症の場合は治療の必要はない.
② 基礎心疾患(虚血・心不全など)がある場合はその疾患に対する治療が最重要で,それに付随して抗不整脈療法を行うとすれば,心機能低下をきたさない,あるいは心機能保護を主眼として,β遮断薬およびⅢ群抗不整脈薬のアミオダロンを中心とした投与が考慮される.
③ 基礎心疾患がなく,自覚症状だけが強い場合,抗不整脈薬を投与する場合もあるが,「あなたはもともと心臓が悪いわけではないので,不整脈があっても心配はない」という説明だけで安心を得られることも多い.心房性も含め,期外収縮の症状は患者の感受性に依存する度合いが強いので,抗不安薬(マイナートランキライザー)が功を奏するケースも少なくない.

C 洞不全症候群

◆ 洞不全症候群は,あくまでも自覚症状の有無が問題で,Ⅰ型(洞徐脈),Ⅱ型(洞房ブロック・洞停止)においては脳虚血症状や徐脈による心機能低下がなければ経過観察でよいと思われる.徐脈による症状が軽症の場合,シロスタゾール投与により心拍数が上昇するだけで改善する場合もあり,それでも症状が改善しなければペースメーカーの植込みを考慮するというのがおおよそ諸家のとっている方針であろう.

◆ 一方,Ⅲ型(徐脈頻脈症候群)については,頻脈(多くは心房細動)の終了時の洞停止時間が長くAdams-Stokes発作をきたしやすいこと,および最低心拍数を確保することで心房細動への薬物治療が容易になることから,ペースメーカー植込みのほぼ絶対適応と考えられてきた.しかしこのようなケースで,先行する心房細動の方の自覚症状が強い場合や,心房細動のコントロールで洞停止を回避できる可能性のある場合は,心房細動の治療を先行させる方針も考えるべきである.この場合,抗不整脈薬は使用しにくいので,アブレーションにて心房細動を根治し,ペースメーカーの植込みを回避することも可能である.もちろん,この方針でアブレーションを施行したのちに経過観察したところ,やはり徐脈が高度なため,結局,ペースメーカー植込みを要したというケースもある.

◆ いずれにしても,治療法の選択においては患者とのインフォームドコンセントが重要なのは当然である.次の項目で述べる房室ブロックにも関連するが,ペースメーカーという「器械ないしは異物」が体内に植込まれることへの患者の抵抗感は,医療者が思う以上に強いという印象をもつ場合が少なくない.

I．不整脈診断の心得

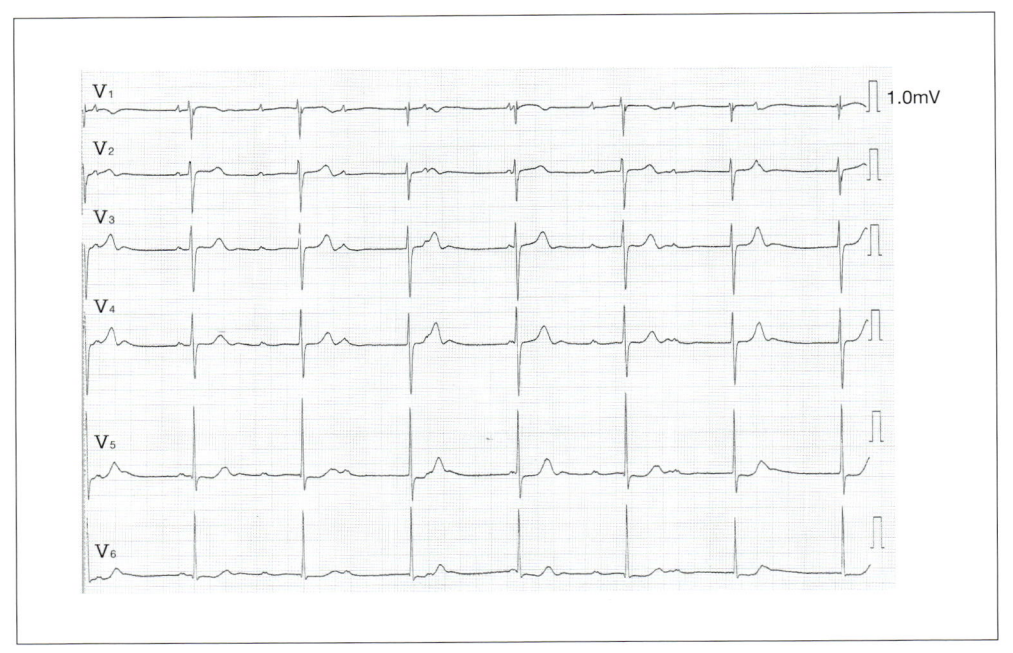

図2-2 完全房室ブロックを示す77歳女性の心電図所見
64歳時より完全房室ブロックを指摘されるも，自覚症状がないため，とくに治療せず経過観察中．心室レートは43/分で，不完全右脚ブロック型を示すも narrow QRS であり房室接合部補充調律であると思われる．10年以上にわたりこの心電図所見に変化なく，新たな自覚症状も生じていない．

D 房室ブロック

◆ 一般に，第Ⅰ度，第Ⅱ度のウェンケバッハ型にはペースメーカー植込みの適応はなく，第Ⅱ度のモビッツⅡ型と第Ⅲ度（完全房室ブロック）がペースメーカーの適応と考えられている．あるいは第Ⅱ度のうち高度房室ブロック（2：1以上の房室伝導途絶）を適応とする考えかたもある．しかしながら，ときに完全房室ブロックでありながら補充調律が十分みられるため，まったく自覚症状のない症例を経験する．

◆ 図2-2は，筆者が長年経過観察している症例の心電図で，当初から自覚症状はなく，健診で指摘された完全房室ブロックである．心室レートは心拍数43/分の narrow QRS で，おそらく房室接合部補充調律であろうと思われる．もちろんペースメーカー植込みについての説明も行ったが，患者が希望しなかったため，経過観察としている．その後も症状は出現せず，各種検査で心室機能異常も認められない．登山など日常生活以上の行動を無理なく行っている．

おわりに

◆ 治療の可否，また治療法で議論の分かれそうな不整脈の対処について述べたが，概括的であり，また筆者の私見も交えているため，参考意見のひとつとしてとらえていただきたい．より具体的かつ詳細な治療計画については，個々のケースについて，十分なインフォームドコンセントを尽くしたうえで決定していく必要があるのはもちろんである．

私のとっておきの極意

・心房期外収縮の多発例では，心房細動への移行や COPD の存在を考慮する
・心房細動の治療方針をたてるうえで，患者の症状は重要である
・洞不全症候群や房室ブロックの治療では，必ずしもペースメーカーの植込みを必要としない場合も少なくない

（川村祐一郎）

文献

1) 川村祐一郎 ほか：からだの科学, 221: 35-39, 日本評論社, 2001.
2) 山下武志：心房期外収縮. あなたも名医！ああ〜どうする?! この不整脈. p.1-4, 山下武志 編, 日本医事新報社, 2011.

3 不整脈のリスク評価をどこまで行う？
Case：健診で指摘されたBrugada型心電図波形

はじめに

♦ 1992年に，Pedro Brugada, Josep Brugada 兄弟が，QT 間隔は正常で右脚ブロックおよび右側胸部誘導（V_1〜V_3）において ST 上昇をともなう心室細動8症例を報告した[1]．この報告を契機に，12誘導心電図で右脚ブロック様波形と V_1〜V_3 誘導で上向きに凸の coved 型または下向きに凸の saddleback 型の ST 上昇を呈する場合，Brugada 型心電図とよばれる．心室細動の既往あるいは原因不明の失神発作を有する場合を Brugada 症候群，心電図異常を有するが症状をまったく認めない場合は無症候性 Brugada 型心電図と定義される．Brugada 症候群の診断と治療に関しては，海外ではコンセンサス会議報告[2,3]，わが国では日本循環器学会よりガイドライン[4]が示されている．

♦ 近年，自動診断アルゴリズムが組み込まれた心電計の普及などにともない，無症候の健診受診者に Brugada 型心電図が見いだされる機会が増加している．無症候性 Brugada 型心電図の取り扱いについては，いまだ議論があるが，日本人の特徴が徐々に明らかとなってきた．

♦ 本章では，健診などで指摘される Brugada 型心電図を呈する無症候群に対して，臨床医がどこまでリスク評価を行うべきかについて考察する．

A コンセンサス会議における心電図診断基準

♦ 米国不整脈学会 Heart Rhythm Society（HRS），および欧州心臓律動学会 European Heart Rhythm Association（EHRA）の2002年コンセンサス会議[2]では，V_1〜V_3 誘導の ST 異常を，J 点で0.2mV 以上の上昇があり coved 型で T 波が陰転しているタイプ1，ST 部が0.1mV 以上上昇し saddleback 型を呈するタイプ2，ST 上昇が0.1mV 未満で saddleback 型または coved 型を呈するタイプ3と定義した（図3-1）．しかし，2005年の第2回コンセンサス会議以降，Na チャネル遮断薬の投与の有無にかかわらず，coved 型 ST 上昇を示すことが診断の必須条件となった．

♦ さらに，アジア太平洋不整脈学会 Asia-Pacific Heart Rhythm Society（APHRS）を加えた3学会による2013年コンセンサス会議では，Brugada 症候群の心電図形態を第2〜第4肋間における右前胸部誘導（V_1〜V_2）の少なくとも1誘導で coved 型 ST 上昇を呈するタイプ1のみと定義し，タイプ2やタイプ3の ST 異常では I 群抗不整脈薬の静注によってタイプ1の coved 型 ST 上昇を呈する場合のみを Brugada 型心電図と認めるとされている[3]．

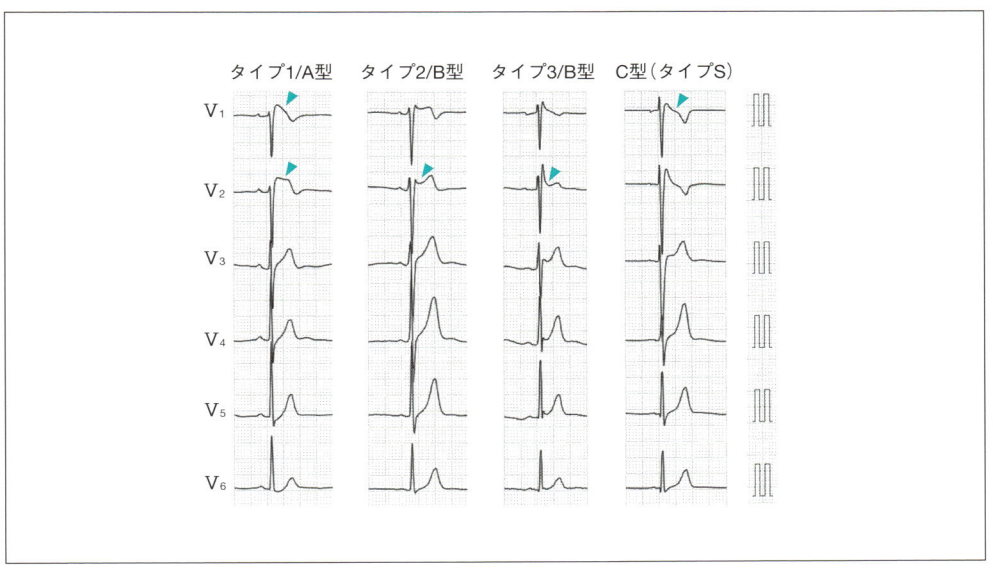

図3-1　Brugada型心電図波形の分類
タイプ1〜3：米国不整脈学会（HRS）・欧州心臓律動学会（EHRA）の2002年コンセンサス会議報告による分類．A型〜C型：日本循環器学会「QT延長症候群（先天性・二次性）とBrugada症候群の診療に関するガイドライン（2012年改訂版）」による分類．

B 日本における心電図診断基準

◆ 日本循環器学会「QT延長症候群（先天性・二次性）とBrugada症候群の診療に関するガイドライン（2012年改訂版）」[4]では，V_1〜V_3誘導におけるST-T偏位は，A型（＝タイプ1：coved型ST上昇〈J点≧0.2mV〉），B型（＝タイプ2, 3：saddleback型ST上昇〈J点≧0.2mV〉），C型（＝タイプS：coved型軽度ST上昇〈0.2mV＞J点≧0.1mV〉）の3型に分類されている（図3-1）．

◆ 日本心電学会のBrugada症候群自動診断ワーキンググループから，V_1，V_2（またはV_3）誘導におけるBrugada型心電図の自動診断基準[5]が示され，この基準を組み入れた心電計が市販されている．

C 日本におけるBrugada型心電図の頻度と自然歴

◆ わが国における健診受診者を対象としたBrugada型心電図の罹患率に関する疫学調査報告[6〜9]を表3-1に示す．J点で0.1mV以上のcoved型またはsaddleback型ST上昇を示す有所見率は，成人で0.1〜1.2％程度と報告されている．

◆ 日本人間ドック学会「心電図健診判定マニュアル」では，Brugada型心電図について，coved型，saddleback型いずれも「D2：要精密検査」判定としている．現在，この判定には心電計の自動診断結果がそのまま反映されている場合が少なくない．しかし，表3-1に示すように，健診などで指摘される無症候性のBrugada型心電図の心事故率は低い．Tsujiらは，13,904人の受診者を7.8±1.6年追跡調査し，Brugada型心電図群の心血管

表3-1 日本における健診受診者を対象としたBrugada型心電図の頻度

報告者	Furuhashi[6]	Matsuo[7]	Sakabe[8]	Tsuji[9]
受診者数	8,612	4,788	3,339	13,904
対象者年齢〔歳〕	49.2	~60	18~	58±10
ST上昇度〔mV〕	≧0.1	≧0.1	>0.2	≧0.1
有所見率〔%〕	0.14	0.15	1.22	0.7
coved型	0.05	0.15	0.28	0.27
saddleback型	0.09	—	0.94	0.43
有所見者年齢〔歳〕	52.5	45±10	48±9	58±9
経過観察〔年〕	2	40	3	7.8±1.6
心事故数〔人〕	0	5	1	1
coved型	0	5	0	0
saddleback型	0	—	1	1

出典：Furuhashi M, et al.: Heart, 86: 161-166, 2001; Matsuo K, et al.: J Am Coll Cardiol, 38: 765-770, 2001; Sakabe M, et al.: Eur Heart J, 24: 1488-1493, 2003; Tsuji H, et al.: Am J Cardiol, 102: 584-587, 2008.

死亡（1.0%）は非Brugada型心電図群の心血管死亡（1.0%）と同等で，Brugada型心電図は心血管死亡や全死亡のリスク増加には関係しなかったと報告した[9]．

D 日本におけるBrugada型心電図の予後

循環器病委託研究

◆ Kamakuraらによる厚生労働省循環器病委託研究[10]では，タイプ1群（245例）および非タイプ1群（85例）のBrugada症候群330例（有症候群123例，無症候群207例）が登録され，48.7±15.0カ月にわたり追跡調査が行われた．その結果，2群間で臨床背景や予後に明らかな差は認められず，致死的不整脈事故の発生率は，心室細動および心停止蘇生群では，タイプ1群の10.2%に対し，非タイプ1群は10.6%，失神群ではタイプ1群0.6%に対し非タイプ1群1.2%，無症候群ではタイプ1群0.5%に対し非タイプ1群0%であった（図3-2）．

◆ この結果から，無症候群では心電図形態（タイプ1か非タイプ1か）にかかわらず，予後が良好であることが明らかとなった．また，45歳未満の突然死の家族歴と下壁や側壁誘導における早期再分極の存在が予後不良と関係することが指摘された．一方，心臓電気生理検査（EPS）による心室頻拍または心室細動の誘発は予後とは関係しなかった．

特発性心室細動研究会（J-IVFS）研究

◆ Takagiらは，特発性心室細動研究会（J-IVFS）にて登録された，自然発生またはNaチャネル遮断薬誘発性coved型ST上昇を呈する188例（年齢53±14歳，男性178例）を，心室細動群（33例），失神群（57例），無症候群（98例）に分け，3群間の比較および追跡調査を行った[11]．自然発生のcoved型心電図は，心室細動群75%，失神群90%，無症候群83%で，3群間に有意差は認められなかった．また，37±16カ月の追跡調査期間中に，無症候群における心事故は認められなかった（図3-3A）．さらに，J-IVFSに登録されたタイプ1心電図460例（心室細動群84例，失神群109例，無症候群267例）の長期予後を検討した結果，50±32カ月の経過観察期間の年間心事故発生率は，心室細動群8.4%，失神群1.7%，無症候群0.3%で，タイプ1心電図の無症候群の予後は良好であった[12]（図3-3B）．

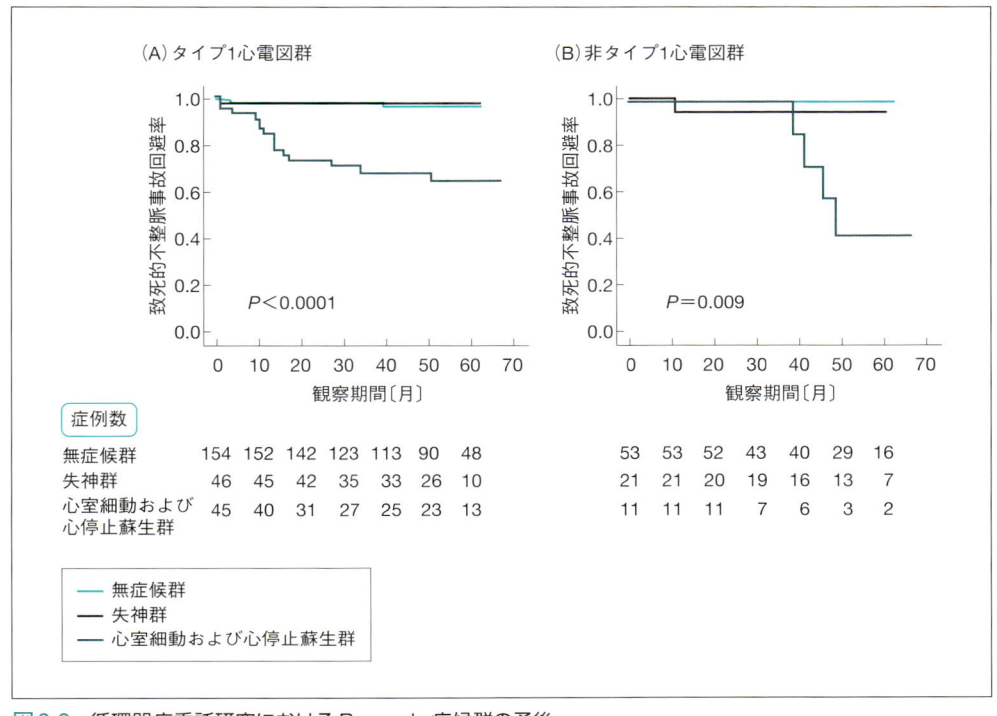

図3-2 循環器病委託研究におけるBrugada症候群の予後

[Kamakura S, et al.: Circ Arrhythm Electrophysiol, 2: 495-503, 2009を一部改変]

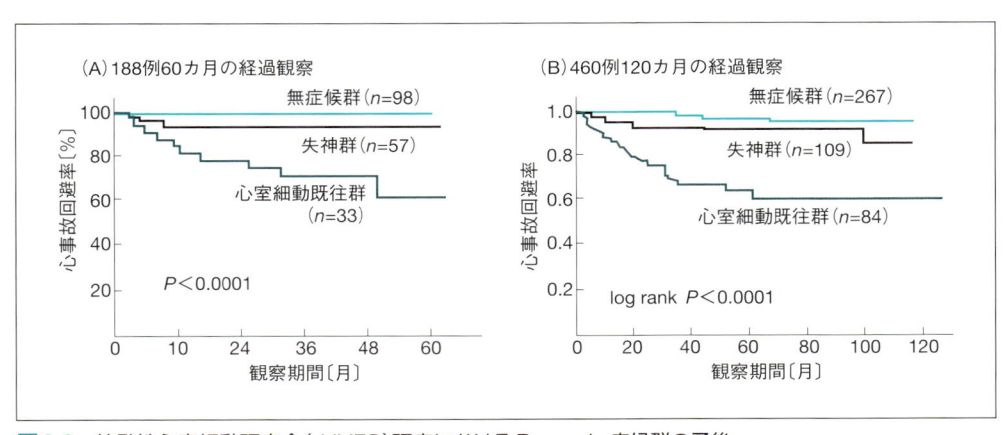

図3-3 特発性心室細動研究会(J-IVFS)研究におけるBrugada症候群の予後

[Takagi M, et al.: J Cardiovasc Electrophysiol, 18: 1244-1251, 2007; Takagi M, et al.: Heart Rhythm, 10: 533-539, 2013を一部改変]

E タイプ1（coved型ST上昇）は精査を要するか？

◆ 海外における臨床研究結果をふまえ，コンセンサス会議報告では，タイプ1心電図がBrugada症候群の必須条件とされている[3]．しかし，わが国の健診受診者を対象とした報告（表3-1）では，心電図形態（タイプ1か非タイプ1か）と心事故とのあいだに関係は認めら

れなかった[8,9]．さらに，循環器病委託研究[10]，J-IVFS 研究[11,12]，いずれにおいても，有症候群と無症候群では自然発生タイプ1心電図の頻度に差はなく，また，タイプ1と非タイプ1の比較でも予後に差は認められず，心電図所見が心事故予測因子とはならないことが報告されている．一方，下壁や側壁誘導にJ波異常をともなった場合には心事故リスクが増加する可能性が指摘されている[10,12]．

F　Naチャネル遮断薬負荷でリスク評価が可能か？

◆ Kamakura らによる循環器病委託研究では，Na チャネル遮断薬の負荷後にタイプ1 ST 上昇を呈したのは，有症候群53％，無症候群65％で，両群間に差はなかった[10]．また，J-IVFS 研究においても，薬剤誘発性タイプ1心電図の頻度は，有症候群12例，無症候群18例で両群間に差はなく，薬剤誘発性タイプ1心電図を呈した無症候群に心事故は認められなかった[11]．

G　心臓電気生理検査でリスク評価が可能か？

◆ 循環器病委託研究の報告では，EPS による心室頻拍・心室細動の誘発は，有症候群（75％）が無症候群（52％）に比べて有意に高いが，予後とは関係しなかった[10]．

◆ Takagi らは，J-IVFS 登録患者213人を，2013年 HRS/EHRA/APHRS コンセンサス会議報告の植込み型除細動器（ICD）適応クラスⅡa（失神の既往を有するタイプ1心電図）とクラスⅡb（EPS で心室頻拍・心室細動が誘発されたタイプ1心電図）に基づいて2群に分け，長期予後（62±34カ月）を調査した結果，クラスⅡb 群において心室頻拍または心室細動の誘発性は心事故発生とは関係しなかった[13]．

H　現時点における無症候性Brugada型心電図への対応

◆ わが国の疫学調査や登録研究結果から，Brugada 型心電図を有するが，失神などの既往がまったくない無症候群の特徴は以下に要約できる．

- Brugada 型心電図を有する無症候群の予後は良好である
- 無症候群の心事故発生率は，Brugada 型心電図ではない健常人群とほぼ同等である
- coved 型と saddleback 型で予後に差がない
- Na チャネル遮断薬負荷でタイプ1心電図を呈しても予後指標とはならない
- EPS による心室頻拍・心室細動の誘発性は予後指標とはならない
- 家族歴やJ波異常を有する場合は注意を要する
- 一度，症状（心室頻拍または心室細動）を発症すると，その後の予後は不良となる

◆ 以上から，健診などで指摘される Brugada 型心電図を呈する無症候群に対しては，心筋症や虚血性心疾患（とくに冠攣縮性狭心症）などの基礎心疾患の有無を鑑別するための非侵襲的検査（心エコー図，運動負荷心電図，ホルター心電図など）を行ったうえで，定期的な経過観察とすることが妥当と思われる．無症候群に薬剤負荷や EPS を行ってもリスク評価は困難である．

3. 不整脈のリスク評価をどこまで行う？

I 予測困難な初発心室細動患者をいかに救命するか

◆ 心室細動からの救命例や心室性不整脈に起因した失神歴を有する有症候性の Brugada 症候群の予後は不良であり，ICD が唯一の治療法である．しかし，当然ながら，心室細動や失神発作を初発するまでは無症候性に経過しているため，予測困難な初発心室細動発作をいかに救命するかが重要である．自験例を示す[14]．

> **Case 1**
> 40歳代男性．失神の既往や突然死の家族歴なし．毎年の健診で心電図異常を指摘されたことはなく，発症1年前の健診時心電図では軽度の saddleback 型心電図波形を呈していたが，異常とは判定されなかった（図3-4）．
>
> 7年前の4月深夜，仕事から帰宅し自宅で飲酒・食事中に，突然，前駆症状なく意識消失した．5分後に妻が胸骨圧迫を開始し，約8分後に救急隊が到着し，モニター心電図にて心室細動が確認された（図3-5）．自動体外式除細動器（AED）による電気的除細動が施行され，意識消失から17分後に救急車内で自己心拍が再開し，当院救命救急センターに搬送された．来院時，12誘導心電図では，V_1〜V_2誘導で2.5mmの saddleback 型 ST 上昇を認めた（図3-6）．集中治療室（ICU）入室から15時間後に後遺症なく意識が回復し，第30病日に ICD 植込みを行った．
>
> 本症例では器質的心疾患は認められず，EPS を行うも心室頻拍・心室細動は誘発されなかった．しかし，ICD 植込み後から現在までに5回の ICD 適切作動（心室細動発作，図3-7）を認め，突然死を回避している．

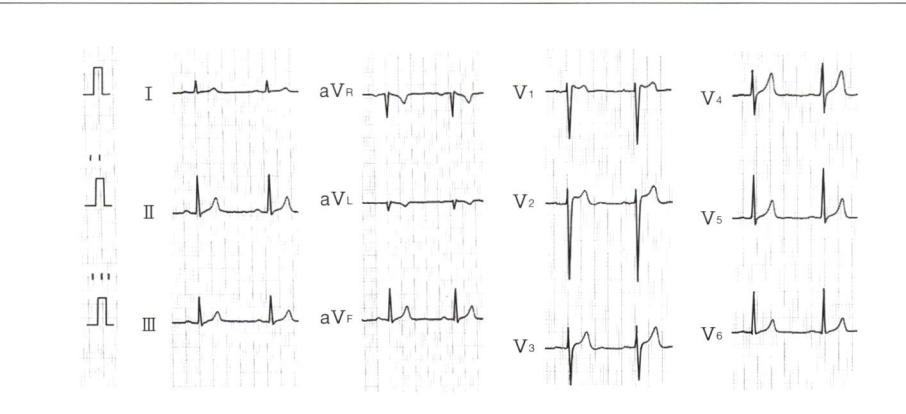

図3-4　心室細動発症1年前の健診時心電図

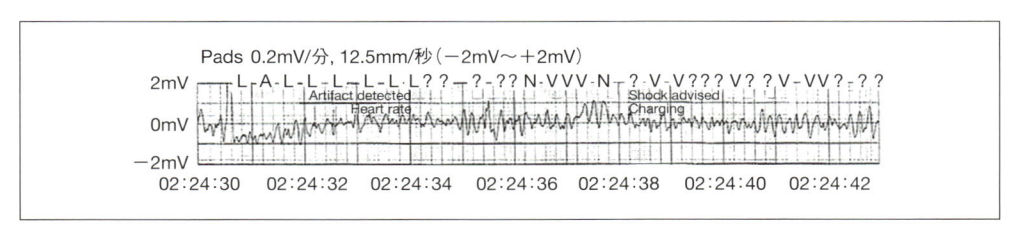

図3-5　救急車内モニター心電図で記録された心室細動

Ⅰ. 不整脈診断の心得

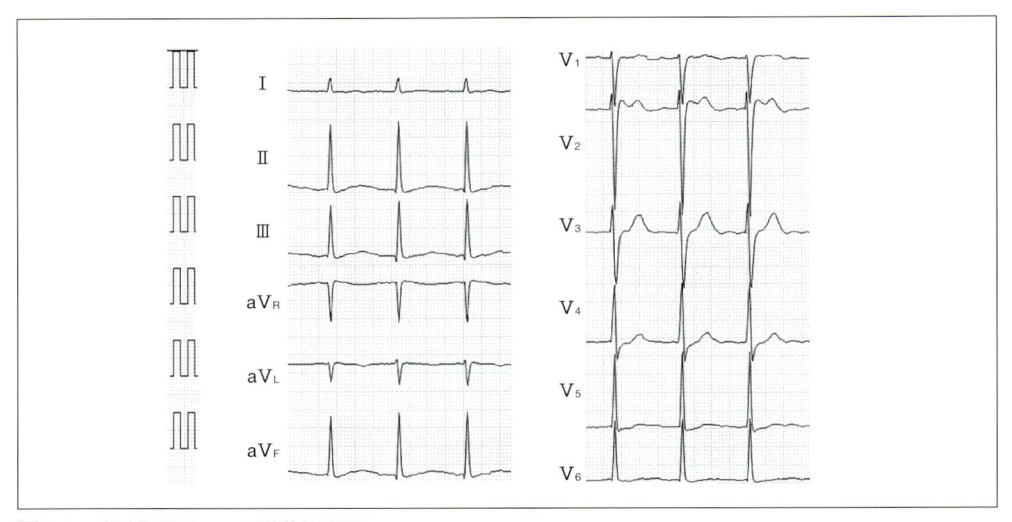

図3-6 当院搬送時の12誘導心電図
V_1～V_2誘導で2.5mmのsaddleback型ST上昇を認めた．

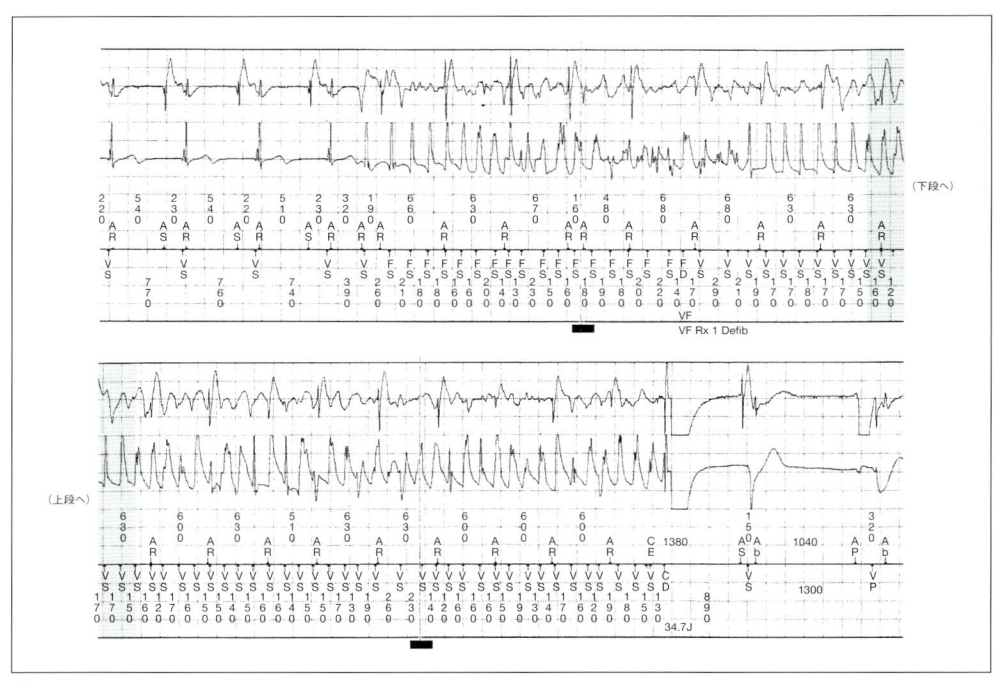

図3-7 植込み型除細動器(ICD)に記録された心室細動発作時の心内心電図

◆ 当院において心室細動から救命されたBrugada症候群は，本症例のように初回発作時に目撃者による心肺蘇生(CPR)またはAEDの使用が有効であった症例である．したがって，健診などでBrugada型心電図を偶然指摘された無症候の受診者に対しては，疾患の危険性を強調するのではなく，Brugada型心電図波形の有無にかかわらず，心電図異常の指摘を突然の心肺停止から救命するための心肺蘇生法を学ぶ機会ととらえて，受診者および家族に説明・指導することが重要と考える．

私のとっておきの極意

・無症候性 Brugada 型心電図波形の予後は一般的によい
・現時点で初発心室細動発作を予測する有効な指標は確立されていない
・Brugada 型心電図波形の危険性を強調するのではなく，心肺蘇生法を学ぶ機会ととらえて，受診者および家族に説明・指導し，経過観察を行う

（臼田和生）

文献

1) Brugada P and Brugada J: J Am Coll Cardiol, 20: 1391-1396, 1992.
2) Wilde AA, et al.: Circulation, 106: 2514-2519, 2002.
3) Priori SG, et al.: Heart Rhythm, 10: 1932-1963, 2013.
4) 日本循環器学会 編：循環器病の診断と治療に関するガイドライン（2011年度合同研究班報告）．QT延長症候群（先天性・二次性）とBrugada症候群の診療に関するガイドライン（2012年改訂版）．http://www.j-circ.or.jp/guideline/pdf/JCS2013_aonuma_h.pdf（2015年3月現在）
5) 西崎光弘 ほか（Brugada症候群自動診断ワーキンググループ）：本邦におけるBrugada症候群に対する心電図自動診断基準．心電図, 26: 758-767, 2006.
6) Furuhashi M, et al.: Heart, 86: 161-166, 2001.
7) Matsuo K, et al.: J Am Coll Cardiol, 38: 765-770, 2001.
8) Sakabe M, et al.: Eur Heart J, 24: 1488-1493, 2003.
9) Tsuji H, et al.: Am J Cardiol, 102: 584-587, 2008.
10) Kamakura S, et al.: Circ Arrhythm Electrophysiol, 2: 495-503, 2009.
11) Takagi M, et al.: J Cardiovasc Electrophysiol, 18: 1244-1251, 2007.
12) Takagi M, et al.: Heart Rhythm, 10: 533-539, 2013.
13) Takagi M, et al.: Heart Rhythm, 11: 1716-1720, 2014.
14) 花岡里衣 ほか：心室細動で発見されたBrugada症候群の1例．心臓, 41（Suppl 3）: 32-36, 2009.

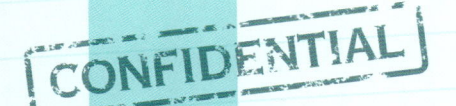

4 ペースメーカーを植込む？
Case：チルト試験で10秒以上の心停止

はじめに

◆ まずは最近，筆者が経験した2症例を提示する．

> **Case 1** 20歳女性，A医科大学の1年生．午前の授業中に座位で失神した．同大学病院で入院精査を行い，心電図および心エコーでは異常なく，脳波でも異常を認めなかったため，チルト試験 head-up tilt test（HUT）を施行した．HUTでは開始5分で失神，35秒の心停止をきたし，心マッサージも施行された．病歴では，中学生時よりこれまでに10回ぐらい失神の既往があり，多くは立位で発症，発作時にはいつも気分不快などの前兆をともなっていた．血管迷走神経性失神 vasovagal syncope（VVS）と診断され，主治医からはペースメーカー植込みのオプションも示されたが，生活指導のみで経過観察となった．

> **Case 2** 46歳女性．再発性失神のためB大学病院で精査，血管迷走神経性失神（VVS）と診断され，チルト試験（HUT）で30秒間の洞停止による心停止をともなう心抑制反応を認めたため，ペースメーカー植込みを受けた．しかしながら，その後も失神を繰り返し，本人は「ペースメーカーを植込んだのになぜ症状がよくならないのか」と疑問を抱いて受診した．

◆ 上でふれた2症例は，いずれもセカンドオピニオンで筆者の外来を受診した患者である．ともにHUTで30秒以上の心停止が誘発されたため，主治医からはペースメーカー治療を提案されている．Case1では若年女性であったため，ペースメーカー治療を行わずに経過観察，その後，ときに失神様の症状はあるものの，現在は医学部3年生として元気に学生生活を送っている．Case2は中年女性で，ペースメーカーの植込みを行ったが，実際の発作頻度は減少していない．ペースメーカーでは血圧低下を十分に予防できないことを説明して，生活指導と内服治療を行っている．この症例からも，HUTで10秒以上の長い心停止が誘発されてもペースメーカー治療が有効でないことが示される．それはなぜか？

◆ 本章ではHUTの問題点とVVSにおけるペースメーカー治療の問題点について考察する．

A チルト試験（HUT）における問題点

◆ HUT は VVS の診断法として確立されており，「失神の診断・治療ガイドライン（2012年改訂版）」にも明記されている[1]．HUT において，患者は下肢への血液プールによる静脈還流の低下により神経反射が惹起され，交感神経活動の急激な低下とともに迷走神経活動の急激な上昇が生じ，血圧低下と徐脈・心停止が誘発される．その際の反応として，混合型，心抑制型，血管抑制型の3つの病型が提唱されている（表4-1）．過半数は混合型で，血管抑制型が3割程度，心抑制型は約1割である．その心抑制型において，ときに10秒前後の心停止が誘発されることもある（図4-1）．

◆ しかしながら，HUT にはさまざまな問題点も指摘されている（表4-2）．HUT は通常，病

表4-1 チルト試験で誘発される血管迷走神経性失神の病型

Type1：混合型（mixed type）
・心拍数は増加した後減少するが40/分以下にはならないか，40/分以下でも10秒未満あるいは心停止3秒未満
・血圧は上昇した後，心拍数が減少する前に低下
Type2：心抑制型（cardioinhibitory type）
・心拍数は増加した後減少し，40/分以下が10秒以上あるいは心停止3秒以上
・2A：血圧は上昇した後，心拍が低下する前に低下
・2B：血圧は心停止時あるいは直後に80mmHg以下に低下
Type3：血管抑制型（vasodepressor type）
・心拍は増加した後不変のまま血圧低下
・心拍は低下しても10%未満

出典：日本循環器学会学術委員会合同研究班 編：循環器病の診断と治療に関するガイドライン（2011年度合同研究班報告）．失神の診断・治療ガイドライン（2012年改訂版），p.14，2012. http://www.j-circ.or.jp/guideline/pdf/JCS2012_inoue_h.pdf（2015年3月現在）

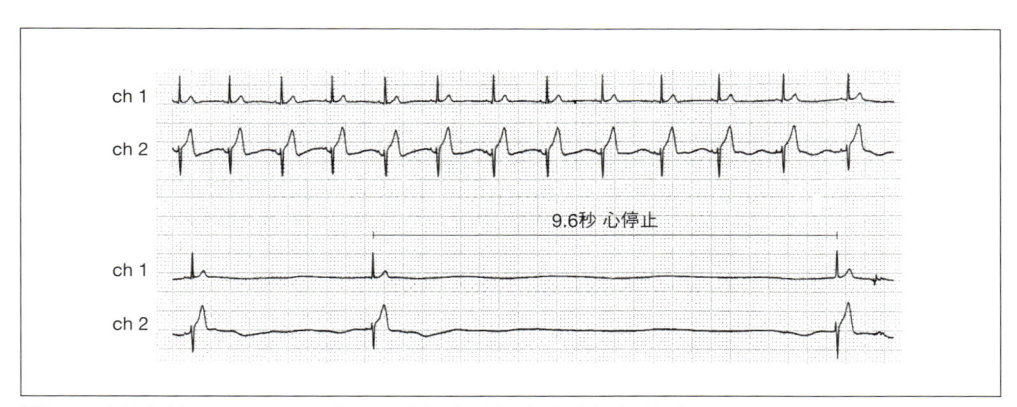

図4-1 失神患者におけるチルト試験での血管迷走神経性失神（心抑制型）の誘発
26歳男性．チルト試験開始11分で神経反射が誘発され10秒近い心停止をきたした．

表4-2 チルト試験（HUT）の問題点

1. 特殊な状況下での誘発試験 （病院で医療者の監視下，心電図・血圧など血行動態モニター，静脈ルート）
2. 偽陽性が10～20% （健常人でも心停止が誘発！）
3. 実際（リアルワールド）の発作とタイプが異なる （HUTの結果と植込み型ループレコーダー記録の不一致）

院で医療者の監視下で行われ，血行動態（心電図，血圧など）をモニターしながら，しばしば静脈ルートをつけて行われる．いわば特殊な環境下で行うため，被験者に精神的・心理的ストレスを与える．このことが偽陽性を誘発する一因と考えられる．実際，HUTによるVVSは，失神の既往のある患者のみでなく，失神の既往のない健常人でも10～20%誘発されることが知られており（偽陽性反応），ときには10秒以上の長い心停止をきたす場合もある[2]．すなわち，HUTでVVSの陽性反応が誘発されたからといって，患者の日常生活における実際の失神がVVSとはいいきれない．

◆ そのため，VVSの診断にはHUTの結果より，病歴（失神時の状況，前駆症状，トリガーなど）を重視することが推奨されており，典型例では病歴のみで診断が可能である（ただし，心原性失神を否定する必要はある）．とくに，若年者においてはほとんどの場合，病歴からVVSと診断できる．しかしながら，高齢者においては典型的な前駆症状をともなわないことも多く，病歴からの診断が困難な場合もしばしば経験する．そのような場合，HUTでVVSが誘発され，実際の失神発作時と同様な症状が再現されれば，診断的な意義は高い．

◆ 一方，失神患者において，HUTでVVSが誘発された場合でも，実際（リアルワールド）の失神発作と反応のタイプが異なることが報告されている[3]．この問題は近年，植込み型ループレコーダー implantable loop recorder（ILR）の普及にともない，実際の失神発作時の心電図が記録可能となり，明らかになった．すなわち，HUTで心抑制型の反応を認めても，実際の発作では血管抑制型や混合型を呈する可能性もある．すでに述べたように，HUTが病院の特殊な環境下で行われることも影響しているのかもしれない．また，VVSにおける初期のペースメーカー治療が有効でなかった原因として，HUTの結果を重視して適応を決めていたことがあげられている．そこで近年，ILRによる発作時の心電図所見を重視してペースメーカー適応が決定されるようになった．その根拠となったのが，ISSUE-3（International Study on Syncope of Uncertain Etiology-3）研究[4]である．

B ペースメーカーの有効性と問題点

◆ ISSUE-3研究[4]は，ILRで，失神発作時に3秒以上の心停止または失神がなくとも6秒以上の心停止が確認された，40歳以上の患者89例を対象に行われた．ペースメーカーはレート・ドロップ機構（徐脈時にレート90/分で1分間ペーシング）を備えたDDDペースメーカーが用いられ，ランダムにペースメーカーをオン・オフ（センシングのみ）とした．その結果，ペースメーカーをオンにした場合では，オフにした場合に比べて有意に失神の再発を抑制し（$P=0.039$），ペースメーカーを作動させることで失神再発のリスクを2年間で57%減少させた．

◆ しかしながら，ペースメーカー治療の問題点もあげられる（表4-3）．ペーシング治療を行った患者でも2年間で25%の再発を認めており（ペーシングオフ患者では57%），治療効果は絶対的なものではない．両者の差も$P=0.039$と大きくはない．これはペースメーカーの血圧低下に対する予防効果が不十分であることに起因すると思われる．また，40歳未満の若年者はこの研究の対象とされていないため，エビデンスがない．さらに，ペースメーカー植込みは侵襲的な治療であり，合併症や日常生活における問題点もある．とくに若年者では，心理的・身体的影響および長期間のデバイス管理・合併症をかんがみて，慎重に

表4-3 ペースメーカー治療の問題点

1. 血圧低下への効果が不十分
   （発作を完全には抑制できない！）
2. 侵襲的な治療：身体的・精神的負担
   （感染などの合併症、抜去困難、電磁障害など）
3. 若年者（40歳未満）でのエビデンスがない

対応すべきである．

C そもそも血管迷走神経性失神（VVS）は病気か？

◆ 一生のうち，半数近くの人が一度は失神を経験するとされ，そのほとんどがVVSである．VVSは，もともと生体に備わっている防御反応であり，動物や魚にも認められる[5]．ヒトにおいても，長時間の立位などによる静脈還流の減少や，急激な出血によるcentral hypovolemia や，恐怖などの情動反応により誘発されるVVSは，生体防御反応とも考えられる．このような観点から考えると，VVSは病気ではなく，もともと備わっている生体防御機構の過剰反応ともとらえることができる．すなわち，誰でもある条件がそろえばVVSをきたしうると考えられ，HUTはVVSを起こしやすいか否かの閾値の個人差を検査しているだけなのかもしれない．

おわりに

◆ HUTで長い心停止が誘発されても，ペースメーカーの植込みは慎重に判断すべきである．ILRなどで実際の失神発作が長い心停止をともなうことが確認された場合は，発作頻度の軽減にペースメーカー治療が有効と考えられる．しかしながら，40歳未満の若年者においては，エビデンスもないため，ペースメーカー植込みの心理的・身体的影響および長期間のデバイス管理・合併症をかんがみて，さらに慎重に対応すべきである．

私のとっておきの極意

- 血管迷走神経性失神（VVS）におけるペースメーカー治療の適応は，植込み型ループレコーダー（ILR）による所見を重視する
- ペースメーカーの植込み後も失神が再発することを患者に説明する

（住吉正孝）

文献

1) 日本循環器学会 編：循環器病の診断と治療に関するガイドライン（2011年度合同研究班報告）．失神の診断・治療ガイドライン（2012年改訂版）．http://www.j-circ.or.jp/guideline/pdf/JCS2012_inoue_h.pdf（2015年3月現在）
2) Sumiyoshi M, et al.: J Cardiovasc Electrophysiol, 8: 561-564, 1997.
3) Moya A, et al.: Circulation, 104: 1261-1267, 2001.
4) Brignole M, et al.: Circulation, 125: 2566-2571, 2012.
5) Alboni P, et al.: Clin Auton Res, 18: 170-178, 2008.

II

薬物で治す！
上室性不整脈

5 Ⅰ群抗不整脈薬はやめられる？ いつやめる？

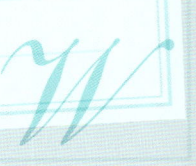

A Ⅰ群抗不整脈薬のネガティブスタディ

◆ Ⅰ群抗不整脈薬による心筋梗塞後の心室期外収縮の抑制効果を検討した CAST（Cardiac Arrhythmia Suppression Trial）試験では，抗不整脈治療はプラセボに比べて予後を悪化させた[1]．心房細動で洞調律維持効果を比較した CTAF（Canadian Trial of Atrial Fibrillation）試験[2]では，Ⅲ群抗不整脈薬に比べてⅠ群抗不整脈薬の有効性が低いことが明らかにされた．これまでに行われたⅠ群抗不整脈薬の大規模臨床試験のほとんどがネガティブスタディに終わり，そのたびに使用頻度が低下してきた．確かに，Ⅰ群抗不整脈薬は危険性をともなう薬剤だが，有効性は高く，使用時の注意と中止のタイミングを知れば，さまざまな不整脈に対する治療オプションが広がる．

◆ 本章ではまず，Ⅰ群抗不整脈薬でみられる副作用の機序や実例にふれ，また，抗不整脈薬の併用についても述べる．

B Ⅰ群抗不整脈薬の3つの副作用

心機能抑制作用

◆ 心筋収縮には心筋内への Ca^{2+} イオン流入が必須である．Ⅰ群抗不整脈薬によって Na^+ チャネルがブロックされ細胞内への Na^+ 流入が減少すると，Na^+/Ca^{2+} 交換機構の順方向回転が刺激されて細胞外への Ca^{2+} 排出が促進され，ひいては筋小胞体内の Ca^{2+} 貯蔵量が減少して収縮力が抑制される．とくに，強い Na^+ チャネルブロック作用をもつジソピラミドやフレカイニドはこの作用が強い．さらに，低心機能例では，Ⅰ群薬により心室内伝導が遅延すると（QRS 幅の拡大に反映される），心室中隔と自由壁の収縮のタイミングがずれて（心室同期不全），さらなる心機能低下につながる．

催不整脈作用

◆ Vaughan Williams 分類のⅠa 群抗不整脈薬には，Na^+ チャネルブロック作用に加えて K^+ チャネルブロック作用を有する薬物がある（キニジン，ジソピラミドなど）．このため，QT 間隔が延長して，torsades de pointes 型の頻脈性不整脈を誘発することがある．血中薬物濃度が過剰に上昇した場合や，血清 K^+ 濃度の低下時に起こりやすい．

◆ また，Ⅰ群抗不整脈薬は Na^+ チャネルの不活性化からの回復時間を延長することにより，不応期を延長させるが，この不応期延長作用が過剰になると伝導遅延作用が強くなり，反対に不整脈は停止しにくくなる．たとえば，Ⅰ群薬投与後に非持続性心室頻拍が頻発した

り，あるいは，投与前に非持続性心室頻拍であったのが投与後に持続性心室頻拍に移行した場合などがこれに相当し，この場合はすぐに投与をやめなければならない．CAST試験[1]で，I群薬によって不整脈が増加したのは，これが一因と考えられている．

心臓以外の副作用

- Ia群抗不整脈薬は，抗コリン作用（ジソピラミドは尿閉・口渇，前立腺肥大や緑内障，キニジンは消化器症状）を発現するほか，シベンゾリンのもつI_{KATP}チャネルブロック作用で低血糖が生じることがある．これらの心臓以外の副作用発現は，血中薬物濃度と比例するとされる．

C 頓用の効果と使用テクニック

pill-in-the-pocket療法

- ここでは主として発作性心房細動について述べる．罹患期間の短い発作性心房細動は，抗不整脈薬を使用しなくても自然停止するが，つらい症状をともなう例では早期の停止処置が望ましい．しかし，すでに述べた副作用をふまえると，いきなりI群薬を常用量で定期服用させることは躊躇される．そこで，発作が出た際に単回投与（頓用）させるとよい（pill-in-the-pocket療法）．まずは，二，三度試して効果を評価してもらう．もし効果が低いようなら，定期服用とする．ついで，定期服用中に発作が減ってきたと感じたならば，患者主導で服用回数を減らす．頻回に発作を起こす例では，そのたびごとに救急来院するのはたいへんであるし，医療費もかかるので，pill-in-the-pocket療法をすすめたい．ピルジカイニド，プロパフェノン，あるいはフレカイニドのプラセボ対照比較試験では，実薬の頓用効果が有意に高いことが示された．最近ではP. Alboniらが，基礎疾患がなく病歴の短い発作性心房細動を対象にフレカイニドあるいはプロパフェノンのpill-in-the-pocket療法を行い，発作の94％が軽減したと報告した[3]．

- ここで投与量について，ひとつコメントしたい．過去の研究では頓用の1回量を1日量とするものがあるが（例：プロパフェノン450 mg/回），安全性に不安が残る．そこで筆者は，高齢者では通常の1回量（例：プロパフェノン150 mg/回），中年者まででは2回量以下に抑えることとしている．

- 頻脈性の心房細動が出る例は，房室伝導能がよいので，1：1伝導の心房粗動（図5-1）を起こさないように，ベラパミルやβ遮断薬のようなレートコントロール薬と，さらには，ジアゼパムやクロチアゼパムのような精神安定剤を同時投与する．カクテル療法[4]も行うことがある．患者には，不整脈は集中的に発生する時期があること，心房細動発作は夏に少ないという季節変動があることなどを説明すると安心することがある．心房細動発作が多発するときは血圧コントロールが不良だったり，精神的に不安定だったりすることも経験するので，抗不整脈薬の調節以外に，これらの点にも注意が必要である．頓用療法は発作性上室頻拍や心室期外収縮による動悸症例にも使える．

頓用時の注意点

- つぎに，使用前のチェックポイントについて述べる．肝・腎機能の低下がない，心機能が低下していない〔左室駆出率（EF）40％以下ではない〕症例を選んで経験を積む．洞調律時

Ⅱ．薬物で治す！　上室性不整脈

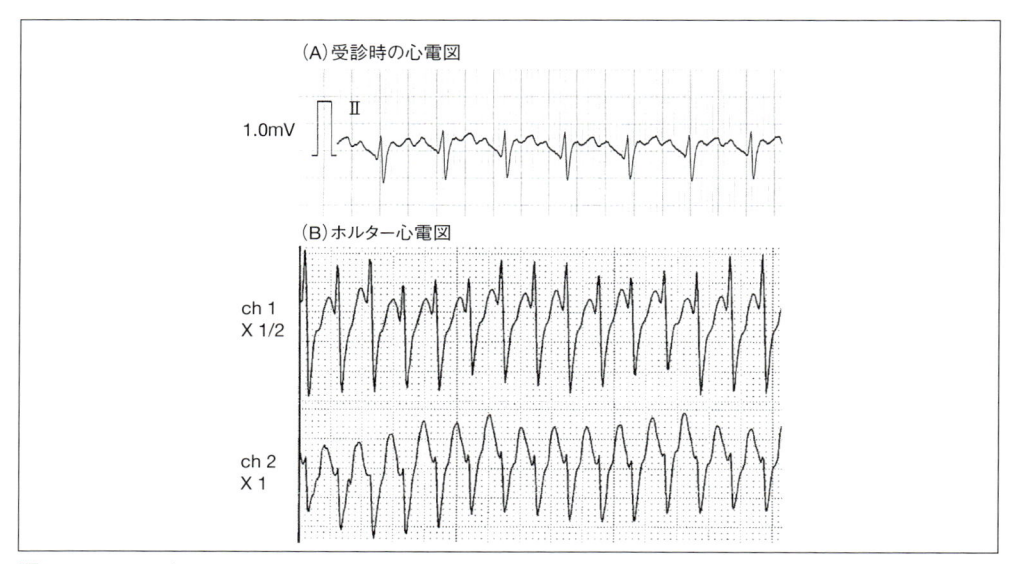

図5-1　シベンゾリン内服によって1：1心房粗動を生じた1例
56歳男性．発作性心房粗動のために近医でシベンゾリン300 mg/日を処方されたが，動悸発作が軽減しないのでカテーテルアブレーション目的で紹介となった．持参したホルター心電図では自動車運転中に1：1伝導の心房粗動を認めていた．

の心電図があれば，房室ブロックがない，QRS幅拡大がない，QT間隔の延長がないことを事前に確認する．Brugada症候群では，Ⅰ群抗不整脈薬によって心室細動が誘発されることも報告されているので，右胸部誘導のST変化にも注意を払う．ちなみに，Brugada症候群で心室細動が集中発生することがあるが(electrical storm)，この予防にはキニジンやベプリジルが有効であるとされる．

◆ 発作性心房細動では，ピルシカイニドやプロパフェノンから開始し，ついでフレカイニドやシベンゾリンなどのマルチチャネル遮断薬に進む．これで効果が低い場合は，ベプリジル＋アプリンジン，アミオダロン＋ベプリジルなどの併用として，定期服用する(図5-2)．併用の際は，両剤の服用量を半減させるなどの工夫が必要である．近年は，紹介受診時にカテーテルアブレーションをすすめるようにしているが，これを希望しない例や，術後再発例に対して応用できる．

D　副作用症例より学ぶⅠ群抗不整脈薬使用法

透析患者における抗不整脈薬投与

> **Case 1**　73歳女性．透析開始後に心房細動が発生すると血圧が低下し透析困難となるため，ピルメノール200 mg/日が処方された．これによりプレショックとなり搬送された(図5-3)．

◆ 慢性腎臓病患者や透析患者に抗不整脈薬を投与する際には，代謝・排泄経路を確認し，腎排泄がおもな経路の薬剤(ピルシカイニドなど)は極力避けることが望ましい．そこで，肝代謝が主である薬剤(アプリンジンやプロパフェノン)を選択することとなるが，これもい

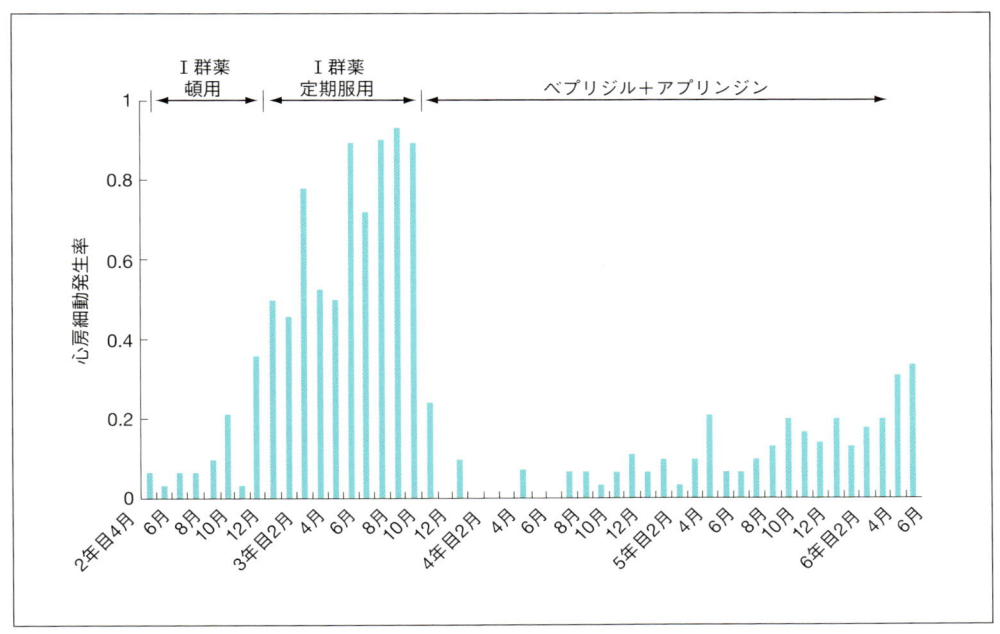

図5-2 1カ月あたりの心房細動日数（心房細動発生率）の推移と使用薬剤の関連

55歳男性．9月に動悸を主訴として受診した．来院当時の発作頻度は低かったのでプロパフェノン150 mg/回の頓用で様子をみていた．翌年（2年目）4月より携帯型心電計を貸与し，連日定時に心電図を記録するよう指示した．発作日数が増加してきたためにフレカイニドやシベンゾリンに変更して様子をみたが，心房細動日数は減少しなかった．3年目の11月よりベプリジルとアプリンジンの併用に切り替え，それ以後は減少傾向を認めた．経過中にカテーテルアブレーションをすすめるも固辞した．

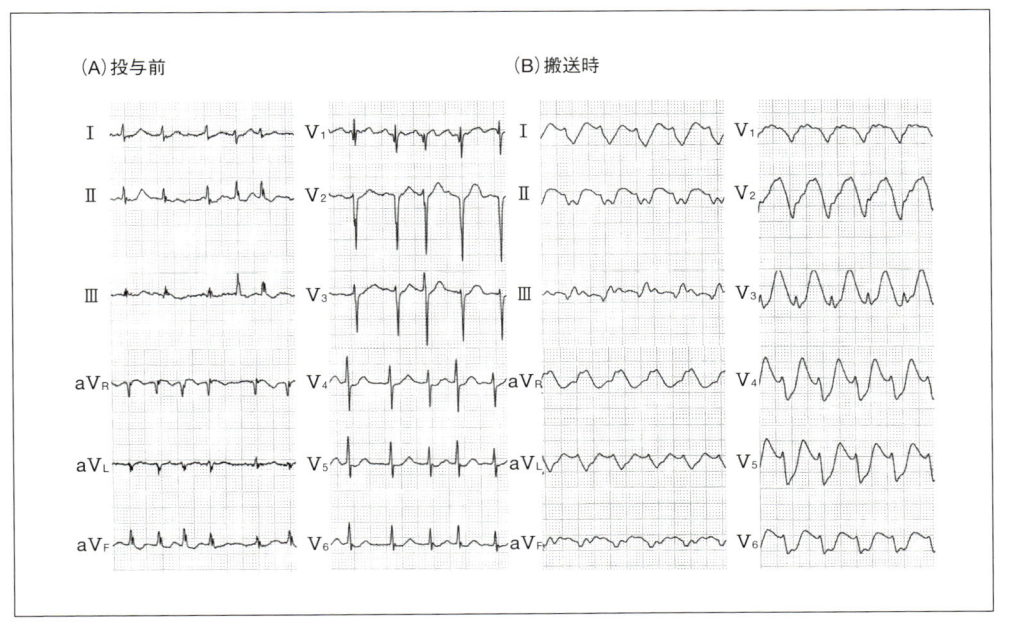

図5-3 ピルメノール服用によりwide QRSを示した透析症例

73歳女性．糖尿病腎症で10年前より透析を行っている．透析開始1時間後ごろより心房細動が発生し透析困難となるため，1カ月前よりピルメノール200 mg/日が処方された．帰宅後にショック状態となっていたのを家人が発見し，救急搬送された．血圧は触診で70 mmHg．搬送時心電図（B）ではQRS幅が著明拡大し，P波の判別は困難である．

◆ 重度腎障害患者および透析患者でのフレカイニドの定期使用例を示す．腎機能正常例の単回投与半減期は12〜15時間であるが，中等度から末期の腎障害患者〔クレアチニンクリアランス（CCr）4〜41 mL/分〕や，末期腎障害患者（CCr＜4 mL/分）ではそれぞれ，平均16.8時間，平均25.8時間に半減期が延長する．このため，1回50 mgを1日2回投与した場合は，3〜5日で定常状態に到達する．そこで，最低血中濃度と思われる時間（トラフ値）に採血を行って用量を調節する．

◆ 透析によって細胞外液は浄化されるが，透析終了後に組織に移行していた薬剤が血清に再分布して，血中薬物濃度が上昇する（リバウンド現象）．フレカイニドではリバウンド現象は軽微であるので透析後に追加投与する必要はない．しかしながら，透析に合併した心房細動に対してⅠ群薬の著効は期待できない．少量のジゴキシンを，血中濃度をみながら投与量を調整することにより，心房細動が予防できるとする透析専門医の意見がある．

🔍 心収縮能が保たれている心不全に対するⅠ群抗不整脈薬

> **Case 2**
> 83歳女性．高血圧と発作性心房細動のために近医を受診し，最近になって抗不整脈薬を増量された．その後，心不全の悪化と徐脈を主訴に来院した（図5-4）．心エコーでは心収縮能は保たれていたが，Ⅰ群抗不整脈薬の投与により，心不全を起こした．

きなり定期服用するよりは，透析前に1回量を服用させてみる．透析患者は肝機能も低下していることがあるので，血中濃度が高くなることも念頭に置く必要がある．

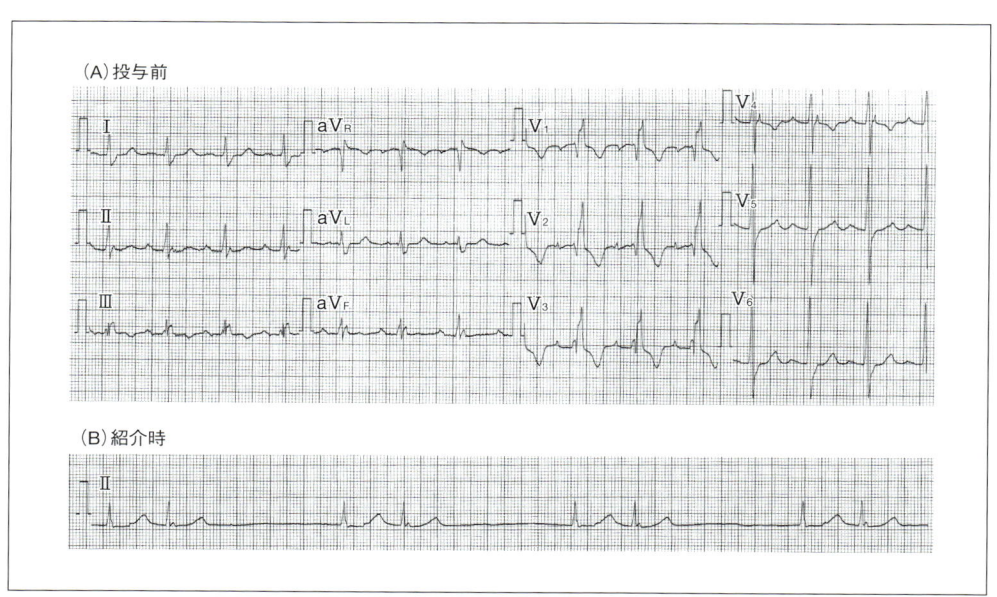

図5-4 β遮断薬とⅠ群抗不整脈薬の併用により徐脈と心不全をきたした一例

83歳女性．1年前より高血圧と発作性心房細動のために近医を受診し，アムロジピン5 mg/日とビソプロロール2.5 mg/日が投与されており，2週間前よりフレカイニド100 mg/日が処方された．その後，心不全の悪化と徐脈によるめまいを主訴に紹介となった．フレカイニド血中濃度432 ng/mL（200〜1,000 ng/mL）．投与前の心電図（A）では，洞調律時にⅠ度房室ブロックと完全右脚ブロックを認める．紹介時の心電図（B）では，房室接合部調律の2段脈になっていた．胸部X線では，心胸郭比（CTR）60％で少量の両側胸水を認めた．左室駆出率（EF）は55％であった．

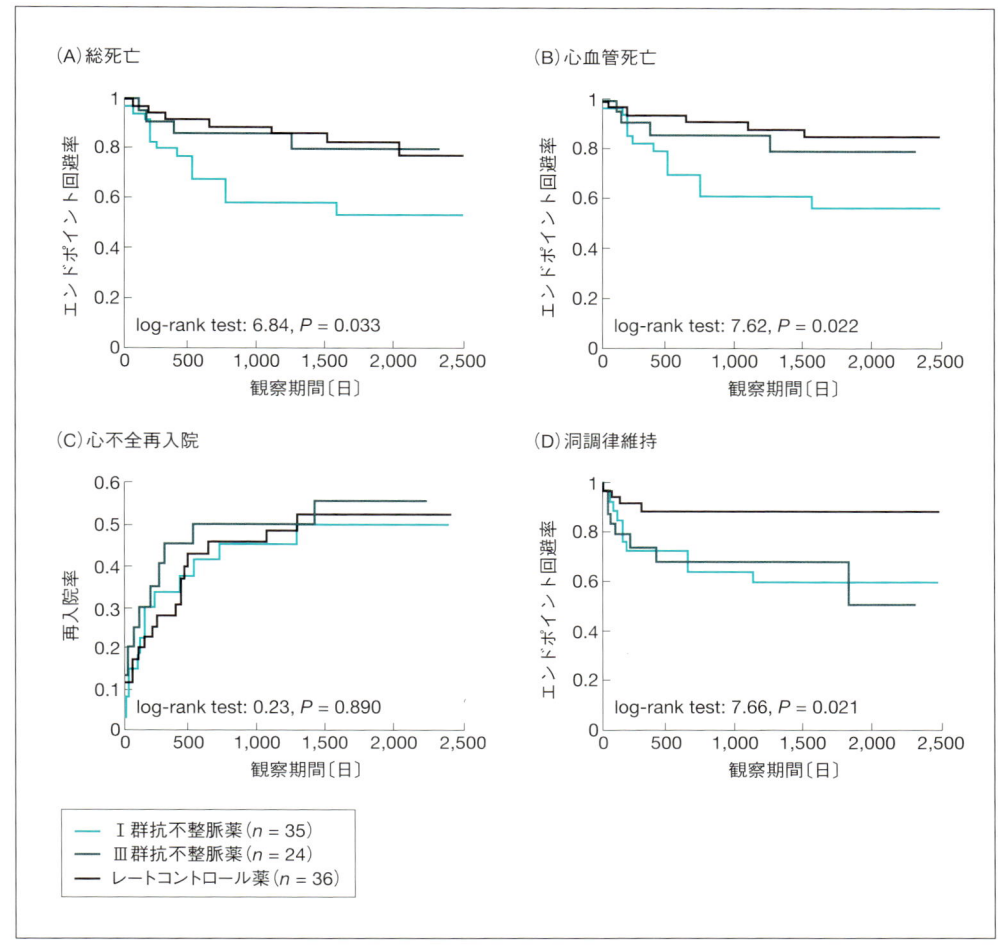

図5-5 心不全に合併した心房細動患者の抗不整脈薬と予後の関連
退院時処方薬をもとに，Ⅰ群抗不整脈薬，Ⅲ群抗不整脈薬，およびレートコントロール薬の3群に分類した．Ⅰ群抗不整脈薬群ではプロパフェノンやアプリンジンが多く使用され，フレカイニドやシベンゾリンは少なかった．総死亡率（A）も心血管死亡率（B）もⅠ群抗不整脈薬症例で多く，心不全死が大半を占めた．心室頻拍・心室細動を起こした症例は，まれであった．再入院率（C）には3群間で有意差はなく，また，洞調律の維持効果（D）はレートコントロール薬で高かった．

[Watanabe E, et al.: J Cardiol, 60: 31-35, 2012を一部改変]

◆ 筆者らは，心不全入院時に心房細動を認め，退院時には洞調律に復していた症例の予後を検討した（95例，平均年齢69歳，EF47％）[5]．症例は，退院時処方薬によって，Ⅰ群抗不整脈薬，Ⅲ群抗不整脈薬，およびレートコントロール薬（ジギタリスあるいはβ遮断薬）の3群に分類した（図5-5）．Ⅰ群抗不整脈薬は生命予後が不良で，心不全死が死因の大半を占めた．レートコントロール薬とⅢ群抗不整脈薬群は同等であった．洞調律の維持効果は予想に反してレートコントロール薬で高かった．

◆ 心機能は保たれていても，心不全の既往がある場合は，Ⅰ群抗不整脈薬は避けなければならない．近年，高齢化とともに，心収縮能が保たれている心不全が増加している．このような症例をⅠ群抗不整脈薬使用前に同定できればよいのだが，高血圧の有無や病歴以外によい方法がない．

おわりに

◆ 抗不整脈薬全般にいえることだが，漫然と投与を続けるのではなく，効果と副作用のバランスを考え，催不整脈作用などの事故を回避するよう心がける必要がある．効果がないと判断したら，他剤に変更するか，あるいは侵襲的治療（アブレーションや心臓植込み型デバイス）のタイミングを逃さない．また，侵襲的治療後の抗不整脈薬併用にも慣れる必要がある．

私のとっておきの極意

Ⅰ群抗不整脈薬は両刃の剣である．心機能や肝・腎機能が保たれている症例においてpill-in-the-pocket療法で使用経験を積むとともに，催不整脈作用が発生する機序について理解を深めれば，不整脈に対する治療オプションが広がる．効果がないと判断したら中止や変更のタイミングを逃さないことが重要である．

（渡邉英一）

文献

1) The Cardiac Arrhythmia Suppression Trial (CAST) Investigators: N Engl J Med, 321: 406-412, 1989.
2) Roy D, et al.: N Engl J Med, 342: 913-920, 2000.
3) Alboni P, et al.: N Engl J Med, 351: 2384-2391, 2004.
4) Margolis B, et al.: Am J Cardiol, 45: 621-626, 1980.
5) Watanabe E, et al.: J Cardiol, 60: 31-35, 2012.

6 少量アミオダロンを使う？ 使わない？
Case：超高齢者心房細動のリズムコントロール

はじめに

◆「I群抗不整脈薬で心臓が止まる」という話を最近よく耳にする．副作用で心停止を生じることを指し，高齢者でみられやすい．筆者は最近，高齢者にI群抗不整脈薬はできるだけ使用しない方針で診療している．「では，どうやってリズムコントロールを行うのか？」という質問に対しては，「エビデンスはないが，超高齢者（85歳以上）には少量アミオダロンが有用ではないかと考えている．実際，少なからずの患者でうまくいっている」と答えるであろう．

A 「リズムがだめならレートで」がうまくいかない場合

◆ AFFIRM（Atrial Fibrillation Follow-up Investigation of Rhythm Management）試験，RACE（Rate Control versus Electrical Cardioversion for Persistent Atrial Fibrillation）試験，J-RHYTHM（Japanese Rhythm Management Trial for Atrial Fibrillation）試験といった大規模臨床試験の結果を受けて[1〜3]，「レートコントロールはリズムコントロールに遜色のない安全な治療法であり，抗不整脈薬が効かなくなったらレートコントロール薬（β遮断薬，Ca拮抗薬，ジギタリス）に切り替えるべき」という考えかたが広まった．しかし，「そんなに簡単に切り替えられるものではない」というのが筆者の本音である．

◆ 心房細動を生じると，動悸，冷汗，血の気が失せていく感じなど，強い自覚症状を有する患者は少なくない．また，心房細動を生じると，うっ血性心不全や血圧低下をきたす患者も少なくない．このような場合，レートコントロール薬は適切な治療薬とはいえず，患者も決してレートコントロールを望まない．

B 高齢者心房細動に対する抗不整脈薬治療の問題点

◆ 一般に，「高齢者は心房細動時の自覚症状に乏しい」といわれるが，そうでない患者もたくさん存在する．自覚症状が強い場合，I群抗不整脈薬によるリズムコントロールを目指すのが一般的である．しかし，リズムコントロールの有効性が落ちてきた場合，治療方針に難渋することが多いのではなかろうか．抗不整脈薬の安易な増量は危険である．実際，ER（emergency room）に搬送されてくる患者には，抗不整脈薬の副作用による徐脈患者が少なからず含まれている．筆者の経験で多いのは，高齢者のピルジカイニド中毒である．高齢者では，潜在的に腎機能が低下している場合が多く，容易に抗不整脈薬の血中濃度が上昇する．

II．薬物で治す！　上室性不整脈

症例提示

◆ 超高齢者（85歳）で，発作のたびに直流通電を必要とした，発作性心房細動の1症例を報告する．

> **Case 1**　85歳女性．体重38 kg．認知機能はやや低下．
> 　80歳時，労作時の息切れを自覚し，近医で心エコー図検査などから，拡張性心不全（HFpEF）と診断された．左室駆出率は73％と良好であった．81歳時にめまいを自覚し，心電図で心房細動が認められた．心房細動による血圧低下（92／38 mmHg）がめまいの原因と考えられた．除細動目的でピルジカイニド（150 mg/日，分3）を処方されたところ，著明な洞性徐脈（35/分）をきたしたため中止となった．Ⅰ群抗不整脈薬による薬物療法は不可能と判断され，心房細動をきたした場合は電気的除細動で対処されていた．85歳時，頻回に心房細動をきたすようになり，半年間で計4回の直流通電を受けた．今後の治療方針を検討するために当科を紹介された．
> 　心房細動時の心電図を図6-1に示す．心拍数123/分の頻脈性心房細動であり，この後，電気的除細動で洞調律に復している．この時点での内服薬は，抗凝固薬ワルファリン（1.5 mg/日）とβ遮断薬カルベジロール（2.5 mg/日）であった．

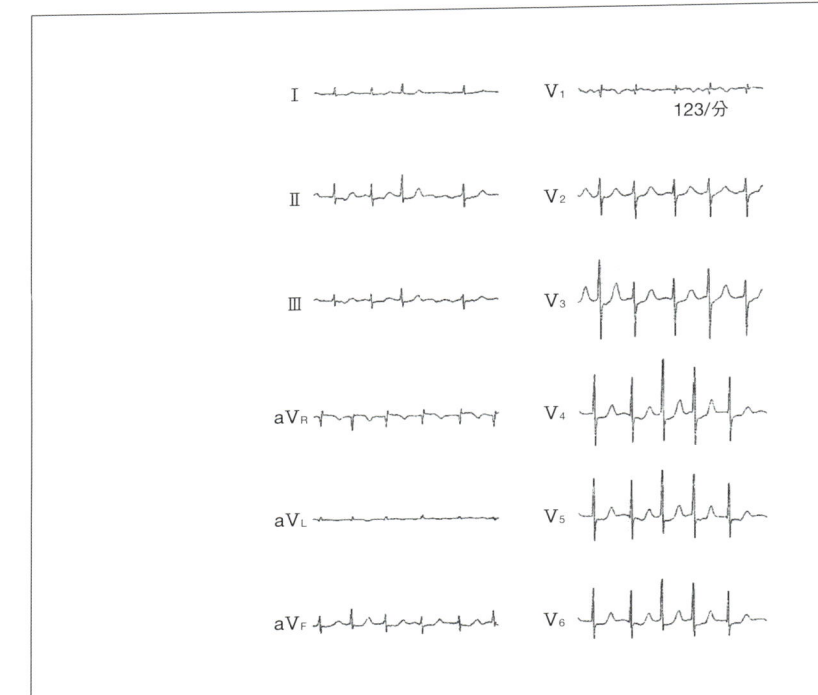

図6-1　アミオダロン投与前の発作性心房細動
心拍数123/分の頻脈性心房細動であり，この後，電気的除細動で洞調律に復している．

D 筆者が考えた本症例に対する治療オプション

◆ 筆者が考えた治療オプションを表6-1に示す．

表6-1 筆者が考えた治療オプション

①エキスパートによるカテーテルアブレーション
②恒久式ペースメーカーを植込んだうえでのⅠ群抗不整脈薬
③少量アミオダロン

①カテーテルアブレーション
◆ 左房径は46mmと拡大しているが，アブレーションで洞調律が維持できればベストである．ただし小柄な超高齢女性であり，合併症をきたす可能性も高いと考えられる．カテーテルアブレーションを行う場合はエキスパートに依頼する．

②恒久式ペースメーカーを植込んだうえでのⅠ群抗不整脈薬
◆ 抗不整脈薬による洞調律維持は期待できるかもしれない．実際にピルジカイニドで除細動できているが，洞性徐脈をきたして中止になっている．ペースメーカーでバックアップをとったうえで，Ⅰ群抗不整脈薬を投与すれば，心房ペーシング調律で良好な経過が得られるのではないか．

③少量アミオダロン
◆ 50〜100 mg/日の少量アミオダロンであれば，間質性肺炎などの重篤な合併症は生じない可能性が高い．副作用を回避しつつ，ある程度の洞調律維持が見込めるのではないか．

E 本症例の経過

◆ 前述の，②のオプションについては，筆者自身，過去（15年以上前）に数例の経験があったが，当時から，「生命予後改善効果のないⅠ群抗不整脈薬の副作用をカバーするために高額なペースメーカーを植込むのはいかがなものか」という考えをもっていた．したがって，オプションから外すことにした．そこで，①，③のオプションについて，患者本人および家族に説明した．

◆ 並行して，①のオプションについて，エキスパートの先生にカテーテルアブレーションを打診した．当初は渋い返答であったが，「わかりました．慎重にやってみましょう．ただし，合併症については十分に説明をお願いします」という返事をいただいた．

◆ カテーテルアブレーションについて患者本人および家族に説明し，いったんは納得してもらったものの，後日，「アミオダロン少量投与で先に治療を受けたい．それが効かなければアブレーションをお願いしたい」と連絡があった．入院のうえ，アミオダロンを50 mg/日で導入した．3週間足らずの入院中，1度も心房細動をきたすことなく経過した．患者は退院し，その後，外来診療となった．

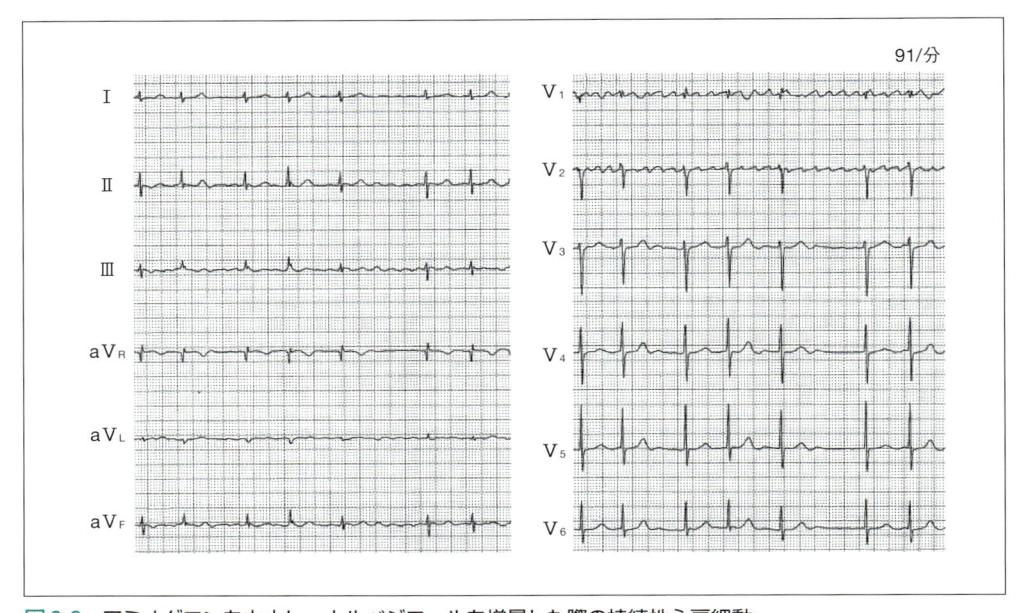

図6-2 アミオダロンを中止し，カルベジロールを増量した際の持続性心房細動
心拍数91/分とレートコントロールは比較的良好であり，自覚症状の出現や心不全増悪または血圧低下を認めなかった．

◆ さらに興味深いのは，その後の経過である．洞調律で半年ほど経過した．その後，外来で心電図は心房細動を呈しているものの，脈拍は80〜90/分程度で，血圧低下も認めず，めまいの自覚症状もないということが続いた．持続性心房細動に移行したと考え，アミオダロンを中止し，同時にカルベジロールを3.75 mg/日へ増量した．その時点の心電図を図6-2に示す．心拍数91/分の心房細動であった．その後も心房細動で経過しているが，自覚症状の出現や心不全増悪または血圧低下を認めていない．

F 少量アミオダロンが有効であった点

◆ 本症例でアミオダロンが有効であった点は2つである．1つめは，投与開始後，しばらくのあいだ，洞調律が維持できた点である．2つめは，やがて心房細動が生じたときに，レートコントロール薬としての効果を発揮し，自覚症状も心不全増悪または血圧低下も認めなかった点である．

G 少量アミオダロンが有効な発作性心房細動 ―血液透析患者―

◆ 同様に，少量アミオダロンが有効な患者層として血液透析患者をあげたい．筆者は，外勤として血液透析を行っているクリニックで診療をしているが，発作性心房細動患者の相談を受けることが多い．問題点は2つで，1つめは発作時に強い自覚症状を訴える点，2つめは，心房細動を生じると血圧が低下し透析継続が困難になる点である．筆者は，これらの数例に少量アミオダロン（50〜100 mg/日）を投与した経験がある．やはり，ある程度洞調律維持が可能だったことと，たとえ心房細動になっても，レートコントロール効果を発揮し血圧が維持され，透析が続行できたことで有効であったといえる．

私のとっておきの極意

　超高齢者（85歳以上）の発作性心房細動で，発作時に強い自覚症状や心不全増悪または血圧低下を示す症例には少量アミオダロン（50〜100 mg/日）が有効である．

・ある程度の洞調律維持効果が見込める
・たとえ心房細動を生じても，レートコントロール効果を発揮し，自覚症状や心不全増悪または血圧低下を発現しないことが多い
・永続性心房細動への橋渡し期間の治療としても有効な可能性がある
・問題となるような心停止や徐脈を生じにくい
・少量なので，間質性肺炎など重篤な副作用が発現する可能性は低い

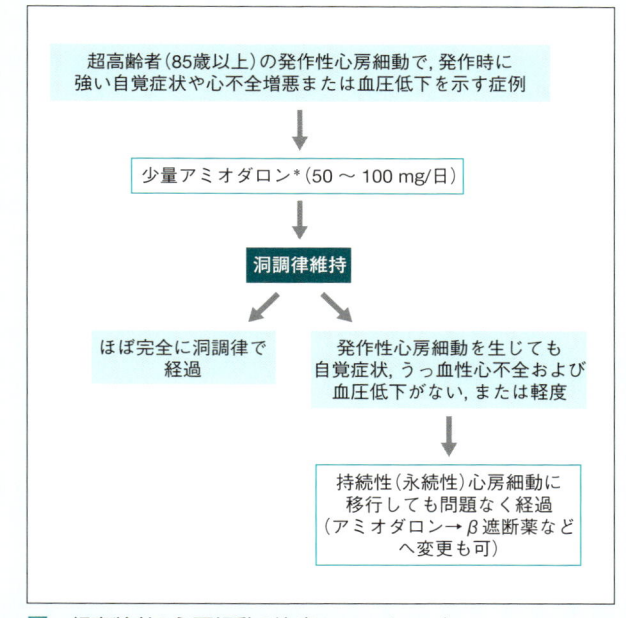

図　超高齢者の心房細動の治療フローチャート
＊　アミオダロンの心房細動における保険適用は，「心不全（低心機能）または肥大型心筋症にともなう心房細動」である．実際の使用に際しては十分注意すること．

（髙橋尚彦）

文献

1) Wyse DG, et al.: N Engl J Med, 347: 1825-1833, 2002.
2) Van Gelder IC, et al.: N Engl J Med, 347: 1834-1840, 2002.
3) Ogawa S, et al.: Circ J, 73: 242-248, 2009.

7 新規経口抗凝固薬の性能とそれを発揮させるコツとは？
～ワルファリンを超えるのも使い方次第！～

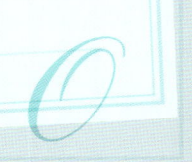

はじめに

◆ 心原性塞栓は心房細動にともなう最も重篤な合併症で，多くの場合，不可逆的な障害を残すが，適切なワルファリン治療によって発生リスクを5分の1から3分の1以下に減少させることができる．この予防効果はワルファリン治療の質に大きく依存する．

◆ 新規経口抗凝固薬は，それぞれの試験で対照となったワルファリン治療に対して，優越性，非劣性などが明らかにされているが，それは試験プロトコルに沿った使い方をした場合の"性能"である．新規経口抗凝固薬に規格どおりの性能を発揮させるためには，"試験プロトコルに従った使用法を遵守すること"が求められる．とくに重要なことは，"試験で使用された減量基準"を守ることである．

A ワルファリン治療は質が問題

◆ ワルファリン治療の質を評価する方法として，観察期間のうち，どの程度の時間的割合で至適 PT-INR が達成されていたかを示す time in therapeutic range（TTR, %）という指標がもっぱら使用される．ワルファリン治療を行った約3,600人の患者の TTR を検討した報告によると，TTR が高い群は，脳卒中・全身性塞栓症，大出血，総死亡とも，少ない傾向があった[1]．

◆ ACTIVE-W（Atrial fibrillation Clopidogrel Trial with Irbesartan for prevention of Vascular Events）試験のサブ解析によると[2]，参加施設の平均 TTR と塞栓症の予防効果の検討から，抗凝固療法の"損益分岐点"は TTR ＝ 58％であることが示されており，TTR が10％改善すれば，脳卒中・全身性塞栓症が年率0.4％減少すると予測されている．

◆ ワルファリン療法中は頭蓋内出血の増加が不可避である．脳は組織因子が豊富な臓器で，微小な出血は組織因子＋第Ⅶ因子複合体によって活性化される外因系凝固系によって止血されている．ところが，ワルファリンはこの第Ⅶ因子の産生量を減らしてしまうため，不顕性ですんだはずの頭蓋内出血が顕在化する確率を高めてしまう．

◆ 高い TTR を維持することで，脳卒中（とくに脳梗塞）は相当な程度，予防できると考えられる（図7-1）．また，高い TTR によって，ある程度は頭蓋内出血（大出血も）を減らすことができるであろうが，どうしても第Ⅶ因子が減少してしまうので，減少効果が頭打ちになってしまうことが想定される．

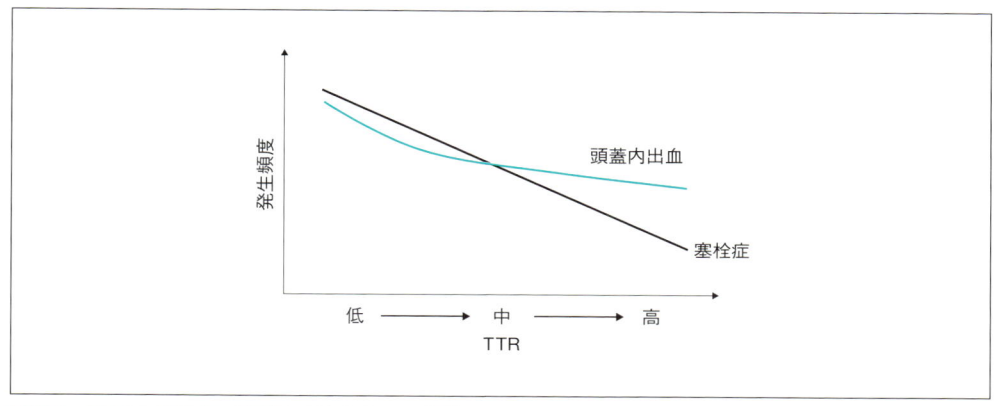

図7-1　TTRと塞栓症・頭蓋内出血（イメージ図）
高い TTR（time in therapeutic range）が達成されれば塞栓症は著減する．しかしながら，ワルファリンは第VII因子を減らしてしまうため，高い TTR を達成しても頭蓋内出血はある程度以上は減らない．

B 新規経口抗凝固薬の特徴と大規模臨床試験の評価ポイント

◆ 2011年春から相次いで，いわゆる新規経口抗凝固薬 novel oral anticoagulant（NOAC，または non-vitamin K antagonist oral anticoagulant）が使用できるようになった．最近では NOAC に代わり，DOAC（direct oral anticoagulant）の名称がしばしば用いられる．いずれの薬剤も，服用後の効果発現は速く，また，血中半減期はおおむね12時間程度である．そのため，DOAC は服薬アドヒアランスが不良であれば，容易に効果が消失し，無防備な状態に戻ってしまう．ワルファリンと違ってプロテイン C やプロテイン S を抑制しないため，効かない時間帯（≒トラフ値が低い時間帯）があってもよいのではという意見もあるようだが，実際の大規模臨床試験の結果をみると，トラフ値がある程度維持されるような投与デザインとなっている薬剤の方が明らかに優れている．また，一部の DOAC は採血によって"効きすぎた状態らしい"ということが予測できるが，適切に効いているかどうかは現段階ではわからないため，ワルファリン以上に服薬指導が重要である．

◆ DOAC の臨床的有用性を検討した大規模臨床試験を評価する際には，いくつかのポイントがある．まず，対象となった患者の $CHADS_2$ スコアである．抗凝固薬の利益・不利益のバランスは，$CHADS_2$ スコアが高い方が一般に利益が大きい方に傾く．そのため，$CHADS_2$ スコア2点以上の患者で有用であったとしても，1点の患者で有用であるとは限らないからである．DOAC は，検証された $CHADS_2$ スコアの患者で使用するべきである．つぎに，すでに述べたように対照となったワルファリン群の TTR である．非劣性あるいは優越性が示された相手のワルファリン治療の質が試験によって異なることを認識する必要がある．また減量基準を決め，2つの用量を使用した試験では，そのような基準に従って使用した場合の成績であるということを理解する必要がある．

直接トロンビン阻害薬：ダビガトラン

◆ 非弁膜症性心房細動を対象とした大規模臨床試験である RE-LY（Randomized Evaluation of Long-Term Anticoagulation Therapy）試験[3]では，ダビガトラン 110 mg×2/日は，TTR＝64.4％のワルファリン治療と同等の脳卒中・全身性塞栓症の予防効果をもち，大出血の発

Ⅱ. 薬物で治す！　上室性不整脈

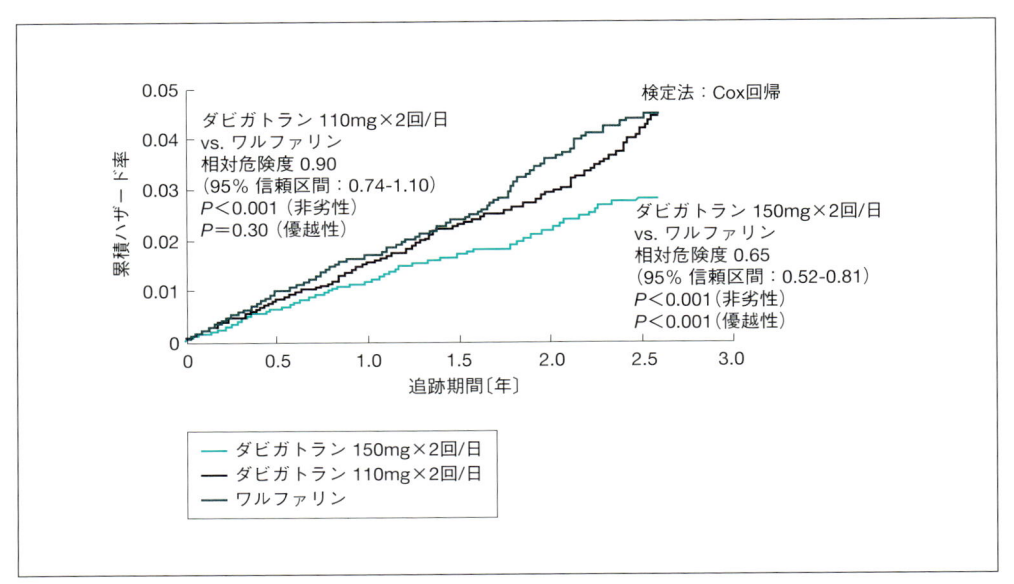

図7-2　RE-LY試験の主要評価項目
RE-LY試験における脳卒中または全身性塞栓症の累積ハザード率.
〔Connolly SJ, et al: N Engl J Med, 361: 1139-1151, 2009を一部改変〕

生率は有意に低かった．ダビガトラン150 mg×2/日は，対照のワルファリン治療以上に脳卒中・全身性塞栓症の予防効果があり，大出血は同等であった．150 mg×2/日の脳卒中・全身性塞栓症の予防効果はTTR＝79％のワルファリン治療に相当するとされる．

◆ さらに，ダビガトランはいずれの用量であっても，ワルファリンに比べて頭蓋内出血を著明に減少させた．ただし消化管出血は，150 mg×2/日群ではワルファリン群に比べて多かった．腎機能が保持されている患者〔クレアチニンクリアランス（CCr）がおおむね50 mL/分以上〕では安全性・有効性ともに優れており，予防効果を重視するならダビガトラン150 mg×2/日を，安全性を重視するならば110 mg×2/日を選択するとよい．

◆ ダビガトランは150 mg×2/日と110 mg×2/日が無作為化され，独立に検証されており，110 mg×2/日が対照のワルファリン群に有効性で同等，安全性で優ることが証明されている（図7-2）．そのため，添付文書にあるように，腎機能中等度低下（30 mL/分≦CCr＜50 mL/分），P糖蛋白阻害薬併用，70歳以上，消化管出血の既往などがある患者では，150 mg×2/日ではなく，110 mg×2/日を用いるという選択が許される．ただし，110 mg×2/日で皮下出血を繰り返す，あるいはaPTT（活性化部分トロンボプラスチン時間）を測定して施設上限の2倍を超えるというようなことがあっても，75 mg×2/日などという使い方をしてはならない．出血は減るであろうが，予防効果は証明されていないし，多くの症例で予防効果は期待できないであろう．そのような場合は他の薬剤を選択するべきである．

🔍 第Xa因子阻害薬①：リバーロキサバン

◆ リバーロキサバンは，CHADS₂スコア2点以上の非弁膜症性心房細動患者を対象に，海外において脳卒中・全身性塞栓症抑制効果が検討された〔ROCKET-AF（Rivaroxaban Once

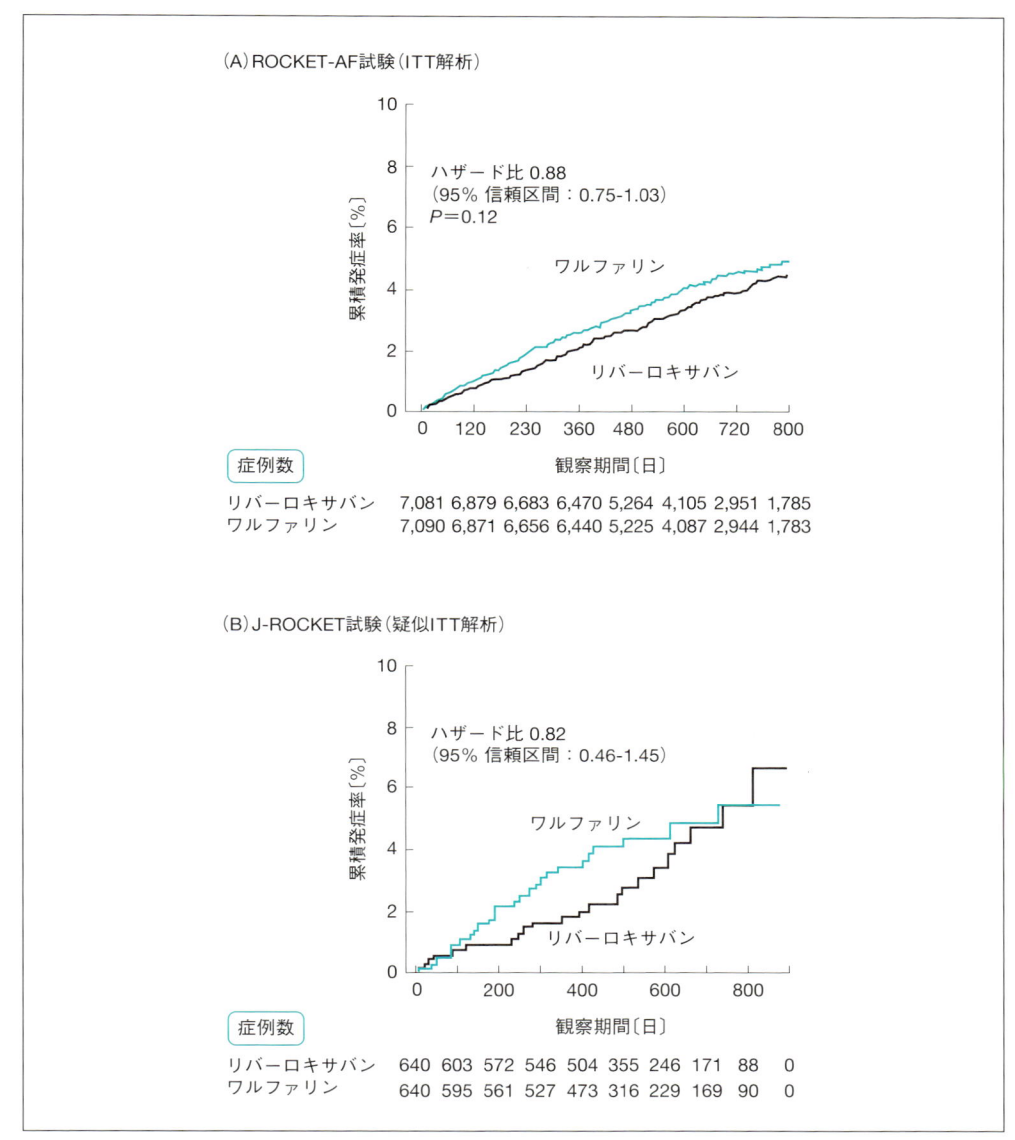

図7-3 ROCKET-AF試験とJ-ROCKET試験の成績
(A) ROCKET-AF試験における脳卒中または全身性塞栓症の累積発症率. (B) J-ROCKET試験における脳卒中または全身性塞栓症の累積発症率 (疑似ITT解析).
［Patel MR, et al.: N Eng J Med, 365: 883-891, 2011, イグザレルト米食品医薬品局 (FDA) 申請資料を一部改変］

Daily Oral Direct Factor Ⅹa Inhibition Compared with Vitamin K Antagonism for Prevention of Stroke and Embolism Trial in Atrial Fibrillation) 試験[4]］. 本試験のワルファリン群のTTRは55.2％で, そのワルファリン群に対して非劣性が示された (図7-3A). 消化管出血はワルファリン群に比べて多かった. 対照のワルファリン群の治療の質が良好ではない (損益分岐点とされる58％を下まわるTTR) にもかかわらず, 優越性は示されなかった.

◆ わが国では, 別途独自の用量で, $CHADS_2$スコア2点以上の患者を対象に安全性についての検討が行われた［J-ROCKET (Japanese Rivaroxaban Once Daily Oral Direct Factor Ⅹa

Inhibition Compared with Vitamin K Antagonism for Prevention of Stroke and Embolism Trial in Atrial Fibrillation）試験，有効性の検討は副次目的〕．大出血は全体として対照のワルファリン群と同等であったが，75歳以上，体重50 kg 以下のグループでは有意に大出血が多かった．しかしながら，大出血がワルファリンに比べて多かったからという理由で，年齢75歳以上または体重50 kg 以下の症例で，腎機能が正常にもかかわらず低用量を使っていては，本来の脳卒中・全身性塞栓症の予防効果が発揮できないであろう．あくまでCCr でのみ，15 mg/日と10 mg/日を使い分けるべきである．

◆ また，30 mL/分＜CCr＜50 mL/分の群ではワルファリン群よりも大出血が少ないわけではなく，決して腎機能低下者に向いた薬剤ではない．CCr＜30 mL/分での検討は行われておらず，このような症例では使用を控えるべきであろう．また，脳卒中・全身性塞栓症の抑制効果についても付加的解析が行われており，疑似ITT（intention-to-treat）解析では（図7-3B），リバーロキサバンでの予防効果は対照のワルファリン群と同等のようにみえる（統計的パワーが足りないため，同じとは断言できない）．

🔍 第Xa因子阻害薬②：アピキサバン

◆ アピキサバンは ARISTOTLE（Apixaban for reduction in stroke and other thromboembolic events in atrial fibrillation）試験で[5]，CHADS$_2$ スコア1点以上の非弁膜症性心房細動症例を対象として，通常5 mg×2，朝晩分2（80歳以上，60 kg 以下，血清クレアチニン1.5 mg/dL 以上のうち2つ以上を満たしている場合には，2.5 mg×2，朝晩分2）の投与が行われた．CCr＜25 mL/分の症例は除外されている．TTR＝62.2％のワルファリン群に比べて，アピキサバン群では脳卒中・全身性塞栓症（図7-4），大出血，死亡ともに有意に少なかった．

◆ アピキサバンについても，減量基準を満たさないにもかかわらず低用量を使用することは

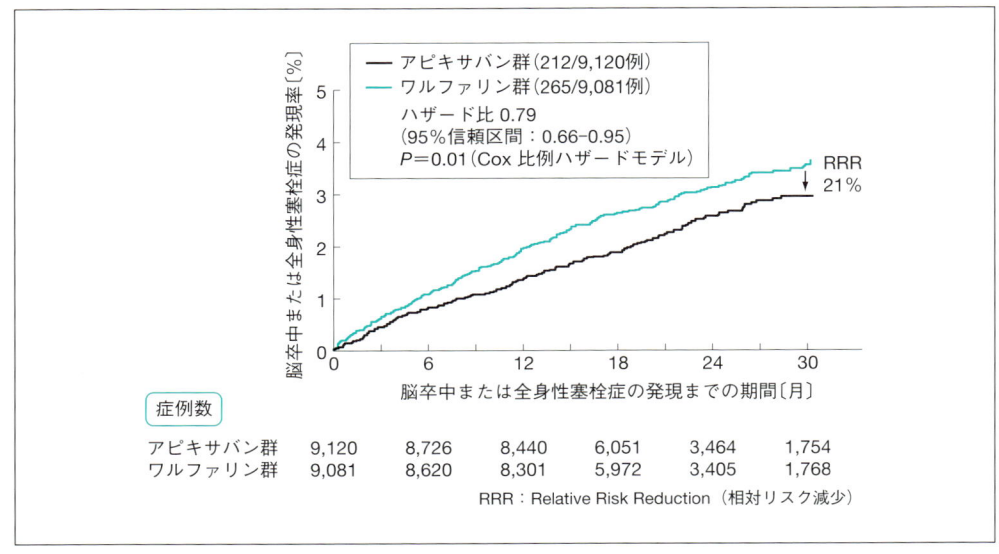

図7-4　ARISTOTLE試験の主要評価項目
ARISTOTLE 試験における脳卒中または全身性塞栓症の発現率．

［Granger CB, et al.: N Eng J Med, 365: 981-992, 2011を一部改変］

厳に慎むべきである．減量基準を満たさない患者で2.5 mg×2/日を使用すれば，出血は減るであろうが，目的とする脳卒中・全身性塞栓症の予防効果は，はなはだ不十分なものである可能性が高い．

C 薬価はカプラン-マイヤー曲線に対応してつけられるべき？

◆ リバーロキサバン，アピキサバンともに，それぞれの試験で生存曲線は1本である（図7-3，図7-4）．筆者は，この生存曲線にこそ値段がつけられるべきであって，たとえば，アピキサバンは5 mg×2/日であっても2.5 mg×2/日であっても薬価は同じにするべきであると考える．効果効能をみて増減するのではないのである．その意味ではダビガトラン300 mg/日と220 mg/日で薬価が違うのは当然であろう．

D 適正用量を使用することで本来の性能を発揮させる

◆ 現在ではガイドラインの第一選択から消えてしまったアスピリン製剤を，われわれは長く使ってきた．その理由のひとつは，数人から数十人程度の心房細動患者を診療している状況では，予防効果がない薬であったとしても，脳梗塞を頻繁には経験しないからである．同じようなことが抗凝固薬でもいえる．早急に不適切な低用量の使用はやめるべきである．

◆ リアルワールドでは，本来，抗凝固療法を受けるべき患者の7〜8割が無防備な状態である．まずは適応と使用法を守った抗凝固療法をできる限り多くの患者に行うことが急務である．現代の最善の治療を行っても，不幸な転帰をとる個人はある確率で必ず発生する．しかしながら，不幸な転帰をとる可能性があるからといって，積極的に予防治療に参画しないこと（至適強度以下のPT-INRや減量基準を守らないDOACの低用量使用など，アスピリンでお茶を濁すのは論外）は不作為による患者との契約違反といわれても抗弁できないであろう．

E 心房細動治療における落とし穴

◆ 無症候性の心房細動は，思いのほか多いことが以前より指摘されている．また，症状のある心房細動発作をもつ患者（有症候例）も，しばしば無症状の心房細動発作を合併していることが知られている．自覚症状を頼りに，患者も主治医も"根治した"と思い込んでいる場合が，思いのほか多いことを銘記するべきである．根治した（全く出ていない）と思って抗凝固療法をやめたら脳梗塞が多発したという，AFFIRM (Atrial Fibrillation Follow-up Investigation of Rhythm Management)試験での教訓を忘れてはならない．

◆ これはカテーテルアブレーション治療後も同様であり，症状の経過にかかわらず，術前の抗凝固療法の適応に従って粛々と抗凝固治療を継続するべきである．カテーテルアブレーション後の人生で，心房細動が真に再発しないですむ患者はいると思いたい．しかし，誰がそのように再発しない患者かわからないし，良好な経過にみえる患者でも無症候の心房細動発作の存在は通常は否定できない．自分がアブレーションした大切な患者が，無防備な状態で心原性塞栓症を発症し半身不随になる姿は見たくないものである．

◆ また最近，持続性心房細動症例の方が発作性心房細動症例よりも生命予後が悪かったという報告がなされた[6]．では，持続性心房細動症例でアブレーションを行って"見た目"洞調律が維持できているようにしたり，発作性にすることができれば生命予後がよくなるのではないかという考えはどうであろうか？ アブレーションによって予後が変わる患者群があることを否定することはできないが，短絡的思考をしてはならないと思う．

私のとっておきの極意

ワルファリンは，
① 有効性・安全性とも治療の質（TTR）への依存度が高い
新規経口抗凝固薬は，
② 大規模臨床試験で使用されたとおり使用すれば，規格どおりの性能が発揮される
③ 不適切な投与量の減量は，大出血・小出血を減らしても，脳卒中・全身性塞栓症の予防効果も減らしてしまう
④ 予防効果が不十分であることは，少なくとも数百例規模で使用しないとわからないため，個人の経験に基づく"微調整"は厳に慎む
⑤ 大規模臨床試験で検証された CHADS$_2$ スコアの患者で使用する

（奥山裕司）

文献

1) White HD, et al.: Arch Intern Med, 167: 239-245, 2007.
2) ACTIVE Writing Group of the ACTIVE Investigators: Lancet, 367: 1903-1912, 2006.
3) Connolly SJ, et al.: N Engl J Med, 361: 1139-1151, 2009.
4) Patel MR, et al.: N Engl J Med, 365: 883-891, 2011.
5) Granger CB, et al.: N Engl J Med, 365: 981-992, 2011.
6) Steinberg BA, et al.: Eur Heart J, 2014. pii: ehu359. [Epub ahead of print]

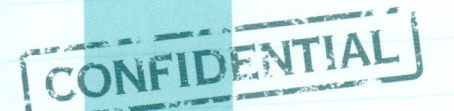

8 抗凝固療法をどこまで行う？
Case：高齢者の心房細動

はじめに

まずはじめに1つの症例を提示する．

> **Case 1**
>
> 88歳女性．身長143cm，体重44.0kg．
> 高血圧にて近所の開業医に通院中．とくに症状はないが，心電図で頻脈性心房細動を指摘されて当科受診．数カ月前に夫と死別し，息子と二人暮らし．生活は自立，杖歩行．
>
> カンデサルタン 4 mg/日，ベニジピン 4 mg/日，リセドロン酸ナトリウム 17.5 mg/週，アルファカルシドール．腰痛時にロキソプロフェン，レバミピド頓用．
>
> 来院時血圧 129/73mmHg，脈拍 109/分．SpO_2 95％．
> 胸部レントゲン写真：心胸郭比（CTR）66％，軽度の肺うっ血所見．
> 心電図：心房細動，心拍数 125/分．
> ヘモグロビン（Hb）13.2 g/dL，血清クレアチニン 0.88 mg/dL〔クレアチニンクリアランス（CCr）31 mL/分〕，NT-pro BNP（脳性ナトリウム利尿ペプチド前駆体 N 端フラグメント）1,940pg/mL．
>
> 病歴聴取すると，患者本人は「症状はない」と言うが，息子からは，1カ月ほど前から歩行時に息が荒いことが気になっていたことと，1週間前に買い物から帰ったのち，少し呂律がまわりにくかったエピソードの指摘あり．これを一過性脳虚血発作（TIA）ととると，心不全に加えて高血圧，年齢で，$CHADS_2$スコア5点．

日常診療においては，高齢を理由に抗凝固療法の導入を迷う症例にしばしば遭遇する．判断の際，考慮に入れるべきことを，高齢者心房細動の疫学やエビデンスなども参考にしながら，あげてみたい．

A 高齢者心房細動の疫学

◆ 心房細動（AF）は高齢者に多くみられる不整脈疾患であり，日常診療でも遭遇することの多い common disease である．わが国でも，人口の高齢化が進むにつれて患者数は年々増加の一途をたどっている．欧米からの報告によると，一般人口あたりの AF 有病率は，1.0〜1.2％とされ，70歳以上の有病率は10％，85歳以上では18％と報告されている．

Ⅱ．薬物で治す！　上室性不整脈

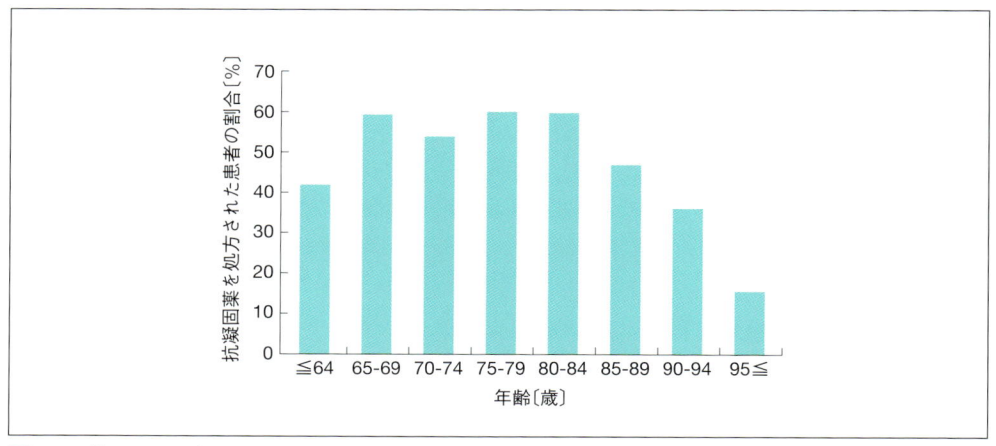

図 8-1　伏見 AF レジストリ登録患者の年齢別の抗凝固薬処方率

◆ わが国の代表的な AF の疫学データとしては，日本循環器学会疫学調査[1])があげられるが，総人口あたりの AF 有病率は 0.6％，2010 年時点の推定 AF 患者数は約 80 万人と試算されている．高齢者においては，70 歳以上では男性 3.4％，女性 1.1％，80 歳以上では男性 4.4％，女性 2.2％と報告され，欧米の報告よりかなり低い．

伏見 AF レジストリ

◆ 現在のわが国の都市型地域社会のひとつの典型例として，筆者らの行っている伏見心房細動患者登録研究（伏見 AF レジストリ）の成績を紹介したい[2])．本研究は，京都市伏見区の AF 患者全例を登録し，患者背景や治療の実態調査，予後追跡を行い，この地域の医療の現場における AF 診療の現状を把握することを目的として，2011 年 3 月に開始された．2013 年 7 月時点の AF 有病率を，伏見区全人口あたりで男性約 1.7％，女性約 1.1％，70 歳代男性約 7.1％，女性約 3.4％，80 歳代で男性約 10.5％，女性 6.4％と，既報よりかなり高い数値を推算している．

抗凝固療法における「高齢者」とは？

◆「高齢者」の線引きは，あいまいかつ主観的な部分があり，その用語が用いられる文脈によっても定義が異なる．国連の世界保健機関（WHO）の定義では，65 歳以上の人のことを高齢者としている．わが国の各種公的機関が行う人口調査でも，65 歳以上を高齢者と区分しており，高齢者医療に関する法律，およびそれに付随する各種法令では，65〜74 歳までを前期高齢者，75 歳以上を後期高齢者と規定している．

◆ 本章の「高齢者」の定義であるが，今回のテーマとしている文脈から考えると，「抗凝固療法の適応を迷うような高齢者」ということになるであろう．伏見 AF レジストリ登録患者のデータでは，抗凝固療法の処方率は年齢とともに上昇していくが，85 歳を上まわると途端に抗凝固薬の処方率が低下する（図 8-1）．この 85 歳という数値は，臨床の現場での実感にも近い．これだけ高齢になってくると，患者背景も多様性を増し，身体活動範囲，認知機能，社会的背景，経済的背景，家族環境，人生観など，純粋に医学的適応を越えた要因を考慮に入れざるをえなくなる．

B 高齢者における抗凝固療法のエビデンス

◆ 次にあげるような，従来の AF 診療の「常識」が 85 歳以上の超高齢者にも通用するかどうかは，いずれも確固たるデータは存在せず，不明である．

- 超高齢者のリスク層別化に CHADS$_2$ スコアは通用するのか？
- 超高齢者でワルファリンは脳梗塞を抑制できるのか？
- 超高齢者で新規経口抗凝固薬（NOAC）は脳梗塞を抑制できるのか？

超高齢者におけるワルファリン治療のエビデンス

◆ 85 歳以上の患者におけるワルファリンの効果や安全性をみた研究としては，少数例の報告が散発的にあるのみだが，最も大規模なものとしては ATRIA（Anticoagulation and Risk Factors in Atrial Fibrillation）研究があげられる[3]．ATRIA 研究では，85 歳以上の高齢者層においても，ワルファリン治療群は無治療群に比べて年間の脳卒中発症率が低く，net clinical benefit（D. E. Singer らが提唱している概念で，「塞栓症の減少効果－1.5×頭蓋内出血の増加」で定義される．出血のなかでもとりわけ重篤な頭蓋内出血を 1.5 倍に重みづけして，塞栓症の予防効果とのバランスをみたもの）に優ることが示されているが，これは観察研究であるため，条件のよい患者にワルファリン治療が選択されていた可能性を否定できない．ワルファリンが有効か否かを明らかにするにはランダム化比較試験（RCT）が必要であるが，85 歳以上を対象としたデータは皆無である．

超高齢者における新規経口抗凝固薬投与のエビデンス

◆ NOAC に関しては，大規模臨床試験の除外基準に年齢の上限値は規定されていないが，85 歳以上のエントリーはほとんどなく，85 歳以上の高齢者においては NOAC のエビデンスはないといってよい．ワルファリンにしろ NOAC にしろ，RCT における「高齢者」サブ解析は，いずれも 75 歳をカットオフとした検討がほとんどであり，85 歳以上の高齢者での有効性や安全性に関しては不明といわざるをえない．

◆ 高齢者 AF に対する抗凝固療法のエビデンスに関しては，英国の G. Y. H. Lip 博士の最新の総説[4]によくまとめられているので，ぜひご参照いただきたい．ここでは，抗凝固療法は高齢者においてもリスクとベネフィットのバランスに優れており，慎重でありながらも積極的な抗凝固療法を推奨している．

C 高齢者における抗凝固療法の問題点

◆ 高齢者では，悪性疾患や動脈硬化性疾患などのさまざまな併存疾患の罹患率は高くなるうえに，転倒，認知症，フレイル（虚弱）といった特有の問題を有し，抗凝固療法を施行するか否かを一律に考えることができず，患者ごとにリスクとベネフィットのバランスを判断して慎重に意思決定することになる．

出血リスク

◆ AF 患者への抗凝固療法の有効性は確固たるエビデンスがあるが，実臨床では多くの医師が出血を危惧し，抗凝固療法の施行をためらうことも多い．とくに高齢者は出血のリスク

が高いとされ，また高齢者ではワルファリン服用中の大出血は致命的となることが多く，抗凝固療法の適応でありながら施行されていないケースは多い．実際，50歳未満に比べて，80歳以上の出血リスクは4.5倍，85歳以上の人は70〜74歳に比べて脳出血リスクは2.5倍との報告がある[5]．

転倒リスク

- 高齢者は転倒のリスクがあり，年齢が増すにつれて増加する．実臨床では転倒リスクが抗凝固療法の禁忌と考えられている傾向があり，「抗凝固薬を使用しない理由」のようなアンケートなどでは必ず上位にランクインする．しかし，ワルファリン治療の有無で，転倒に起因した出血には差がないことが示されている[6]．高齢者を対象にしたメタ解析でも，高齢者での転倒リスクは抗凝固療法適応の重要な因子ではないとし，高齢者の転倒は多いが，それによる出血リスクは脳塞栓抑制の利益を下まわるとしている[7]．筆者自身も，転倒によって致死的な頭蓋内出血を起こした症例に遭遇したことはなく，生活環境や家族の介護が適切であれば，それほど重大視しなくてよいと考えている．

服薬アドヒアランス

- これが高齢者では最大の問題であろうと筆者自身は考える．高齢者は長年の経験の蓄積から，うまくその場の会話を成立させる術を会得しており，一見，理解力がよいように見えるのだが，実際はこちらが考える以上に理解が乏しいということは，日常からよく経験する．服薬管理に家族の協力が得られればよいが，そういうケースはむしろ少数である．また，多くの場合，高齢者には多数の併用薬剤があることが多い．10種類以上の薬剤の服用を，100％間違えずに毎日継続することは，若年者にとっても至難であろう．また，日々の体調や自己流の解釈によって，薬を取捨選択して服用している，というケースもわれわれの想像以上に多いと思われる．「暑くて汗をかいたから，血液サラサラの薬をいつもより多めに飲みました」という患者に出会ってから，筆者は「血液サラサラ」という表現を使わないようにしている．「血液サラサラ」は，一見わかりやすい用語だが，健康食品の類いと勘違いして服用している患者も多いのではないだろうか．

フレイル

- 老年医学の分野では，高齢による衰弱を「フレイル（虚弱）」として表現し，低栄養や老化を背景とした筋力の減少との関連が指摘されている．フレイルは，高齢者の転倒リスク因子としても注目されているが，フレイルそのものと出血リスクについて検討した報告は少ない．フレイルを有する高齢者は，出血リスクを警戒し抗凝固療法が避けられる傾向があり，また，死亡を含めた臨床イベントを起こしやすいと報告されている[8]．

D　ワルファリンかNOACか

- 前述のように，85歳以上の患者においては，ほぼNOACのエビデンスは存在しない．それを根拠に，高齢者にはNOACは使わず，ワルファリンをPT-INR（プロトロンビン時間国際標準比）低めで使うという選択肢も十分に考慮されるであろう．しかし，とくに日本人の高齢者の場合，日本人の遺伝的背景か，さらに体格の小ささが影響するのか，PT-INRが非常に不安定になることも多く，安定した管理が困難なことが多いのも事実である．

◆ 筆者自身は，適格性に問題がなければ（腎機能，出血の既往，併用薬などに留意），NOAC を優先的に使用している．しかしながら，その使用には十分な根拠が現時点で確立されていないことを自覚し，使用経験を共有し，データを蓄積しながら有効性と安全性を注意深くモニターしていくことが求められる．世界のなかでも高齢化社会の先頭を走るわが国から，情報を発信していく必要があるであろう．

E 患者の人生観を尊重する

◆ 抗凝固療法は予防であって，症状緩和や QOL 改善を目指すものではない．そして，その予防にはリスクがともなう．そのことをまずは十分に患者に説明し，患者が抗凝固療法を希望するかどうか，治療のゴールをどこに設定するかについて，医師と患者間でよく話し合うことが求められる．まだ人生でやり残したことがある，まだやりたいことがある，最期まで妻を（夫を）看取りたい，孫の成長を見届けたいなど，患者が予防を望む動機はさまざまであろう．こうした患者の願いは，それまで患者が長年歩んできた歴史に基づく人生観そのものである．それを，敬意をもって傾聴し，互いに悔いを残さないような合意にたどり着くことが重要であろう．時間のかかる作業であるが，それが高齢者の AF 診療の醍醐味ともいえるかもしれない．

おわりに

◆ 繰り返しになるが，85 歳以上の超高齢者の抗凝固療法には，現在のところエビデンスは存在しない．今後，RCT が行われて，抗凝固療法を行うべきか否か，結論が出るとも考えにくい．その穴を埋めるのはリアルワールドのデータである．今後，未曾有の高齢化社会を迎えるわが国において，またワルファリンから NOAC へ世代交代していく時代の変遷にともなって，超高齢 AF 患者の臨床背景や治療実態がどのように変化し，そして脳梗塞をはじめとするアウトカムがどのように変化していくか，伏見 AF レジストリのデータ収集を続けつつ，見守り続けたい．

私のとっておきの極意

「極意」といえるほどの代物ではなく恐縮だが，筆者が急性期病院での心房細動（AF）診療に携わるなかで心がけていることを列挙する．キーワードは「患者教育」と「医療連携」である．

1) すぐに抗凝固療法をはじめない，まずは評価と教育

一次予防患者の場合，これまで長い期間を脳梗塞を起こさずに経過していたわけだから，抗凝固薬の開始に緊急性はない．初回の外来では，まずは「心房細動」の病名を覚えてもらうことと，「脳梗塞の危険」について知ってもらうことにとどめる．とくに高齢者の場合，初回で多くのことを一度に説明しても，ほぼ患者の記憶には残らない．数回の外来受診のあいだに，疾患に関する情報を提供して患者教育を進めながら，以下を並行して進めていく．

- **全身状態を評価（採血，心エコー）**
  とくに肝機能，腎機能（クレアチニンクリアランスを計算する），貧血の有無，凝固系の検査値の確認，ならびに出血既往の確認をする．
- **お薬手帳の確認**
  併用薬の確認と整理を進める．とくに，他科や他院から処方されている抗血栓薬（とりわけ抗血小板薬）に注意．比較的，重要性の低いものであれば，処方元の医療機関にも確認のうえで中止を考慮する．
- **自宅血圧の測定**
  必ずノートに血圧値を記入してもらい，外来で確認して患者にフィードバックする．血圧ノートにどのくらい記載できているかで，患者の治療意欲や服薬アドヒアランスをある程度，客観的に評価できる．
- **患者の治療意欲をよく聞く**
  患者本人だけでなく，家族とも共通認識を形成する．

2）抗凝固療法を開始し，3カ月の「要注意期間」を慎重に観察

血圧が安定しており，ほかにも適格性に問題がないことを確認したのち，患者の合意が得られれば，抗凝固薬の服用を開始する．抗凝固薬の有害事象は，ほぼ開始から3カ月に集中して起こることを患者にも伝え，この「要注意期間」は専門医が慎重にフォローする（できれば2週ごと，長くとも1カ月ごと）．このあいだは毎月，採血で異常値がないか確認する．凝固系に極端な外れ値がないか，腎機能の悪化はみられないか，貧血の進行がないか（原因不明のヘモグロビン値の低下は意外に多い）に注意を払う．

3）「卒業」後は，かかりつけ医での治療継続

要注意期間を無事に「卒業」できた患者は，かかりつけ医のフォローに切り替え，治療を継続する．かかりつけ医では，血圧管理をしっかりと行ってもらう．採血は年に1～2回程度，腎機能や貧血の有無をチェックする．さらに，飲酒，喫煙，ストレスの管理などの生活指導を行う．そして，最後に重要なことは，服薬意欲の維持である．予防薬は，患者は飲んでいるメリットを実感しづらいため，その服薬意欲を維持するにはかかりつけ医と患者の信頼関係が必須である．

年に1回は専門医を受診し，何か問題が起こっていないか，治療方針の転換が必要ないかを再評価する．漫然と継続するのではなく，状況によってはそれまで継続していた抗凝固薬を「撤退」する可能性も考慮する．

（赤尾昌治）

文献

1) Inoue H, et al.: Int J Cardiol, 137: 102-107, 2009.
2) Akao M, et al.: J Cardiol, 61: 260-266, 2013.
3) Singer DE, et al.: Ann Intern Med, 151: 297-305, 2009.
4) Lip GY and Lane DA: Circ J, 77: 1380-1388, 2013.
5) Pugh D, et al.: Age Ageing, 40: 675-683, 2011.
6) Sellers MB and Newby LK: Am Heart J, 161: 241-246, 2011.
7) Donzé J, et al.: Am J Med, 125: 773-778, 2012.
8) Perera V, et al.: Age Ageing, 38: 156-162, 2009.

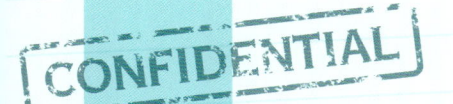

9 新規経口抗凝固薬のモニタリングをどう行う？

はじめに

♦ ワルファリンが日本で発売されたのが1962年であり，それから50年以上が経過したことになる．食事の内容によって大幅に薬効が変化する薬剤を，投与量によってコントロールするという神業的な患者管理を行ってこられたのは，PT-INR（プロトロンビン時間国際標準比）によるモニタリングの手法を確立できたからだろう．しかしながら，ワルファリンには，薬剤間の相互作用の多さや，第Ⅶ因子まで抑えてしまうために頭蓋内出血が重症化しやすいなど，モニタリングを越える大きな問題点があった．2011年から上市された新規の経口抗凝固薬がおおいに期待されたのは当然であろう．

♦ ダビガトラン，リバーロキサバン，アピキサバンはどれも，投与開始時に腎機能をはじめとした諸条件をみきわめたのちは「モニタリングは不要」とされている．しかし，医療行為として薬剤を投与したのに薬効を確認しないことへの懸念を感じるのは，筆者だけではないだろう．降圧薬や血糖降下薬など，より正常化させるための治療薬ですら薬効のモニタリングが行われるのだから，まして経口抗凝固薬は，凝固能を非生理的な状況に誘導する予防薬であるため，薬効をモニターできる方が安全だと考えられる．

♦ それぞれの薬剤の開発治験では，モニタリングは行われていないため，開発治験と同様の使用法を用いれば，モニタリングなしでも一定レベルの安全性は担保されているのだが，限られた患者群を対象に比較的短期間で行われる開発治験と，多種多様な患者を対象に長期間の治療を継続する実臨床では，モニタリングの必要度は大きく異なる．「モニタリング不要」なのではなく，「臨床応用可能なモニタリングの指標が確立されていない」ということなのだろうと推測される．むしろ，実臨床での使用がはじまった今こそ，新しい薬剤をさらに適切に使いこなすためのモニタリングの手法が検討されなければならないと思われる．

A ダビガトランのモニタリングをどう行うか？

♦ ダビガトランは活性化部分トロンボプラスチン時間（aPTT）が効果確認に有効とされている．当院では，aPTTの測定をダビガトラン服用開始前（コントロール），定期服用開始後の朝の服薬前（トラフ），血中濃度が最高となる服薬後2時間（ピーク）に行い，変動を調べた．その結果，当院でのaPTTのコントロール値は約30秒であるが，トラフでは41秒，ピークでは49秒に延長していた（図9-1A）．そして，ピーク値を複数回測定していた82例での検討において，各症例での平均値（aPTT-avg）とピーク値のなかの最大値（aPTT-max）は非常によい相関を示した（図9-2）ことから，aPTT-maxを用いて検討を進めることにした．

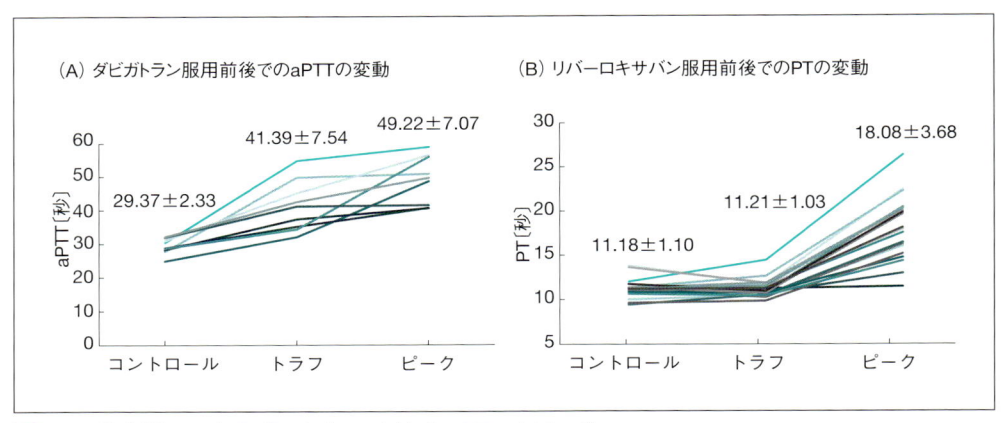

図9-1 ダビガトランならびにリバーロキサバンのモニタリング
ダビガトランでのaPTT，リバーロキサバンでのPTの変動を示した．ダビガトランではトラフが延長している（A）が，リバーロキサバンではトラフはコントロールと同等なレベルに戻っている（B）．

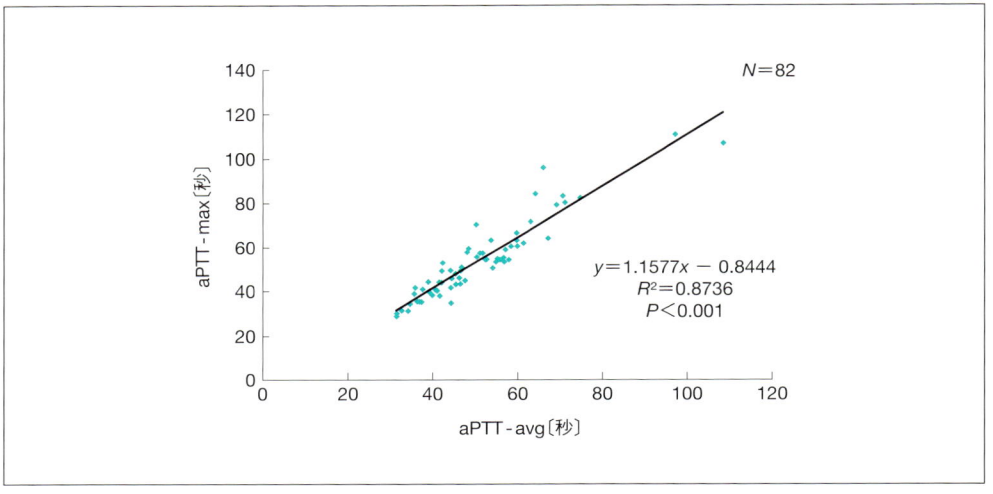

図9-2 aPTT-maxとaPTT-avgの相関
ダビガトラン投与患者のうち，aPTTピークを複数回測定していた82例における平均値（aPTT-avg）と，各症例での最高値（aPTT-max）の相関を示した．両者には有意な相関がみられる．

◆ 2011年4月のダビガトランの使用開始から2012年1月までにダビガトランを投与した144例（男性58.3％，平均年齢69.9歳）では，約1年間で16例に出血事象が発生した．この結果を，年齢，体重，クレアチニンクリアランス（CCr）で検討すると，年齢の関与が非常に大きいことが明らかになってきた．75歳以上では75歳未満に比べて，とくに大出血の頻度が高くなる．そして，低体重や腎機能（CCr）低下の関与も，75歳以上のグループで顕著になっていることがわかった．体重や腎機能はダビガトランの血中濃度に影響する要因である．この144例の結果から，75歳以上になると，出血しやすい素地が準備され，そこにダビガトランの濃度の上昇，つまり抗凝固能の亢進が起こると出血の事象につながりやすくなると推定した．

◆ そこで筆者らは，つぎにaPTT-maxと出血事象との関係を検討した．対象は，2012年12月までの329例である．その結果，75歳未満では出血事象は少なく，aPTT-maxの数値に

9. 新規経口抗凝固薬のモニタリングをどう行う？

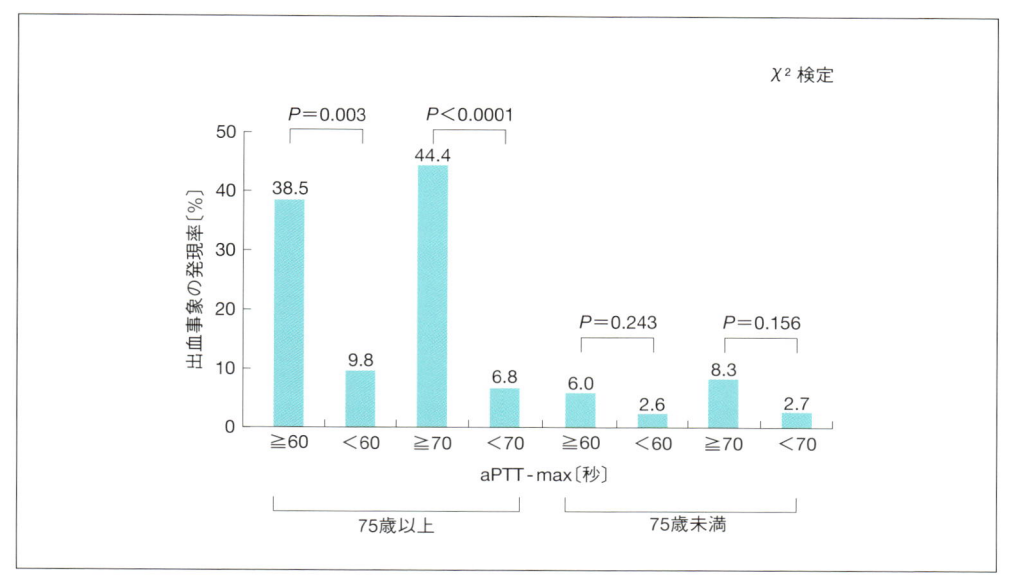

図9-3 出血事象の発現率に対する年齢とaPTT延長の影響
75歳未満では出血事象は少なく，aPTT-maxの数値による影響も有意なものはみられないのに対し，75歳以上では，aPTT-maxが60秒以上，さらに70秒以上と，延長するに従って，出血事象が有意に増加している．

よる影響も有意なものはみられないのに対し，75歳以上では，aPTT-maxが60秒以上，さらに70秒以上と延長するに従って，出血事象が有意に増加していることが確認できた（図9-3）．

◆これまでに示した検討はあくまで後ろ向きに行われたものだが，当院ではこれらのaPTT-maxに関する情報がスタッフ間に浸透するに従って，ダビガトランの使用状況が改善され，大出血の発現が著減している．ダビガトランはモニタリングの効用が非常に大きい薬剤であり，75歳以上の患者で，aPTTが60秒以下になっているかをモニタリングすることにより安全性を高めることが可能といえるだろう．

B リバーロキサバンのモニタリングをどう行うか？

◆リバーロキサバンは，血中濃度がPT（プロトロンビン時間）に反映されやすいといわれている．筆者らは，服用患者のPTをダビガトランの効果をモニタリングしたときにならって，服用開始前（コントロール）と定期服用開始後の服薬前（トラフ），そして血中濃度が最高に達する服薬3時間後（ピーク）で測定した．当院でのPTのコントロールは11秒だが，トラフはコントロールとほとんど差がないレベルに下がっており，ピークでは18秒まで延長した（図9-1B）．トラフがある程度上昇しているダビガトランと異なり，服薬間隔が24時間のリバーロキサバンでは，PTがコントロールに近いレベルのトラフからピークまで3時間で急速に延長してくるので，服薬から採血までの時間が測定値に大きく影響することがわかった．

◆2012年4月から13カ月間にリバーロキサバンを投与した145例（男性88人，平均年齢76.1歳）では，観察期間中に17例に出血事象（大出血3例，小出血14例）を認めた．ピークと出血

Ⅱ．薬物で治す！　上室性不整脈

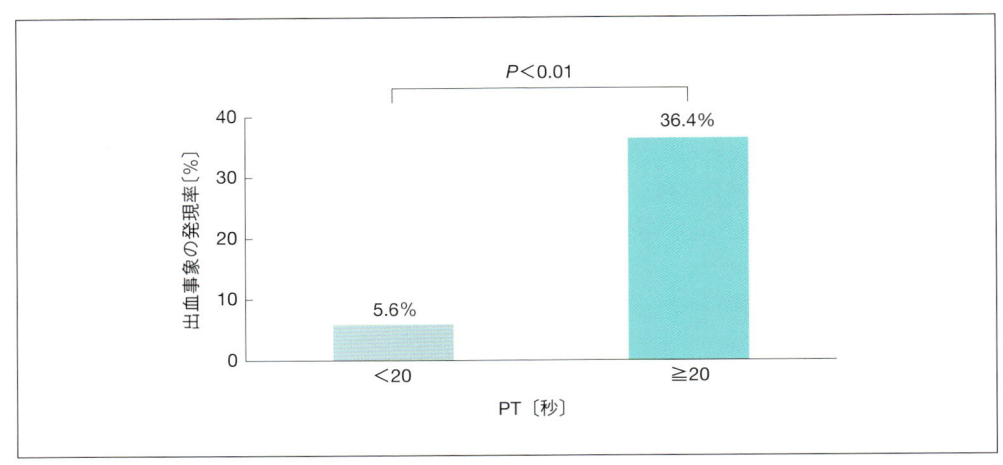

図9-4　出血事象の発現率に対するPT延長の影響
リバーロキサバン服用患者を，PTのピーク値によって2群に分けて出血事象の発現率を調べた．ピークが20秒以上の群では，それ未満の群に比べて出血事象が6倍も有意に多く発生している．測定試薬にリコンビプラスチンを用いた．

事象の検討では，患者群をピーク値によって2群に分けると，ピークが20秒以上の群では，それ未満の群に比べて出血事象が6倍も有意に多く発生していることがわかった（図9-4）．リバーロキサバン服用中のPTの測定値は，測定試薬によって大きく異なることが知られている[1]．当院の測定試薬はリコンビプラスチンであり，試薬が異なる施設では反応時間が異なるため，この20秒という時間は適応できない．しかし，幸いどの試薬でも，リバーロキサバンの血中濃度とPTには直線的な関係が認められるので，PTのピークがコントロールのおおよそ2倍以上に延長している患者では出血のリスクが高いと考えてよいと思われる．

C　アピキサバンのモニタリングをどう行うか？

◆リバーロキサバンに続いて2番目の抗Xa薬アピキサバンが，2013年2月から使用できるようになった．当院では，2014年3月までの14カ月間にこの薬剤を投与した154例（男性89人，平均年齢75.7歳）で，PTとaPTTを，服用開始前（コントロール），定期服用開始後の服薬前（トラフ），そして血中濃度が最も高くなる服薬3時間後（ピーク）の3つのタイミングで測定した．

◆先にふれたダビガトランとリバーロキサバンは，よく似た法則でモニタリングが可能で，数値の変動も筆者らの過去の経験で理解できるものであった．ところが，アピキサバンでは，PTもaPTTも，前述の2剤とはまったく動きが異なり，トラフとピークの差異は2秒程度で，変動の幅が非常に狭いという特徴をもつ（図9-5）．このことは，もともと試験管内の反応であるPTやaPTTが，アピキサバンの抗凝固作用を十分に表せない可能性を示しており，これらによるモニタリングは困難と思われた．

◆そこで筆者らは，「リキッドヘパリン」という，抗Xa活性を現すまったく別の指標[2]を用いて，アピキサバンの抗凝固作用を調べた（図9-6）．リキッドヘパリンは，本来，ヘパリンが血漿1 mL中に何単位あるかをみるための検査である．心臓カテーテル検査を受ける

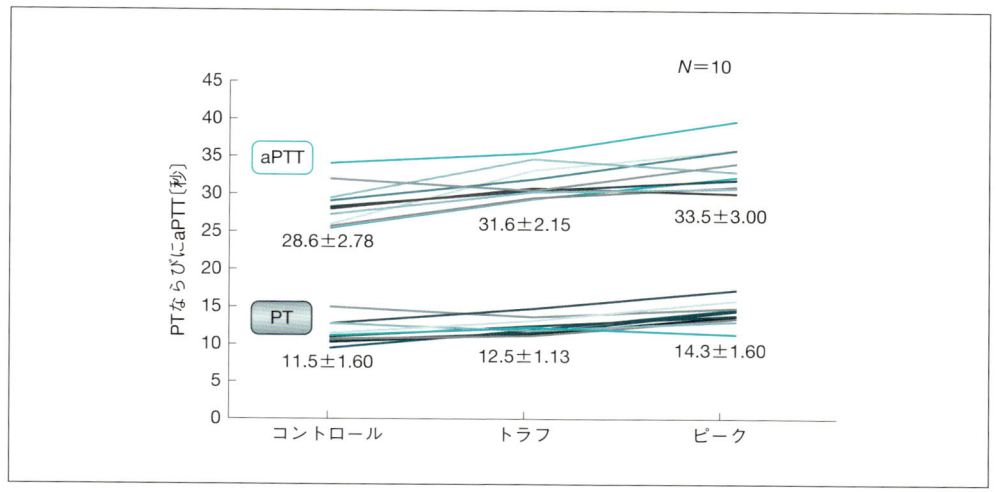

図9-5　アピキサバン投与前後でのaPTTとPTの変動
アピキサバン服用患者でのPT，aPTTの変動を示した．アピキサバンでは，PTもaPTTも変動が少なく，トラフとピークの差異が2秒程度になっている．

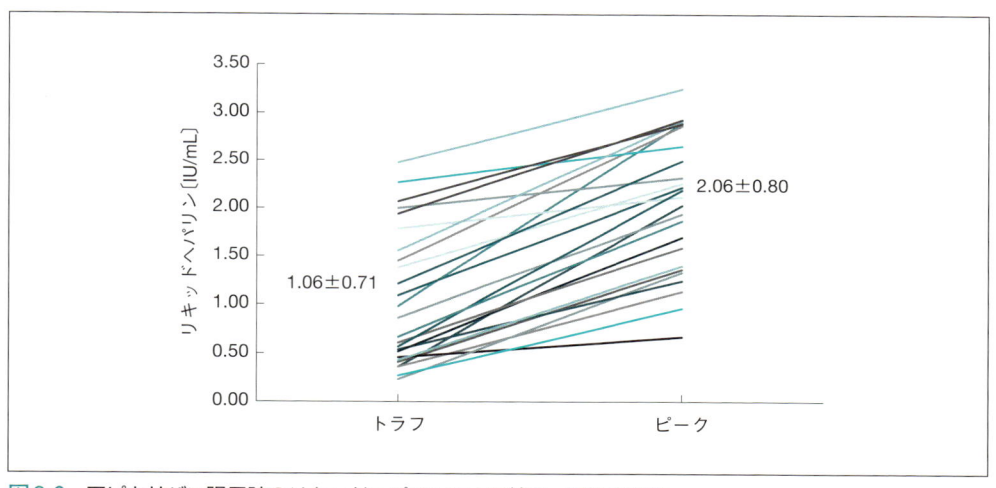

図9-6　アピキサバン服用時のリキッドヘパリンによる抗Xa活性の変動
アピキサバン服用患者39例で，リキッドヘパリンを測定した結果を示す．トラフの1.06 IU/mLからピークでは2.06 IU/mLまで上昇した．

6例の患者で，ヘパリン3,000単位を静注した直後に測定すると，リキッドヘパリンは平均で1.4 IU/mLという値が得られた．このリキッドヘパリンをアピキサバン服用患者39例でみてみると，トラフの1.06 IU/mLからピークでは2.06 IU/mLまで上昇した．この数字は，リバーロキサバン服用中の患者15例でリキッドヘパリンを測定したピークの2.08 IU/mLとほぼ同じで，抗Xa薬である両薬剤が，ピークではほぼ同じ数値を示したことは興味深い結果である．加えて，抗Xa活性では経口薬がヘパリン静注時より高い数字になっていたことには驚きを感じる．

◆また，アピキサバン5 mgと2.5 mgの使い分けに関しても，それぞれの投与群でリキッドヘパリンを比較すると，トラフでもピークでもほぼ同等になり，アピキサバンの減量規

定が適切なものであることも確認できた．アピキサバンを服用している154例での出血事象は6例（3.6％，大出血1例，小出血5例）で，リキッドヘパリンでの解析にはもうしばらく観察を続ける必要があるが，筆者はリキッドヘパリンが，将来には抗Xa薬全般のモニタリングの主役になるのではないかと思っている．

私のとっておきの極意

- ダビガトランは，75歳以上かつ，aPTT-max ≧ 60秒で，出血事象に注意する
- リバーロキサバンは，ピークPT値 ≧ 20秒で，出血事象に注意する
- 抗Xa薬は，リキッドヘパリンによってモニタリングが可能となることが期待される

（味岡正純）

文献

1) 山下武志：New and New 心房細動の抗凝固療法，メディカルサイエンス社，2014.
2) Douxfils J, et al.: Thromb Haemost, 110: 283-294, 2013.

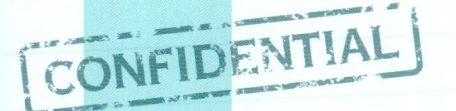

10 新規経口抗凝固薬の効果に季節変動はある？

はじめに

◆ 新規経口抗凝固薬（NOAC）は「モニタリングの必要がない」といわれてきたが，現在では，①投与後の反応を確認すること，②手術の前や外傷時，脳梗塞や大出血の発生時などの緊急場面で抗凝固能を確認すること，の2点が必要だとの認識は定着してきた感がある．

◆ 海外のいくつかのガイドラインにおいて，NOAC開始後，早期の抗凝固能測定が推奨される一方で，頻回の測定は必要ないとも述べられている．しかしながら，どれくらいの頻度で測定すればよいのかという点は，必ずしも明確ではない．

◆ 本章では，①頻回の抗凝固能測定は必要か？ ②季節変動を考慮した抗凝固能測定は必要か？ の2点について考察する．なお，ここでは，抗凝固能測定についての考えかたが比較的確立している，ダビガトラン投与下のaPTT測定に焦点をしぼって述べる．

A ダビガトラン投与下のaPTTは頻回に測定すべきか？

◆ ダビガトラン投与下のaPTT測定を頻回に行うことに意味があるかどうかを調べるため，心臓血管研究所付属病院と獨協医科大学病院の2施設共同研究として，ダビガトラン投与下にaPTT測定が行われた非弁膜症性心房細動380症例の検討が行われた[1]．

◆ ダビガトラン投与開始から3カ月以内に1回のaPTTを測定した群（A群，240例）と2回以上の測定を行った群（B群，140例）を比較すると，B群は年齢が有意に高く（A：64.0歳 vs. B：67.0歳，$P=0.01$），クレアチニンクリアランス（CCr）が有意に低かった（A：83.8 mL/分 vs. B：76.7 mL/分，$P=0.03$）．しかし，両群ともに若年層であり，また，腎機能も比較的良好な患者であった．この検討において，脳梗塞はA群に1件発生したのみであり，また，大出血は両群ともにまったく発生しなかった．さらに，あらゆる出血イベントの発生率（A：5% vs. B：3%，$P=0.58$）や，ダビガトランの中止率（A：17% vs. B：15%，$P=0.77$）にも，両者に有意差は認められなかった．

◆ このデータからいえることは，このような背景のよい患者を対象としてダビガトランを投与する場合に，少なくとも「3カ月以内に複数回」という頻回の測定は必要ないということであろう．一方で，海外のガイドラインでは，超高齢者や腎機能障害例，低体重症例など，高リスクであり，かつダビガトランの血中濃度が上がりやすい背景をもった患者においては，採血の頻度を高めることを推奨する記載もある．したがって，高リスク患者を対象とした同様の検討がさらに必要であろう．

Ⅱ．薬物で治す！　上室性不整脈

B　ダビガトラン投与下のaPTTは季節ごとに測定すべきか？

◆ ダビガトランのように腎代謝が中心の薬剤であれば，腎機能の変動によって血中濃度が変化することが予想される．そうであれば，たとえば夏場に腎機能が悪化し，aPTTの上昇が起こる症例もあるのではないだろうか？　しかし，そのような季節変動を確かめたデータはあまりみかけない．

◆ 心臓血管研究所付属病院において，2011年3月から2014年7月までのあいだに，817例の非弁膜症性心房細動患者にダビガトランが投与された．この期間に，脳梗塞が4件，頭蓋内出血が2件，消化管出血が2件，それぞれ発生したが，興味深いことに，これらはいずれも夏または冬に発生していた（表10-1）．イベント直近または当日に採血されたaPTTをみると，確かに症例No.2では午前採血であるにもかかわらずaPTTは30秒台前半と低めであり，この後，脳梗塞が発生したとしても不思議ではないと思える．一方で，症例No.7ではトラフ時の採血であるにもかかわらずaPTTは51.8秒と高めであり，この後に大出血が発生したことも理解ができるといえよう．しかし，それ以外の症例については，「脳梗塞発生時に低く，出血発生時に高い」ということは必ずしもいえない．

◆ 脳梗塞や大出血が夏や冬に集中したことは偶然だろうか？　あるいは，投与された抗凝固薬の血中濃度の低下や上昇とかかわりなく，脳梗塞や大出血が発生するということがありうるのだろうか？　まずは，このような問題について考察する必要がありそうだ．

脳卒中発生の季節変動

◆ 脳卒中発生の季節変動について，デンマーク全国患者登録データベースからの報告が行われている[2]．これによれば，1980年から2002年のあいだに，非弁膜症性心房細動の既往を有する脳卒中（虚血性・出血性の両方を含む）が24,470例報告されており，これを月別の推移でみた場合，最も脳卒中が少ない月は7月（1,832人），最も多い月は1月（2,189人）であったという（図10-1）．脳卒中の最も多い月と最も少ない月の比をとると，1.11（95％信頼区間1.07～1.15）と有意な違いを認めた．すなわち，冬はもともと虚血性・出血性を総じて脳卒中が増加しやすい時期だということである．

表10-1　ダビガトラン投与中に発生した塞栓症および出血性イベントと直近のaPTT測定

症例No.	患者	イベント内容	発生月	投与開始日からの日数	直近aPTT〔秒〕	イベント発生日からみた直近aPTT測定日
1	76歳男性	脳梗塞	1月	268日目	50.1（午前）	65日前
2	80歳男性	脳梗塞	2月	473日目	32.1（午前）	12日前
3	76歳男性	脳梗塞	6月	5日目	測定なし	—
4	56歳男性	脳梗塞	8月	534日目	50.3（午前）	40日前
5	75歳男性	頭蓋内出血	6月	125日目	41.4（午後）	当日
6	50歳男性	頭蓋内出血	12月	350日目	37.4（午前）	52日前
7	81歳男性	消化管出血	7月	43日目	51.8（トラフ）（入院中）	当日
8	57歳男性	消化管出血	12月	59日目	38.9（午後）	24日前

心臓血管研究所付属病院において，2011年3月から2014年7月までのあいだに817例の非弁膜症性心房細動患者にダビガトランが投与された．この期間に，脳梗塞が4件，頭蓋内出血が2件，消化管出血が2件，それぞれ発生した．

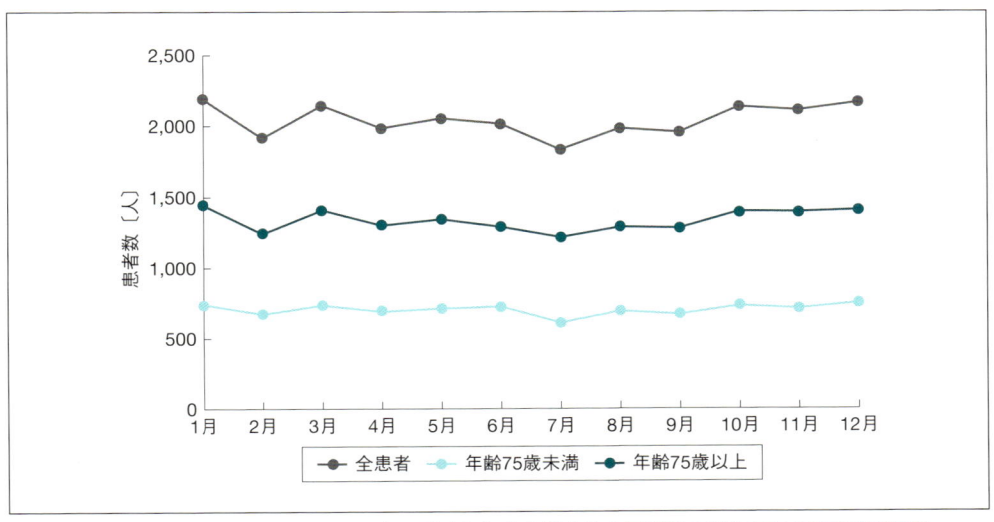

図10-1 デンマークで1980〜2002年に発症した非弁膜症性心房細動の既往を有する脳梗塞患者24,470人の月別推移

[Frost L, et al.: Neuroepidemiology, 26: 220-225, 2006を一部改変]

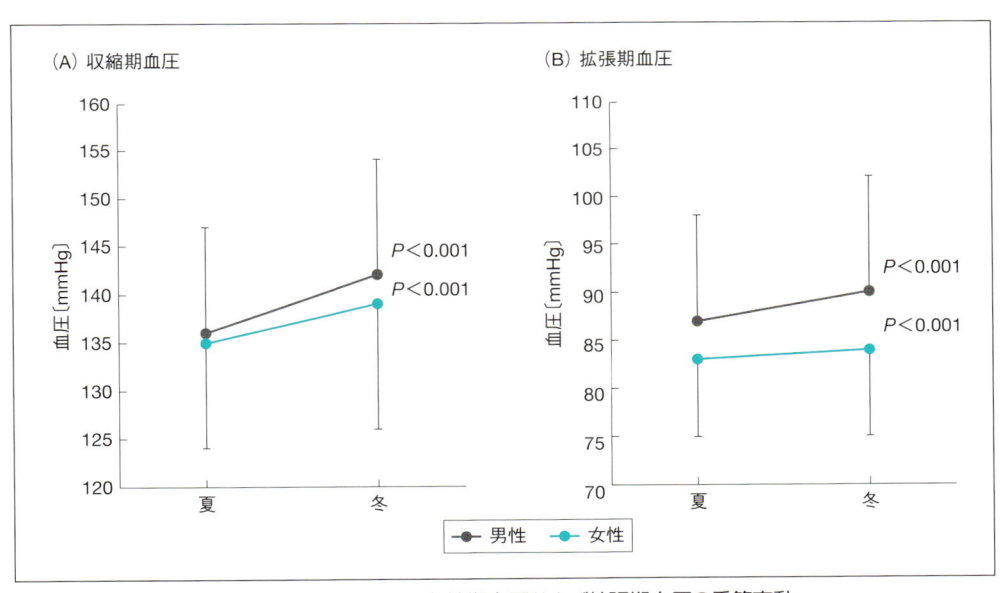

図10-2 24時間平均血圧測定から得られた収縮期血圧および拡張期血圧の季節変動
本態性高血圧の患者（男性38人，女性57人）を対象とした検討．患者はすべてCa拮抗薬を服用していた．縦棒はそれぞれの群における標準偏差を表している．男性は上側に，女性は下側に縦棒を示した．

[Nakajima J, et al.: Hypertens Res, 23: 587-592, 2000を一部改変]

◆ その原因としては，おそらく血圧の上昇が寄与していることが推測される．これまでに血圧の季節変動を検討した報告は複数あり，冬の血圧は夏の血圧よりも高いことが示されている．たとえば，本態性高血圧患者を対象とした日本国内の研究[3]（男性38人，女性57人）では，男性の収縮期血圧が夏136mmHgから冬142mmHgに，女性の収縮期血圧が夏135mmHgから139mmHgに有意に上昇した（ともに$P<0.001$，図10-2）．

Ⅱ．薬物で治す！　上室性不整脈

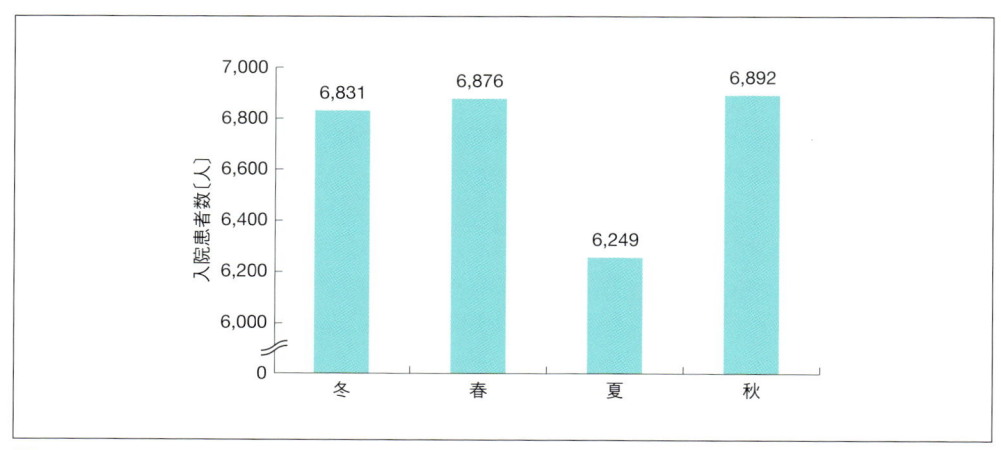

図10-3　イタリアのエミリア・ロマグナ地方における重症消化管潰瘍による入院の季節変動

[Manfredini R, et al.: BMC Gastroenterol, 10: 37, 2010を一部改変]

◆一方で，これらのデータからは，「夏に脳卒中が増加する」という現象は説明できない．

消化管出血の季節変動

◆実は，消化管出血の季節変動もこれまでに報告されている．イタリアのエミリア・ロマグナ地方における重症消化管潰瘍による入院の季節変動を調べると，冬6,831人，春6,876人，夏6,249人，秋6,892人であったという[4]（図10-3）．また，月別にみると10月が2,518人で最も多かった．メカニズムは明らかではないが，消化管出血の発生自体にも季節変動があるという事実をわれわれは認識する必要がある．

aPTTに季節変動は存在するか？

◆このように，脳卒中や消化管出血にそもそも季節変動が存在しており，当院のダビガトラン投与症例でみられたような脳梗塞・大出血発生の季節的な偏りを部分的には説明できる可能性がある．

◆では，残る部分はダビガトラン投与下の血中濃度の季節変動によって説明できるのだろうか？　そして，それはaPTTの季節変動として表現されるものなのだろうか？

◆実は，p.66の表10-1で示したイベントが発生した8人の患者については，四季にまたがるaPTT測定データは残念ながら得られていない．そこで，aPTTが測定された患者全体の平均値の推移をみてみることにする．外来の午前採血でaPTTが測定された患者は585人，午後採血でaPTTが測定された患者は336人であった．季節別にみると，午前採血のaPTTは春292人，夏274人，秋250人，冬232人から得られ，午後採血のaPTTは春136人，夏137人，秋130人，冬127人から得られた．それぞれの平均値の推移を調べると，午前採血aPTTでは春46.2±9.0秒，夏46.5±9.6秒，秋45.6±8.9秒，冬46.1±9.4秒であり，午後採血aPTTでは春45.1±11.3秒，夏44.4±7.7秒，秋45.2±8.7秒，冬43.2±8.4秒であり，目立った季節変動は認められなかった．

◆つぎに，四季のaPTTデータがすべて得られている患者における推移を検討してみる．午

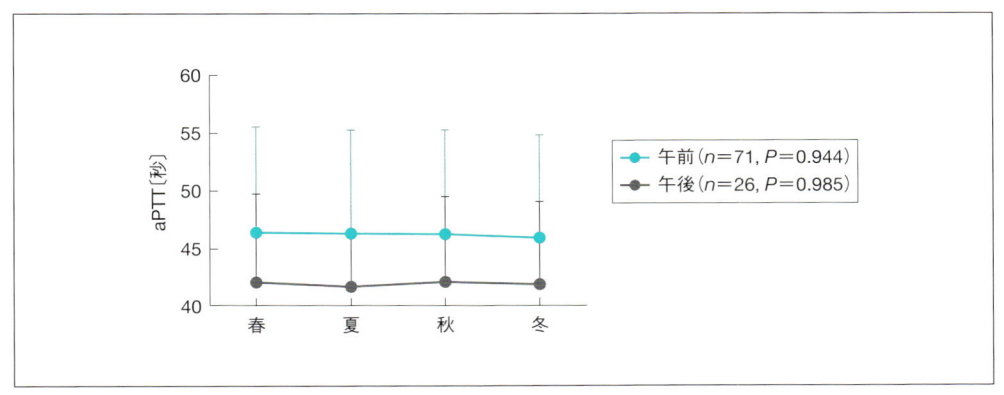

10. 新規経口抗凝固薬の効果に季節変動はある？

図10-4 ダビガトラン投与下で測定されたaPTT値の季節変動
当院で2011年3月から2014年7月までにダビガトランを投与された非弁膜症性心房細動患者のうち，春夏秋冬のそれぞれに外来でaPTTが測定された患者を対象にaPTT測定値の季節変動をみた（午前採血71人，午後採血26人）．各ポイントは平均値を表し，縦棒は標準偏差を表している（●が午前採血，●が午後採血）．変動に対する統計学的検定は，繰り返し測定による一元配置分散分析により行った．

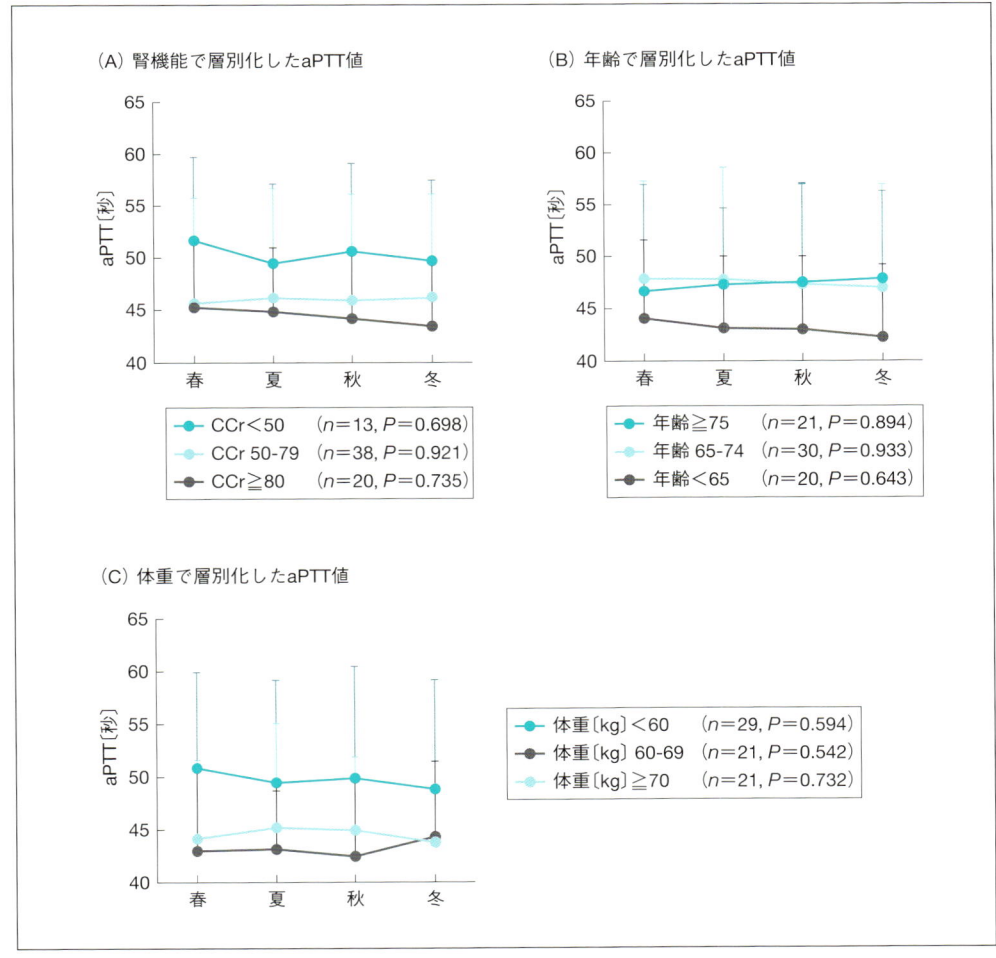

図10-5 ダビガトラン投与下で測定された午前採血aPTT値の季節変動
ダビガトラン投与下のaPTT値の季節変動を，腎機能（A），年齢（B），体重（C）で層別化しグラフにまとめた．

前採血 aPTT では71人，午後採血 aPTT では26人で四季にまたがる aPTT 測定データが得られた．まず，単純に平均値の推移を調べると，午前 aPTT は46秒前後，午後 aPTT は42秒前後を推移して有意な変動を認めなかった（反復測定による ANOVA，P 値は午前0.944，午後0.985，図10-4）．さらに，腎機能別（図10-5A），年齢別（図10-5B），体重別（図10-5C）に季節変動を調べてみたが，いずれの場合にも有意な季節変動は認めなかった．

おわりに

◆ 本章では，おもにダビガトランを投与された非弁膜症性心房細動患者を対象として，「頻回の抗凝固能測定は必要か？」，「季節変動を考慮した抗凝固能測定は必要か？」という2つの問いかけからいくつかの考察を行った．当院で得られた aPTT のデータからは，腎機能別，年齢別，体重別のいずれでみた場合にも，有意な季節変動を認めなかった．この点からは，周期的な季節変動を想定する必然性は示唆されない．

◆ 一方で，脳梗塞，頭蓋内出血，大出血が夏と冬に集中しているという，当院のデータから現時点で得られている知見に対しては，その理由に対する十分な説明はできないのが現状である．さらなるデータの蓄積と検討が必要であると感じている．

私のとっておきの極意

脳梗塞，頭蓋内出血，大出血は，夏と冬に多く認められる．しかし，新規経口抗凝固薬の投与中，季節ごとの血中濃度の周期的な変動は示唆されなかった．血圧変動など一般的な全身管理に留意することが，より重要である印象をもつ．

（鈴木信也）

文献

1) Yamashita T, et al.: J Arrhythmia. 10. 1016/j. joa. 2014. 05. 001, 2014 [in press].
2) Frost L, et al.: Neuroepidemiology, 26: 220-225, 2006.
3) Nakajima J, et al.: Hypertens Res, 23: 587-592, 2000.
4) Manfredini R, et al.: BMC Gastroenterol, 10: 37, 2010.

III
アブレーションで治す！上室性不整脈

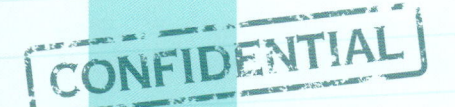

11 あなたの診断は本当に大丈夫？
Case：AVNRT診断時

はじめに

♦ 房室結節リエントリー性頻拍 atrioventricular nodal reentrant tachycardia（AVNRT）は，房室結節が二重または三重の伝導路を有し，各回路を旋回することによって生じるリエントリー性頻拍である．二重房室結節路は，普段の洞調律時に伝導する伝導時間の短い速伝導路 fast pathway と，頻拍中に伝導する遅伝導路 slow pathway からなり，三重房室結節路ではさらに伝導の遅い遅伝導路がもう1本加わる．

♦ AVNRT のなかで最も頻度の多い通常型 AVNRT は，遅伝導路を順行し，速伝導路を逆行する slow-fast AVNRT であり，それ以外の回路は非通常型房室結節リエントリー性頻拍 atypical AVNRT とされる．atypical AVNRT には，速伝導路を順行し遅伝導路を逆行する fast-slow AVNRT と，2本の遅伝導路を介する slow-slow AVNRT が含まれる．

♦ 房室結節周囲の解剖は，房室結節（compact AV node）と，心房筋とそれらを結ぶ移行帯細胞 transitional cell zone によって形成されている[1]（図11-1）．さらに compact AV node の形態はさまざまであり，一部は冠静脈洞方向へ進展し（inferior extention），さらに右房方向と左房方向へ分かれていく．このような compact AV node に心房筋から transitional cell zone が多方向から接続し，これが速伝導路や遅伝導路を形成するものと理解されている．

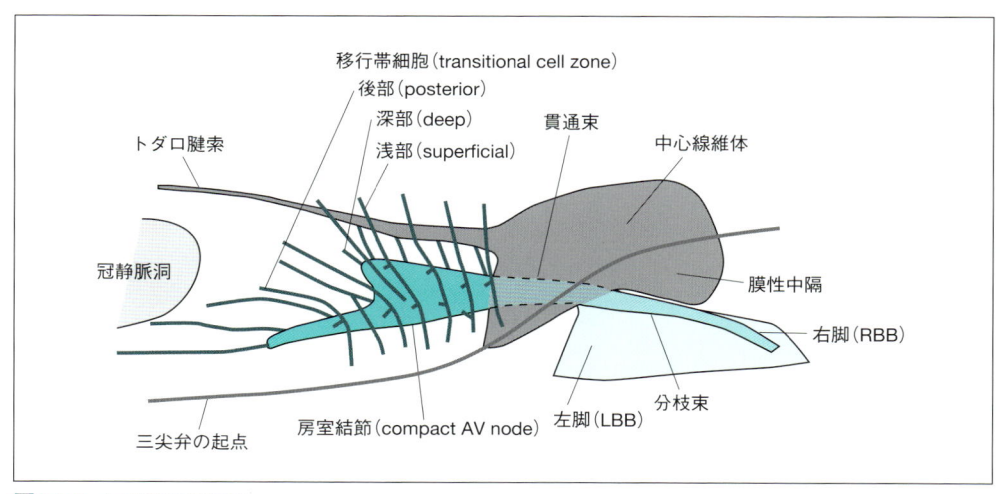

図11-1 房室結節の解剖

［Becker AE and Anderson RH: The Conduction System of the Heart: Structure, Function and Clinical Implications. p.263-286, Leiden HE Stenfert-Kroese BV, 1976を一部改変］

A　AVNRTは必ずlong RP'頻拍を呈する？

◆ 前述のとおり，atypical AVNRT は，伝導路の違いにより2つに大別される．ひとつは fast-slow AVNRT，もうひとつは slow-slow AVNRT である．いずれも逆伝導路は遅伝導路であるから，RP 間隔が PR 間隔より広い long RP'頻拍になると理解している人も多いかもしれない．しかし，fast-slow AVNRT は long RP'頻拍を呈するが，slow-slow AVNRT では必ずしもそうではない．

🔍 long RP'頻拍になる場合とならない場合

◆ long RP'頻拍にならない理由は，下位共通路 lower common pathway に起因する．下位共通路が長い slow-slow AVNRT では，順伝導路と逆伝導路のターニングポイント turning point がより心房側となるため，下位共通路を下行し His 束電位が記録されるまでの時間に対し，逆伝導路を上がって心房興奮が起こるまでの時間が遅伝導路であっても大きく差を生じない．その結果，HA 時間（または RP 時間）が比較的短い結果となる（図11-2）．この場合には，long RP'頻拍とはならない（図11-3）．

◆ また，slow-slow AVNRT では比較的長い下位共通路をもつものが多いため，体表面心電図では一見すると，fast-slow AVNRT や副伝導路を介した房室リエントリー性頻拍 atrioventricular reciprocating tachycardia（AVRT）と鑑別が困難な例が少なからず存在する．

◆ 心臓電気生理検査（EPS）により atypical AVNRT の心内心電図を判断する場合，fast-slow AVNRT では long RP'頻拍を呈するため，逆伝導最早期興奮部位の認識が比較的容易である．この場合には，逆伝導路が房室結節であるか slow Kent 束であるかを鑑別すればよい．一方，頻拍中の A 波が V 波と融合している場合，最早期興奮部位を判断することが難しい（p.75，図11-4A）．

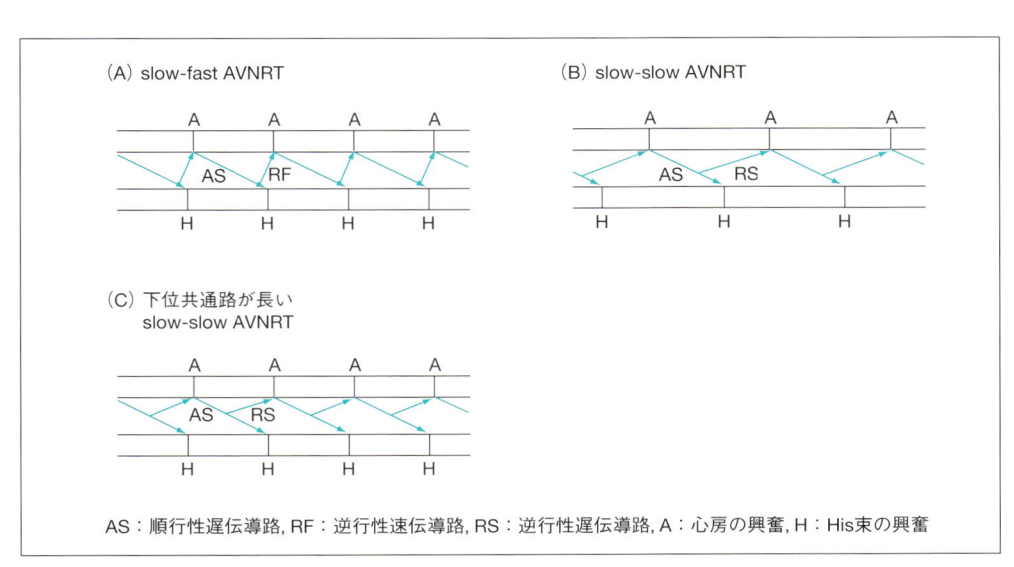

図11-2　頻拍中のHA時間
房室結節内のターニングポイントによって HA 時間が変化する．とくに長い下位共通路が存在するとターニングポイントから His 束電位記録部までの伝導に時間を要するため，HA 時間は短縮する．

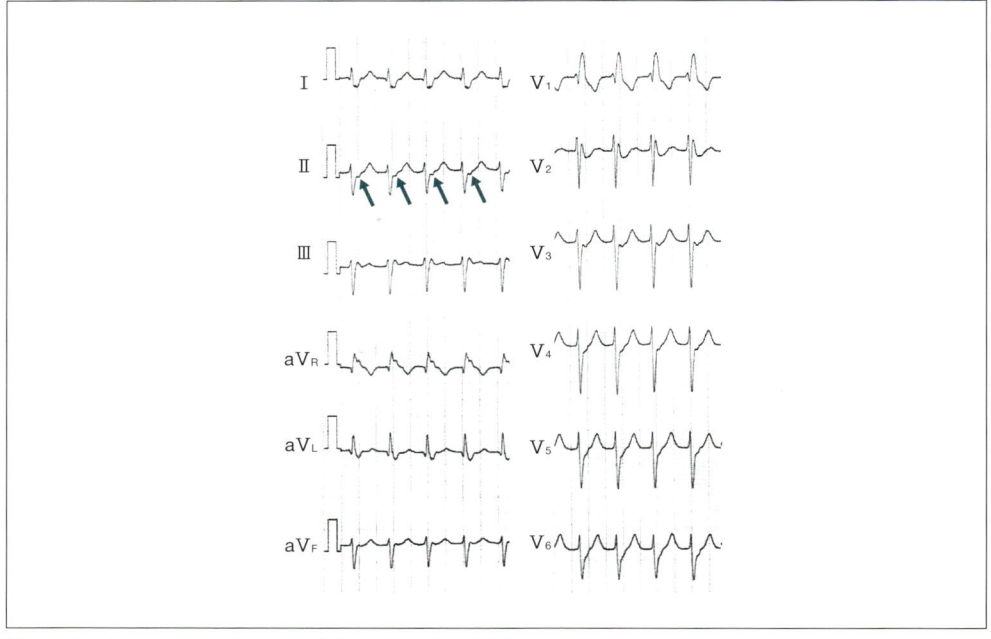

図11-3 slow-slow AVNRT 発作時の12誘導心電図
Ⅰ，Ⅱ，aV_L，V_4〜V_6誘導に逆行性P波（矢印）を認めるが，RP'延長は認めず，一見すると通常型房室結節リエントリー性頻拍（AVNRT）または房室リエントリー性頻拍（AVRT）のようにみえる．

B 中隔Kent束によるAVRTとAVNRTとの鑑別は？

♦ 中隔 Kent 束による AVRT と AVNRT の鑑別には，通常，右室からのスキャンペーシング scan pacing を行い，His 束の不応期で右室ペーシングが心房をリセットすれば，房室結節以外の逆伝導路の存在を証明できる．また，洞調律時に His 束周囲ペーシング para-Hisian pacing を施行し，高出力ペーシングによる narrow QRS 時と低出力ペーシングによる wide QRS 時の心房伝導時間が変化すれば，房室結節の逆伝導路の存在を意味する．

右室心尖部からのエントレインメントペーシングによるPPIの測定の活用

♦ E. González-Torrecilla らが報告した，右室心尖部（RVA）からのエントレインメントペーシング entrainment pacing による回復周期 post pacing interval（PPI）の測定も簡便で有効な鑑別方法である[1]．PPI と頻拍周期 tachycardia cycle length（TCL）の差を，頻拍中と頻拍後の AH 時間で補正した corrected PPI-TCL が110ミリ秒未満であれば，AVNRT と診断できるとしている（図11-4B，p.76，図11-5）．

C slow-fast AVNRT と slow-slow AVNRT の鑑別は？

最早期興奮部位の判断

♦ Kent 束による AVRT が否定された場合，すでに述べたように，長い下位共通路をもった slow-slow AVNRT をつねに鑑別として考える．最早期興奮部位が His-A である場合には slow-fast AVNRT を考え，冠静脈洞入口部（CSo）である場合には slow-slow AVNRT を考えるが，頻拍発作中の心房波と心室波が重なる場合，His-A と CS-A の A 波の早期性が判

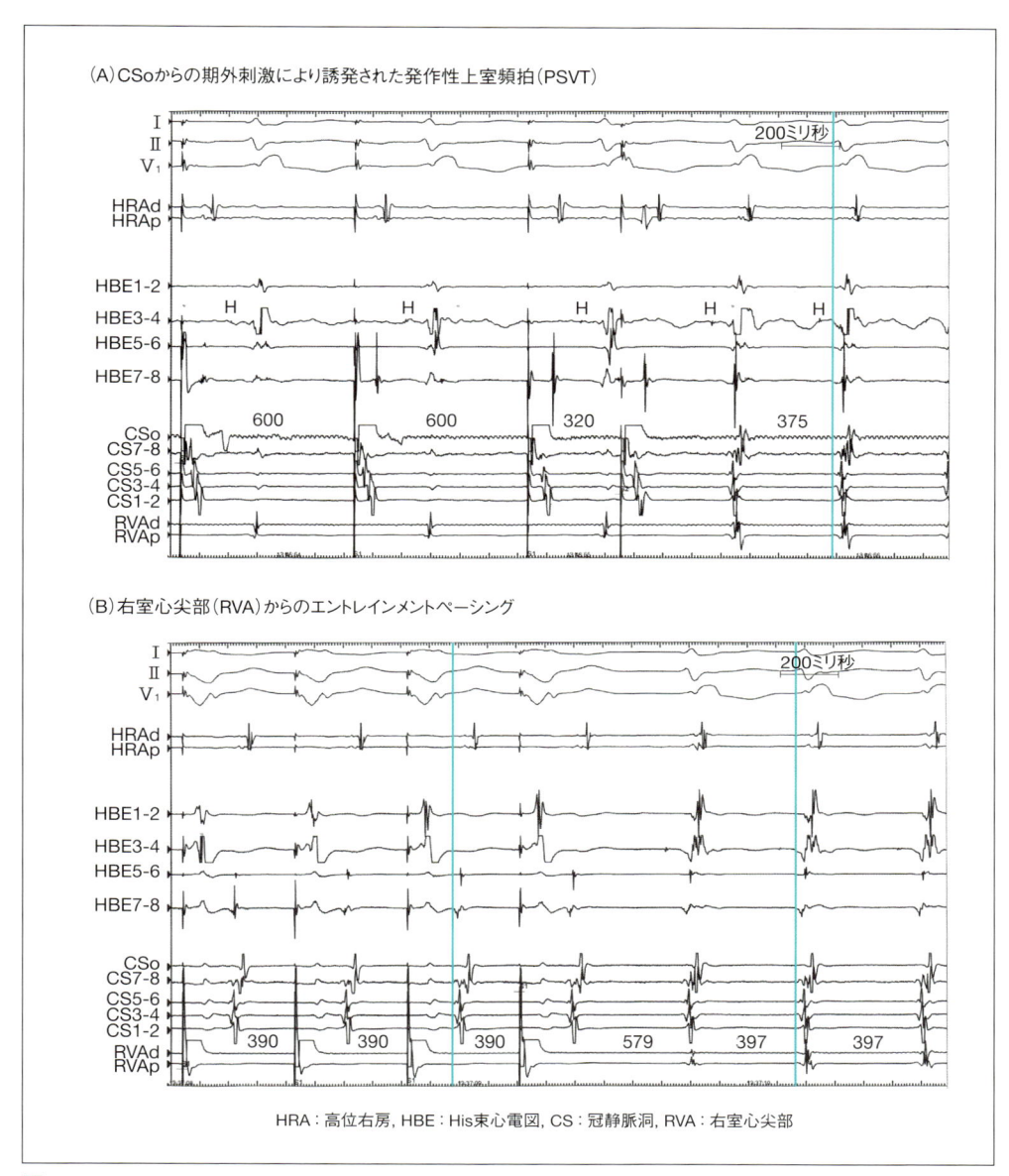

図11-4 slow-slow AVNRT 誘発時の心内心電図

図11-3と同一症例．(A) CSo からの期外収縮 (BCL 600/320ミリ秒) にて AH 時間の jump up 現象 (St-H 311ミリ秒) を認めたのち，PSVT (CL 375ミリ秒) が誘発された．頻拍中の最早期興奮部位は CS7-8 (色線) と考えられるが，His 束電位の A 波は V 波と融合しており同定が難しい．AH 時間 331ミリ秒，HA 時間 44ミリ秒．(B) 右室心尖部 (RVA) からのエントレインメントペーシング (entrainment pacing)．頻拍周期 (TCL) 397ミリ秒に対し PCL 390ミリ秒で RVA よりエントレインメントペーシングを施行したところ，回復周期 (PPI) は 579ミリ秒であり，頻拍周期との差は 182ミリ秒 (>115ミリ秒) と長い．ペーシング中，VA 時間が延長し，A 波の最早期興奮部位が CS7-8 と容易に判断できる．

断できず，最早期興奮部位の判断が困難な例が存在する．ここでは洞調律時の心室ペーシングにより心房最早期興奮部位の判断を行うが，房室結節の逆伝導路にも速伝導路と遅伝導路の二重伝導路を認める場合には，頻拍回路にどちらの伝導路を使っているのかを伝導時間から推測することは難しい．

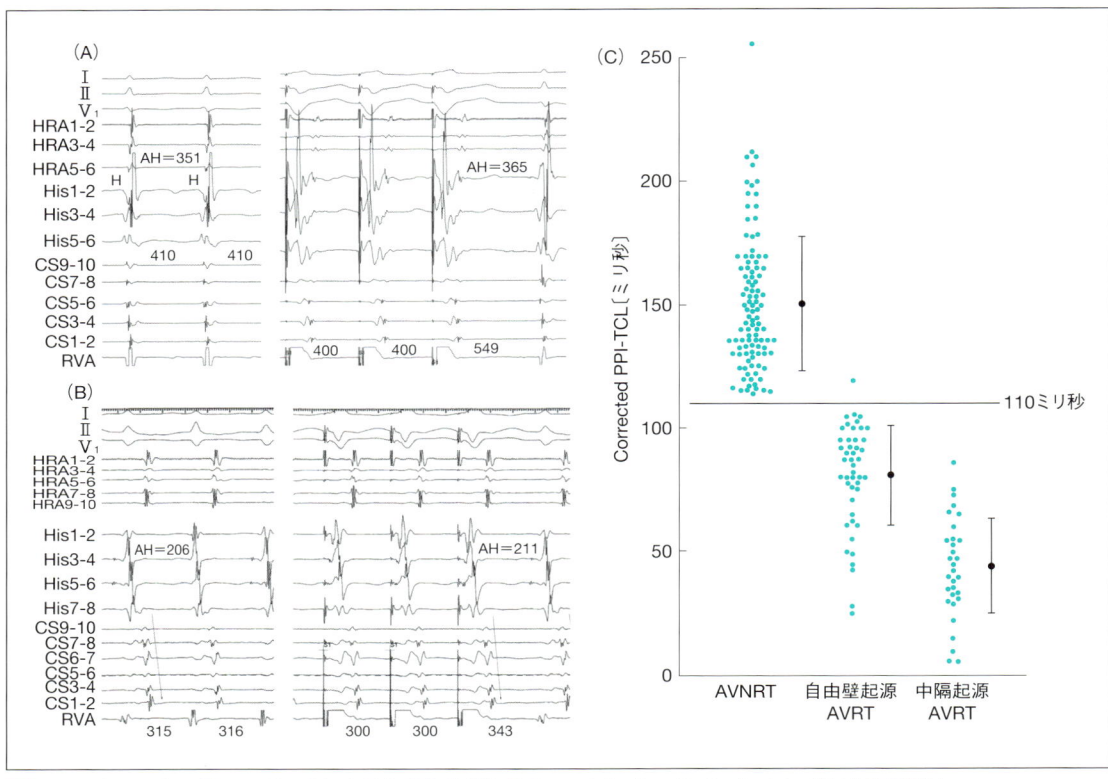

図11-5　González-Torrecilla らによる右室心尖部からのエントレインメントペーシングによる鑑別法

頻拍中に右室心尖部（RVA）からエントレインメントペーシング（entrainment pacing）を行うことにより，atypical AVNRT と septal AVRT を区別することができる．（A）AVNRT の頻拍周期410ミリ秒に対し，RVA から400ミリ秒でエントレインメントペーシングを行ったところ，回復周期（PPI）は549ミリ秒であった．頻拍周期との差は139ミリ秒で，頻拍中の AH 時間が351ミリ秒，エントレインメントペーシング後の最初の AH 時間が365ミリ秒であるので，この時間差を補正した corrected PPI-TCL は 549－410－(365－351)＝125ミリ秒（PPI-TCL ＞ 110ミリ秒）と長く，RVA が頻拍回路から遠いことを意味する．（B）一方中隔 Kent 束による AVRT では，頻拍周期315ミリ秒に対し，RVA から300ミリ秒でエントレインメントペーシングを行ったところ，PPI は343ミリ秒であった．頻拍周期との差は28ミリ秒で，頻拍中の AH 時間が206ミリ秒，エントレインメントペーシング後の最初の AH 時間が211ミリ秒であるので，この時間差を補正した corrected PPI-TCL は 343－315－(211－206)＝23ミリ秒（PPI-TCL ＜ 110ミリ秒）と短く，RVA が頻拍回路から近いことを意味する．（C）AVNRT と AVRT は，PPI と TCL の差を AH 時間で補正した corrected PPI-TCL を 110ミリ秒で区別できるとしている．

［(C) González-Torrecilla E, et al.: Heart Rhythm, 3: 674-679, 2006 を一部改変］

心室からのエントレインメントペーシングの活用

◆この場合にも，頻拍中に心室からのエントレインメントペーシングを行う E. González-Torrecilla らの方法が有用である．下位共通路が長ければ，なおさらエントレインメントペーシング中に逆伝導 A 波が V 波から遅れ，最早期興奮部位の同定が容易となる（図11-4B）．slow-slow AVNRT の HA 時間は下位共通路の長さに大きく左右される．頻拍中の His 束電位は房室結節内のターニングポイントから下位共通路を経由して順行性に His 束へ伝導している．slow-fast AVNRT では，ターニングポイントから His 束までの伝導時間に比べて逆行性速伝導路の伝導時間が大きいため，His 束電位記録から遅れて逆伝導 A 波が記録される（図11-6A，p.73，図11-2A）．slow-slow AVNRT では，下位共通路が短い場合には逆伝導路に伝導時間を要するため，さらに心房波が遅れることとなる（図11-2B）．一方，下位共通路が長い slow-slow AVNRT では，ターニングポイントから His 束電位記録までの伝導時間が逆行性遅伝導路の伝導時間に比べて十分に長いため，この現象

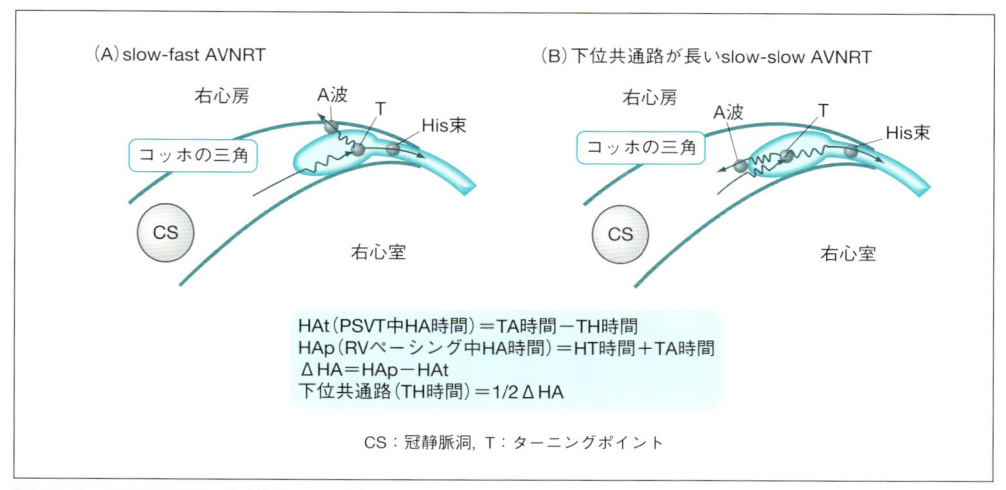

図11-6 下位共通路の伝導時間の測定

(A) slow-fast AVNRT　　(B) 下位共通路が長いslow-slow AVNRT

右心房／A波／T／His束／コッホの三角／CS／右心室

HAt（PSVT中HA時間）＝TA時間－TH時間
HAp（RVペーシング中HA時間）＝HT時間＋TA時間
ΔHA＝HAp－HAt
下位共通路（TH時間）＝1/2 ΔHA

CS：冠静脈洞，T：ターニングポイント

頻拍中の HA 時間は順行性逆行性のターニングポイントから逆行性伝導の最早期 A 波までの伝導時間（TA 時間）から His 束までの伝導時間（TH 時間）を差し引いたものとなる．右室ペーシング時の HA 時間は HT 時間と TA 時間の和となる．したがって，下位共通路は TH 時間と HT 時間が同一と仮定すると，頻拍時とペーシング時の HA 時間差の 1/2 となる．

表11-1 slow-slow AVNRTの診断

- 最早期興奮部位：右房後中隔または冠静脈洞入口部
- AH時間＞220ミリ秒
- HAt －30～260ミリ秒（範囲が広い）
- jump up 現象（＋）
- HAp＞70ミリ秒
- HAp＞HAt

HAt：PSTV 中 HA 時間，HAp：RV ペーシング中 HA 時間
出典：Lockwood D, et al.: Electrophysiologic characteristics of atrioventricular nodal reentrant tachycardia: implications for the reentrant circuits. Cardiac Electrophysiology: From Cell to Bedside, 5th ed., D.P.Zipes and J.Jalife eds., p.537-557, Saunders (Elsevier), 2009.

が相殺され，HA 時間が短くなる（図11-6B，p.73，図11-2C）．一方，右室ペーシング中の HA 時間は，頻拍中と異なり下位共通路と逆行性遅伝導路の伝導時間の和となるため，比較的長い値を示す．したがって，頻拍中と右室ペーシング中の HA 時間の差が大きいことが下位共通路の存在を示唆することとなる．

D slow-slow AVNRTの診断とアブレーション

◆ slow-slow AVNRT の診断においては，W. M. Jackman らによる鑑別法がよく知られているが（表11-1），心室ペーシング中の逆行性 His 束電位を記録することは，必ずしも容易ではなく，使用する心内心電図記録機器によっても電位の分解能が異なり，確定が難しいことも多い．

◆ slow-slow AVNRT のアブレーションには，逆行性遅伝導路をターゲットとし最早期興奮部位を指標にアブレーションを行う方法と，slow-fast AVNRT と同様に順行性遅伝導路をターゲットにアブレーションを行う2つの方法があるが，両者の有効性を直接比較検討した報告はない．

slow-slow AVNRTのアブレーションの際の注意点など

◆ 逆行性遅伝導路の最早期興奮部位での通電は回路の出口部分での通電であり，逆行性遅伝導路そのものの通電とはならないため治療に難渋する場合もある．一方，順行性遅伝導路のアブレーションは，通電後に逆行性遅伝導路も同時に障害されていることがあり，有効性は高い．しかしながら，逆行性遅伝導路が残存するため，一部に fast-slow AVNRT が残ることもあり，アブレーション後の伝導評価やイソプロテレノール負荷を用いた十分な再誘発の施行による確認が重要である．

私のとっておきの極意

一見，slow-fast AVNRT と思われる症例でも，長い下位共通路をもった slow-slow AVNRT との鑑別を，つねに意識して心内電位を解析することが必要であり，心臓電気生理検査（EPS）の研鑽に非常に役立つものと思われる．

（吉田明弘）

文献

1) Becker AE and Anderson RH: Morphology of the human atrioventricular junctional area. The Conduction System of the Heart: Structure, Function and Clinical Implications. Wellens HJJ, et al. eds., p.263-286, Leiden HE Stenfert-Kroese BV, 1976.
2) González-Torrecilla E, et al.: Heart Rhythm, 3: 674-679, 2006.
3) Heidbüchel H and Jackman WM: Europace, 6: 316-329, 2004.

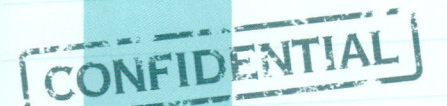

12 アブレーションで注意が必要な心電図とは？
Case：WPW症候群

はじめに

◆ ウォルフ・パーキンソン・ホワイト Wolff Parkinson White (WPW)症候群に対するカテーテルアブレーションは，その手技が確立されており，成功率が95％程度と高く，合併症も1〜2％と低いことから，患者の同意が得られればクラスⅠもしくはⅡaで推奨されている．一般的には，ほとんどの患者で根治が可能である．

◆ しかしながら，なかにはその根治に難渋することが，ごくまれにあり，アブレーション前に難易度がある程度予測できれば，患者への説明という点のみならず，術者にとっても有用と考えられる．

◆ そこで，本章では，心電図のタイプごとに注意を要する点について述べてみたい．

A WPW症候群（A型）

◆ 左側にある副伝導路に対するカテーテルアブレーションの成功率は，右側もしくは中隔側にあるものに比較して成功率が高く（97％ vs. 90％前後），再発率も5％と半分以下である．

◆ WPW症候群（A型）のもので注意を払わなければならないのは，左上大静脈遺残 persistent left superior vena cava (PLSVC)にともなうものと，冠静脈洞の憩室に関連したものである．図12-1A は PLSVC をともなった左側副伝導路患者の12誘導心電図である．PLSVC は一般人口の0.5％程度に認められるとされる．心電図上では PLSVC の合併にともなう特徴的な所見はないが，PLSVC 自体は術前の心エコーや胸部レントゲンにて判明することが多いため（図12-1B），その確認を怠らないようにすることが大切である．また，アブレーション中には，拡大した冠静脈洞のため，カテーテルの留置場所によっては冠静脈洞内の電位がカテーテルアブレーションの指標にならないことがあり，注意を要する（巻頭 図1）．

◆ 一方，図12-2A のように，典型的な A 型とは異なるが，冠静脈洞の憩室に関連した副伝導路も注意を要する．この症例では，冠静脈洞右房開口部近傍に憩室を認めた（図12-2B）．憩室に関連した副伝導路を有する症例の12誘導心電図は，心室端の位置によってV_1〜V_3誘導の初期成分が異なるが，A 型と C 型の混合波形を呈する場合が多い．Ⅱ誘導の初期成分が陰性でV_2誘導が R/s パターンの場合には，冠静脈洞の憩室の有無を確認する目的で冠静脈造影を行った方がよい．このような症例では，副伝導路が斜走していることがほとんどで，アブレーションの標的は憩室内や左房となる．心室端に近い憩室部分の副伝導

Ⅲ．アブレーションで治す！　上室性不整脈

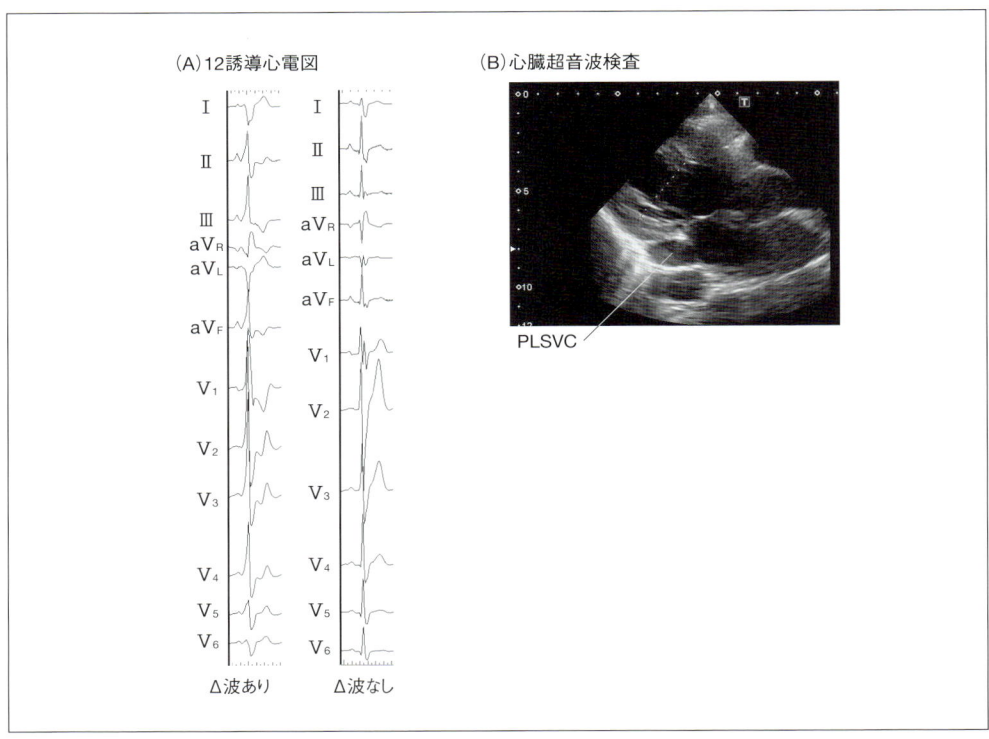

図 12-1　左上大静脈遺残（PLSVC）をともなった WPW 症候群（A 型）患者の 12 誘導心電図と心臓超音波検査

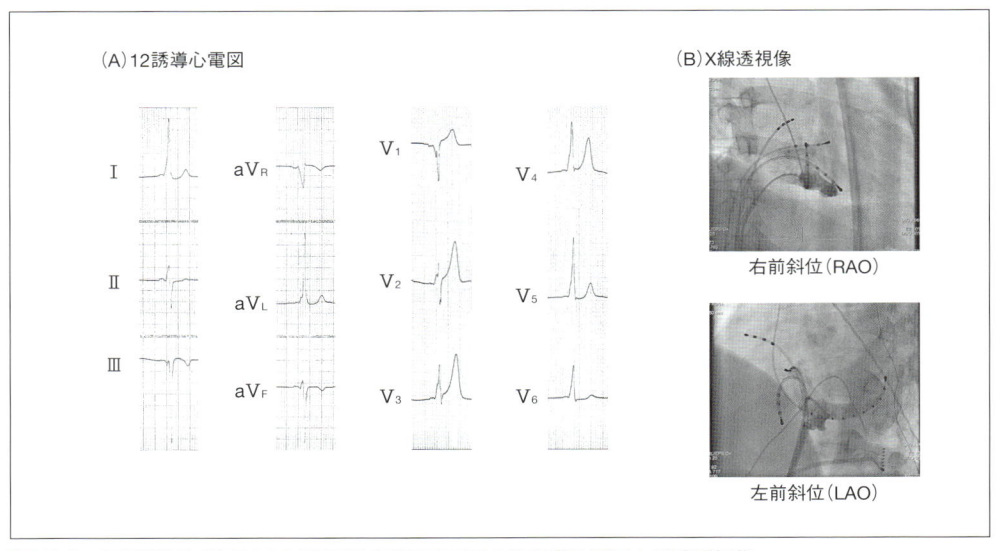

図 12-2　冠静脈洞に憩室のある WPW 症候群患者の 12 誘導心電図と X 線透視像

路の線維走行は複雑と考えられ，経験的には心房端を標的として通電した方が離断されやすい（巻頭 図 2）．

B WPW症候群（B型）

◆ 右側にある副伝導路に対するカテーテルアブレーションの際の注意点としては，副伝導路の付着部位が弁輪部から離れた症例が存在することである．図12-3は心房端が左心耳に付着した症例の12誘導心電図である．CARTOシステムを使用して，心室ペーシング下での心房興奮を評価した．興奮は右心耳から心房全体に伝播しているようすがうかがえる（巻頭 図3A）．一方，右心室の興奮伝播も弁輪部から少し離れた部分から興奮が広がっているのがわかる（巻頭 図3B）．

◆ 右心耳に副伝導路が付着している場合の12誘導心電図の特徴は，①心房興奮波が副伝導路に入るまで時間がかかること，②心室端付着部位が弁輪部から離れている場合があることから，右側副伝導路があるにもかかわらず，右心耳付着の場合にはΔ波の影響が小さくなる場合がある．実際，B型の場合V_1～V_3誘導で，Δ波の影響で幅の広いr波を呈することが多いが，この症例ではすでに述べたようにΔ波の影響が小さいB型となっている．ただし，すべての右心耳付着症例で，このことがあてはまるかは不明であるが，B型で側壁を推定させる12誘導心電図でありながら，Δ波の影響が小さいものには注意を要する．

◆ 一方，B型の場合，右心耳のみならず心房端が弁輪から離れている場合がある．図12-4は心房端が弁輪部から離れた症例の12誘導心電図である．弁輪部での通電では副伝導路

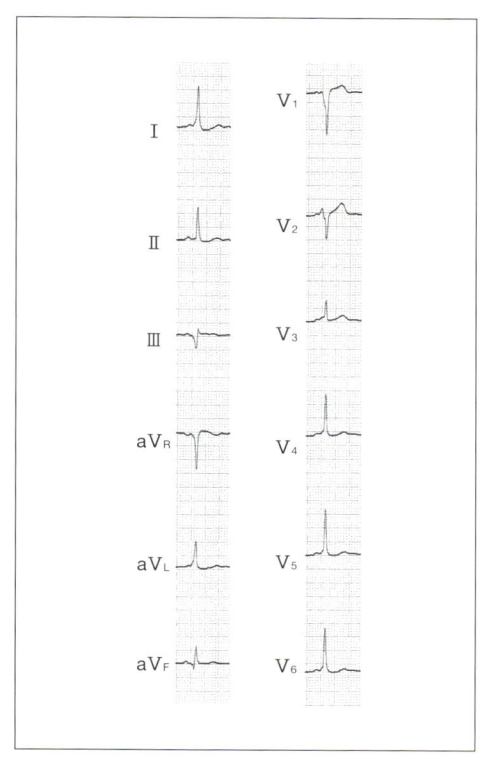

図12-3　副伝導路が右心耳に付着したWPW症候群（B型）患者の12誘導心電図

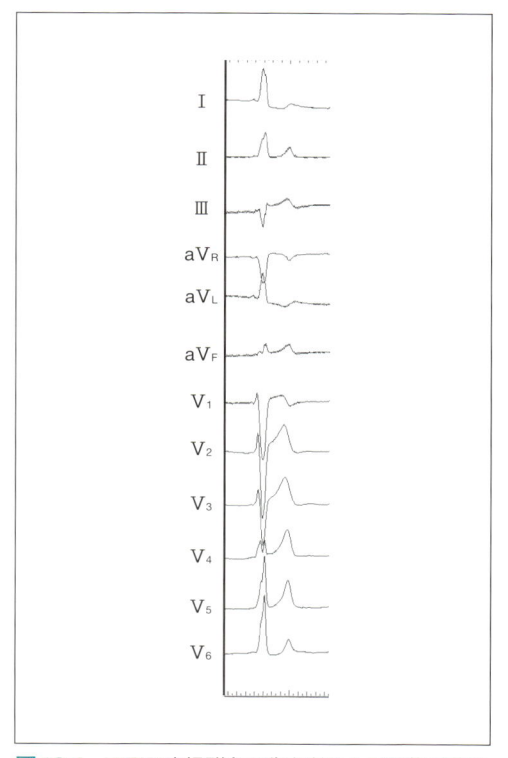

図12-4　WPW症候群（B型）患者の12誘導心電図

Ⅲ．アブレーションで治す！　上室性不整脈

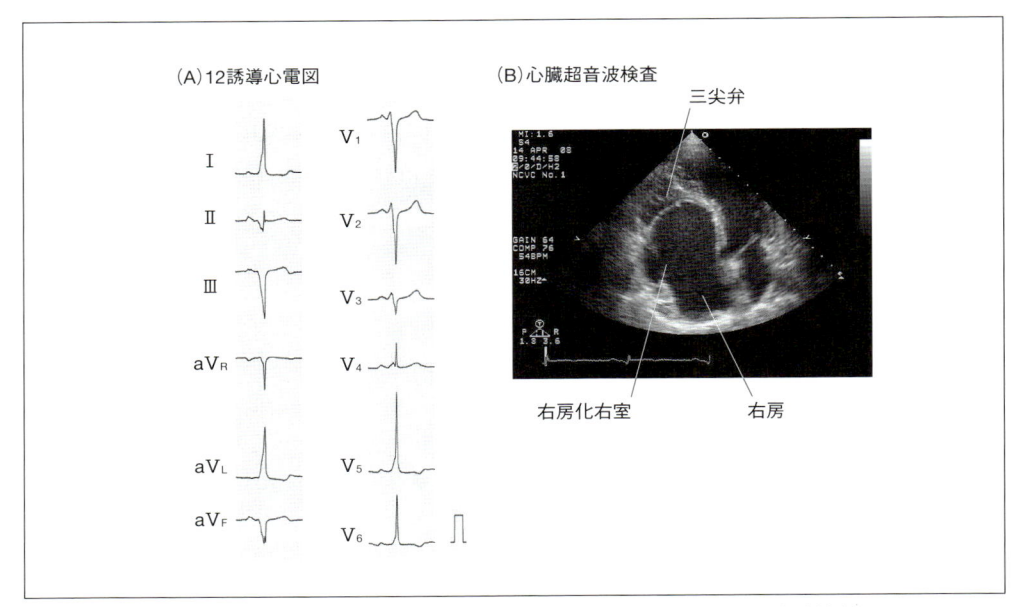

図12-5　右側副伝導路をともなったEbstein奇形患者の12誘導心電図と心臓超音波検査

の離断ができず，最終的に心室ペーシング下での心房興奮を評価した．室房伝導にともなう心房最早期興奮部位は，無冠尖の対側の右房中隔であった（巻頭 図4）．このようにB型では，副伝導路の位置の詳細な評価が必要となる場合があり，丹念なマッピングがアブレーションの成功にかかわっている．

◆ また，解剖学的特異性として，アブレーション前の12誘導心電図で右側副伝導路が疑われる場合にはEbstein奇形の有無のチェックを必ず行わなければならない．Ebstein奇形の約20％に副伝導路を合併する．図12-5A は右側副伝導路をともなったEbstein奇形の症例の12誘導心電図である．Ebstein奇形にともなう副伝導路は後壁周囲にあることが多く，複数の伝導路を認めることもある．図12-5B のように，標的は右房化右室部分となるため，カテーテルの安定には十分に配慮し通電を行う．

C　WPW症候群（C型）

◆ 中隔にある副伝導路に対するカテーテルアブレーションの際には，① 後中隔の副伝導路，および，② 正常刺激伝導系の近傍に注意しなければならない．① については，冠静脈洞の憩室との関連としてすでに述べた．一方，② については，アブレーションによって正常刺激伝導系の障害を生じるとペースメーカが必要となるため，とくに注意が必要であり，正常刺激伝導系の近傍が疑われる場合には，アブレーション前に患者に十分な説明を行うことが重要である．

◆ 図12-6は，正常刺激伝導系の近傍に副伝導路を認めた症例の12誘導心電図である．この症例では，カテーテルでのマッピング中にΔ波が再現性をもって消失したが，その部分でははっきりとHis電位がとらえられた．このように，正常刺激伝導系の近傍に副伝導路

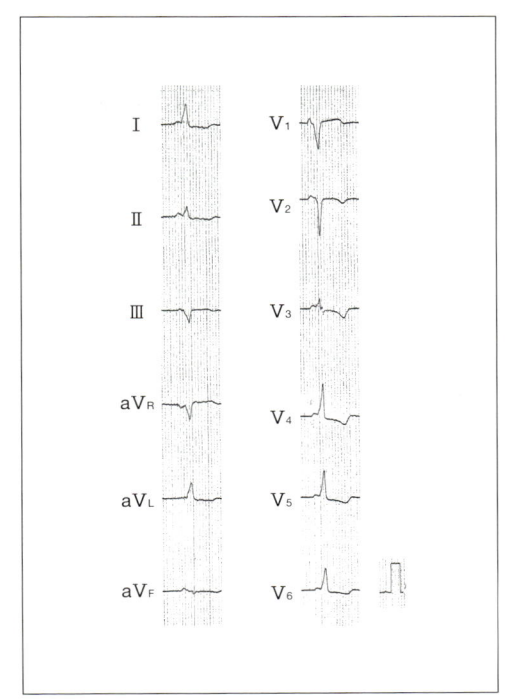

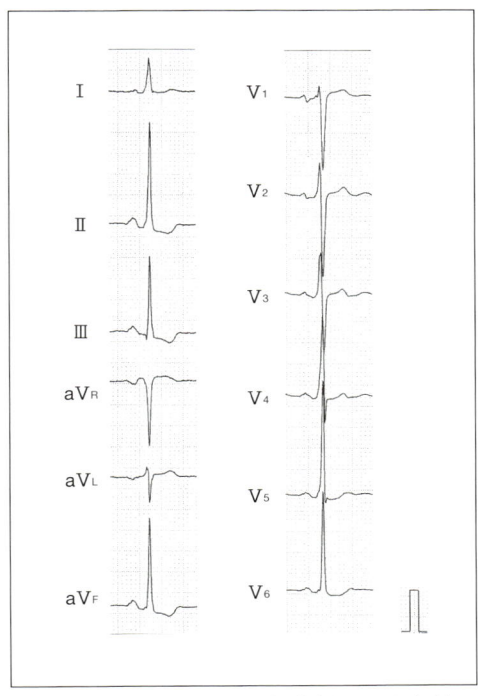

図12-6 正常刺激伝導系の近傍に副伝導路を認めたWPW症候群(C型)患者の12誘導心電図

図12-7 脚(束枝)心室間の伝導路を認めた患者の12誘導心電図

を認める場合には，3Dマッピングシステムを使用し，期外刺激などにてHis束電位記録部位を認識する(巻頭 図5)．注意しなければならないのは，房室結節の部位はHis束電位記録部位の後下方(心房側)であり，その部分の通電は避ける．また，アブレーション時の出力は低出力から行い，房室間隔の延長や房室結節リズムの出現がないか，確認しながら行う．

D その他の注意すべき心電図

◆ 図12-7は，脚(束枝)心室間の伝導路を有すると考えられた症例の12誘導心電図である．特徴としては，非常にΔ波の影響が小さく，QRS幅もΔ波があるわりに幅が狭い．電気生理検査ではHV間隔22ミリ秒で，心房ペーシングにてAH間隔の延長を認めるも，HV間隔やQRS波形に変化を認めなかった．このような症例では，この伝導路が頻拍回路を形成することはないと考えられ，アブレーションは不要である．同様に，冠静脈近傍の異所性リズムの場合，一見，QRSの初期がⅡ，Ⅲ誘導にてΔ波様に見えることがあり，心房興奮部位の確認も重要である．

おわりに

◆ 注意すべきWPW症候群に関連した12誘導心電図について概説した．カテーテルアブレーション前に詳細な心電図の確認をすることで，標的をしぼりこみ，成功率を上げることが可能と考えられる．

私のとっておきの極意

・術前の12誘導心電図から特殊なケースの可能性を認識することが重要である
・特殊なケースの構造的異常を考慮することが成功への鍵である

(野田　崇)

文　献

1) 細田瑳一 監修, 笠貫 宏 編集：WPW症候群, 医学書院, 1997.
2) Petrellis B, et al.: Special problems in ablation of accessory pathway. Cathter ablation of cardiac arrhythmias 2nd ed, Huang SKS and Wilber DJ eds., p.425-443, Saunders (ELSEVIER), 2011.
3) Ernst S, et al.: Cathter ablation of atrioventricular reentry. Cardiac electrophysiology 4th ed, Zipes DP and Jalife J eds., p.1078-1086, Saunders (ELSEVIER), 2004.

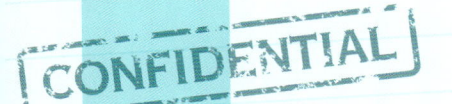

13 どのようにアブレーションする？-1
Case：非肺静脈起源の心房細動

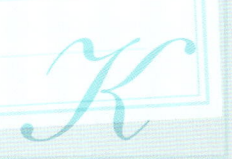

はじめに

◆ 心房細動カテーテルアブレーションの基本は，心房細動を誘発し，起源を同定し，焼灼することである．しかしながら，心房細動の誘発そのものが，ときとして困難であり，また，誘発されたとしても心房全体を同時にマッピングするデバイスがないために，正確に心房細動起源を同定するのは困難なことが多い．しかし，コツを理解していれば，その作業はかなり容易となる．本章では，非肺静脈由来心房細動起源の同定および治療方法について述べる．

A 心房細動の誘発方法

◆ 心房細動を誘発する方法として，最良の方法は高用量イソプロテレノール負荷である．イソプロテレノールを $5\mu g$/分の投与量で開始し，2分ごとに $5\mu g$/分ずつ増量して，最終投与量を $20\mu g$/分とする．もしくは $10\mu g$/分の投与量で開始し，2分後に $20\mu g$/分まで増量する．$20\mu g$/分の投与量を2分間継続後，もしくは途中で収縮期血圧が $60\sim80\,\mathrm{mmHg}$ 以下になれば，投与を中止する．この段階で，一般的に心拍数は $130\sim150$ 拍/分以上となる．

◆ イソプロテレノール中止後も心房細動が誘発されない場合は，心房高頻度ペーシングで機械的に心房細動を誘発し，1分間の経過観察ののち，直流除細動を実施する．その際には，心内電気ショック（除細動機能つきマッピングカテーテル，BeeAT，日本ライフライン社）が有用である．体表からの除細動では，頻回に直流除細動が必要な症例では，表皮熱傷を引き起こす可能性が高い．

◆ 当院で実施した本法の心房細動誘発率を表13-1，表13-2に示す．発作性心房細動（表13-1）では87％，非発作性心房細動（表13-2）でも74％の患者で心房細動が誘発される．両群とも心房細動を機械的に誘発し，直流除細動後に誘発されることが多い．報告によると発作性心房細動患者における本法の心房細動誘発の感度は88％，特異度は95％である[1]．

B 心房細動起源のマッピング方法

◆ 図13-1に非肺静脈由来の心房細動起源部位を同定するための，最初のマッピングカテーテル留置部位を示す．ポイントは両心房全体に平均的に留置することである．ちなみに，図13-1では，右心房の側壁，心房中隔，上大静脈，冠静脈洞，左房天蓋部にマッピングカテーテルを留置している．冠静脈洞内に留置した前述の除細動機能つきマッピングカテーテルは，1本のカテーテルで冠静脈洞，右房（心房中隔〜高位右房），上大静脈がマッ

Ⅲ．アブレーションで治す！　上室性不整脈

表13-1　発作性心房細動患者70人の高用量イソプロテレノール負荷試験の結果

イソプロテレノール投与量	心房細動が誘発された患者数〔人〕
投与前	10
5〔μg/分〕	10
10〔μg/分〕	6
15〔μg/分〕	17
20〔μg/分〕	4
最終用量 ＋ 心房細動誘発 ＋ 除細動後	14
合計	61

イソプロテレノールの投与量と心房細動が誘発された患者数を示す．

表13-2　非発作性心房細動患者50人の高用量イソプロテレノール負荷試験の結果

イソプロテレノール投与量	心房細動が誘発された患者数〔人〕
投与前	15
5〔μg/分〕	0
10〔μg/分〕	2
15〔μg/分〕	2
20〔μg/分〕	2
最終用量 ＋ 心房細動誘発 ＋ 除細動後	16
合計	37

イソプロテレノールの投与量と心房細動が誘発された患者数を示す．

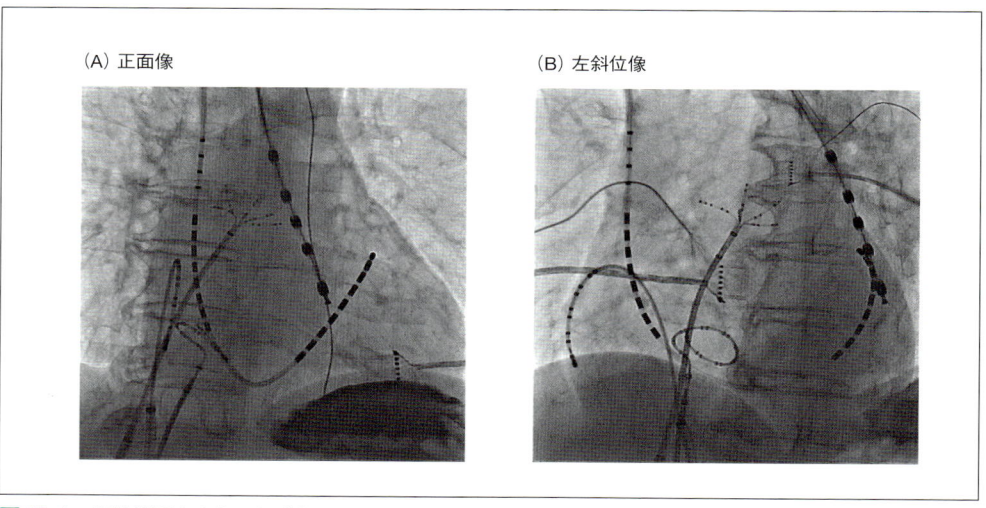

図13-1　非肺静脈由来心房細動起源同定の際の，最初のマッピングカテーテル留置部位

ピング可能である．

◆ 心房細動発症時のマッピングカテーテルで記録された心房興奮順序より，起源部位を推定する．その際，重要な所見は，どの電極部位での心房が，早期に興奮しているかということと，多極マッピングカテーテル内の各電極の心房興奮順序である．これらの所見より，おおまかに心房細動起源の部位を推定する．

◆ またその際に，推定部位をいきなり1箇所に集中させてはならない．もし，心房内に広いマッピング空白領域が存在していたならば，その部位も推定部位の候補に入れる．まった

く想定していなかったところに、心房細動起源が存在することもある.

◆ 円周状マッピングカテーテルやペンタレイ（p.92にて後述）を心房細動起源推定部位に移動後，発症している心房細動を除細動すると，イソプロテレノールが効いている状態であれば，再現性よく，同じ起源から心房細動が発症する．これらの手順を繰り返し，心房細動起源部位をしぼっていく．

C 心房細動起源の好発部位

◆ 図13-2に，70人の発作性心房細動患者に高用量イソプロテレノール負荷を実施し同定された心房細動起源部位を示す．非肺静脈由来心房細動起源の好発部位としては，上大静脈，心房中隔，左房後壁，左房天蓋部，冠静脈洞入口部，右房クリスタターミナリスである．この図13-2には示されていないが，マーシャル静脈領域も好発部位のひとつである．実際には，これらの好発部位を考慮しながら，心房細動起源の部位を推定し，マッピングカテーテルを移動させる．

D 心房細動起源の特徴

◆ 非肺静脈由来の心房細動起源をとらえた心内心電図を図13-3，図13-4，p.89の図13-5に示す．3症例に共通して認められる心房細動起源の電気生理学的特徴は，①他の参照電位に比較して著しく早期（50〜100ミリ秒以上）に興奮がはじまり，②低電位で，③興奮開始初期に他の心筋に比較して，高頻度に興奮していることである．

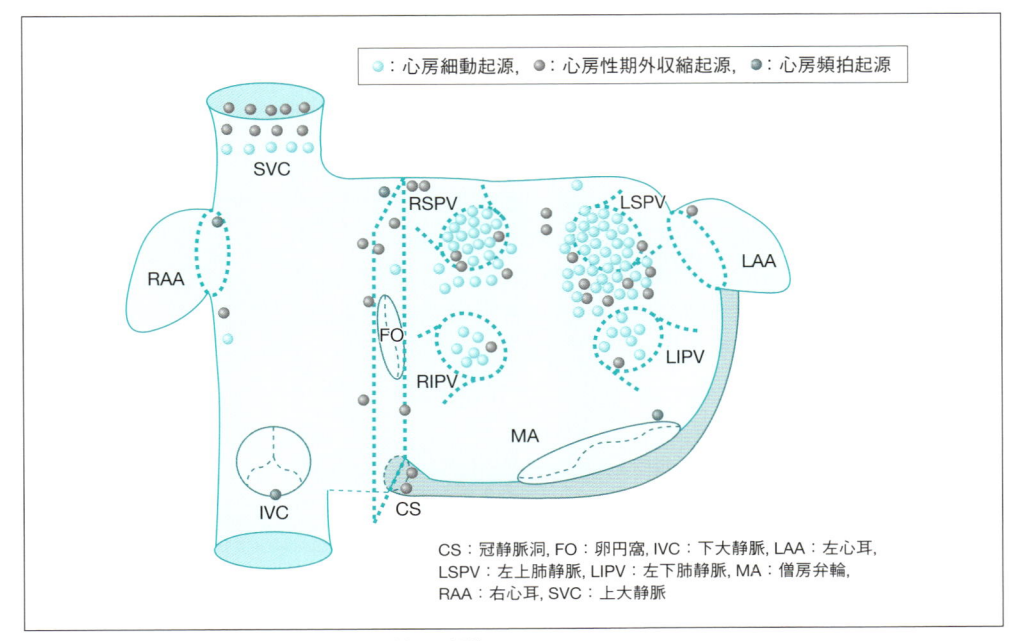

図13-2 発作性心房細動患者の心房細動起源部位
表13-1で示した発作性心房細動患者70人で誘発された心房細動起源の部位を示している．85％は肺静脈起源，7％が上大静脈起源，残り8％が非肺静脈非上大静脈起源である．

III．アブレーションで治す！　上室性不整脈

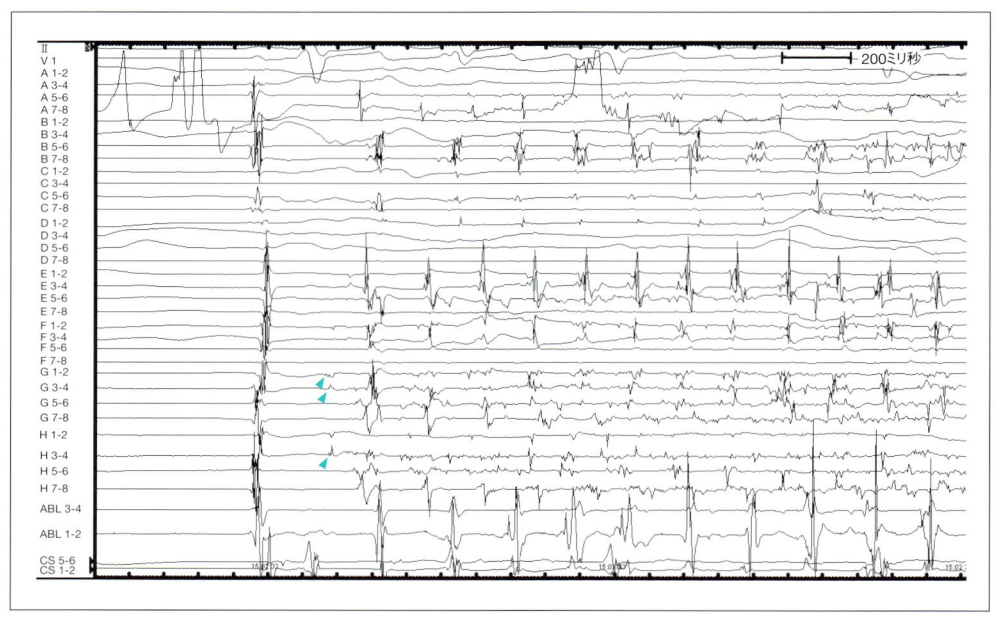

図13-3　64歳男性．発作性心房細動，2ndセッション

全肺静脈と上大静脈の隔離は維持されており，左房後壁に64極バスケットカテーテルを留置し，高用量イソプロテレノール負荷を実施した．G1-2，G3-4，H3-4電極に，他の参照電位より50～100ミリ秒早い，低電位で，発症の早期に他の参照電位に比較して高頻度に興奮している心房細動起源を認める（矢尻）．同部位の焼灼で心房細動は停止した．

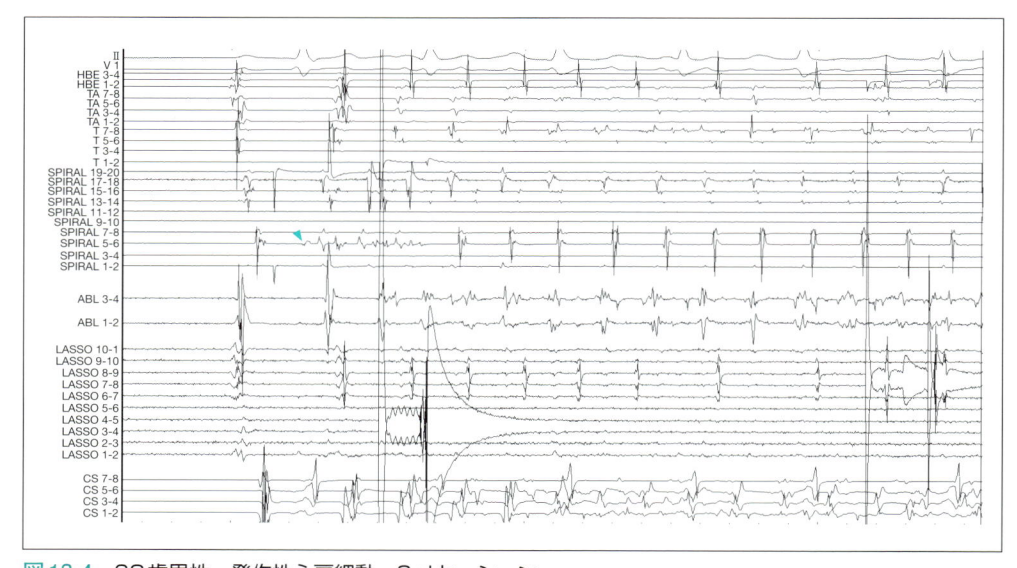

図13-4　62歳男性．発作性心房細動，3rdセッション

全肺静脈と上大静脈の隔離は維持されており，左房後壁に円周状マッピングカテーテルを留置し，高用量イソプロテレノール負荷を実施した．SPIRAL5-6電極に，他の参照電位より50～100ミリ秒早い，低電位で，発症の早期に他の参照電位に比較して高頻度に興奮している心房細動起源を認める（矢尻）．同部位の焼灼で心房細動は停止した．

◆しかし，心房細動起源に対するマッピングカテーテルの位置によっては，先に述べた3つの電気生理学的特徴のすべてが記録されるわけではない．図13-6，p.90の図13-7を見ていただきたい．前述の3つの特徴のうち，①が認められない．マッピングカテーテルが，

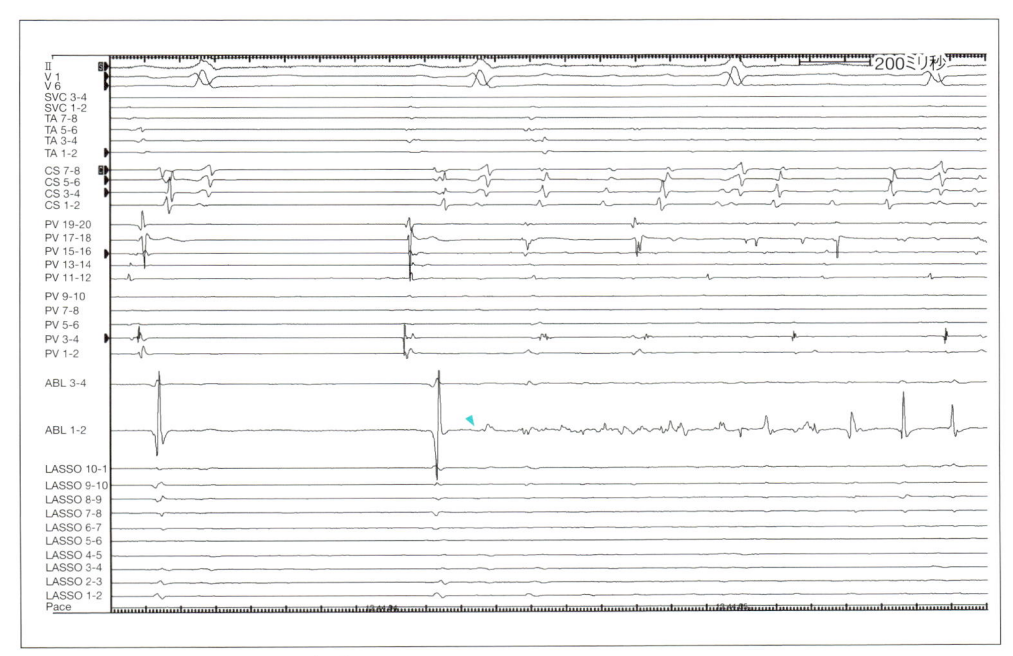

13. どのようにアブレーションする？-1

図13-5 42歳男性．慢性心房細動，2ndセッション
全肺静脈と上大静脈の隔離は維持されていた．高用量イソプロテレノール負荷で，卵円窩前壁に置いたアブレーションカテーテル遠位電極より，他の参照電位より50～100ミリ秒早い，低電位で，発症の早期に他の参照電位に比較して高頻度に興奮している心房細動起源を認める（矢尻）．同部位の焼灼で心房細動は停止した．

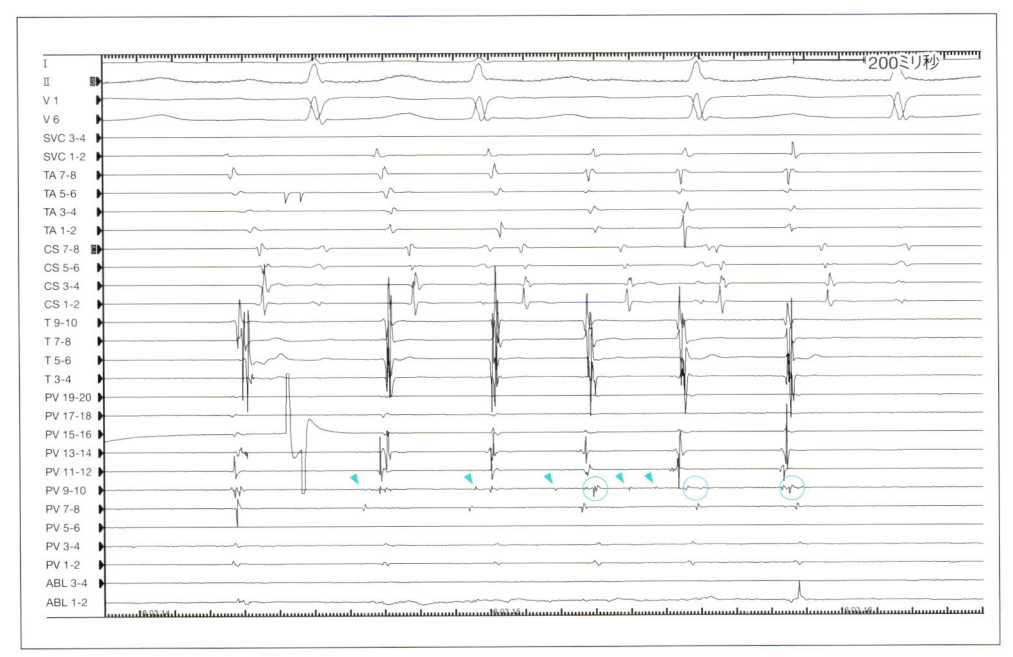

図13-6 56歳男性．発作性心房細動，3rdセッション
全肺静脈，上大静脈の隔離は維持されていた．高用量イソプロテレノール負荷で，右房に置いた円周状カテーテルのPV9-10電極に，低電位で，発症の早期に他の参照電位に比較して高頻度の興奮が記録されている（矢尻，円）．しかし，他の参照電位に比較して，著しく早期に興奮してはいない．本患者はPV9-10電極近位に心房細動起源があると判断し，近位のクリスタターミナリスを絨毯爆撃し，心房細動は停止した．

89

Ⅲ．アブレーションで治す！　上室性不整脈

する心房興奮部位が見つからず，起源部位の推定が困難なことがある．

◆ 同様のことが，マーシャル静脈起源の心房細動発症時にも起こる．マーシャル静脈と左心房との解剖学的連結は不均一なために[2]，マーシャル静脈から左心房への伝導が遅延する．そのため，早期性を有する心房興奮部位が見つかりにくい．マッピングカテーテルをマーシャル静脈の直上の左房に留置すると，いきなり早期性を有する興奮が記録できることがある．

🔍 ペンタレイの使用方法

◆ ペンタレイ®（Biosense Webster 社）は，最近発売されたユニークなカテーテルで，5本（＝

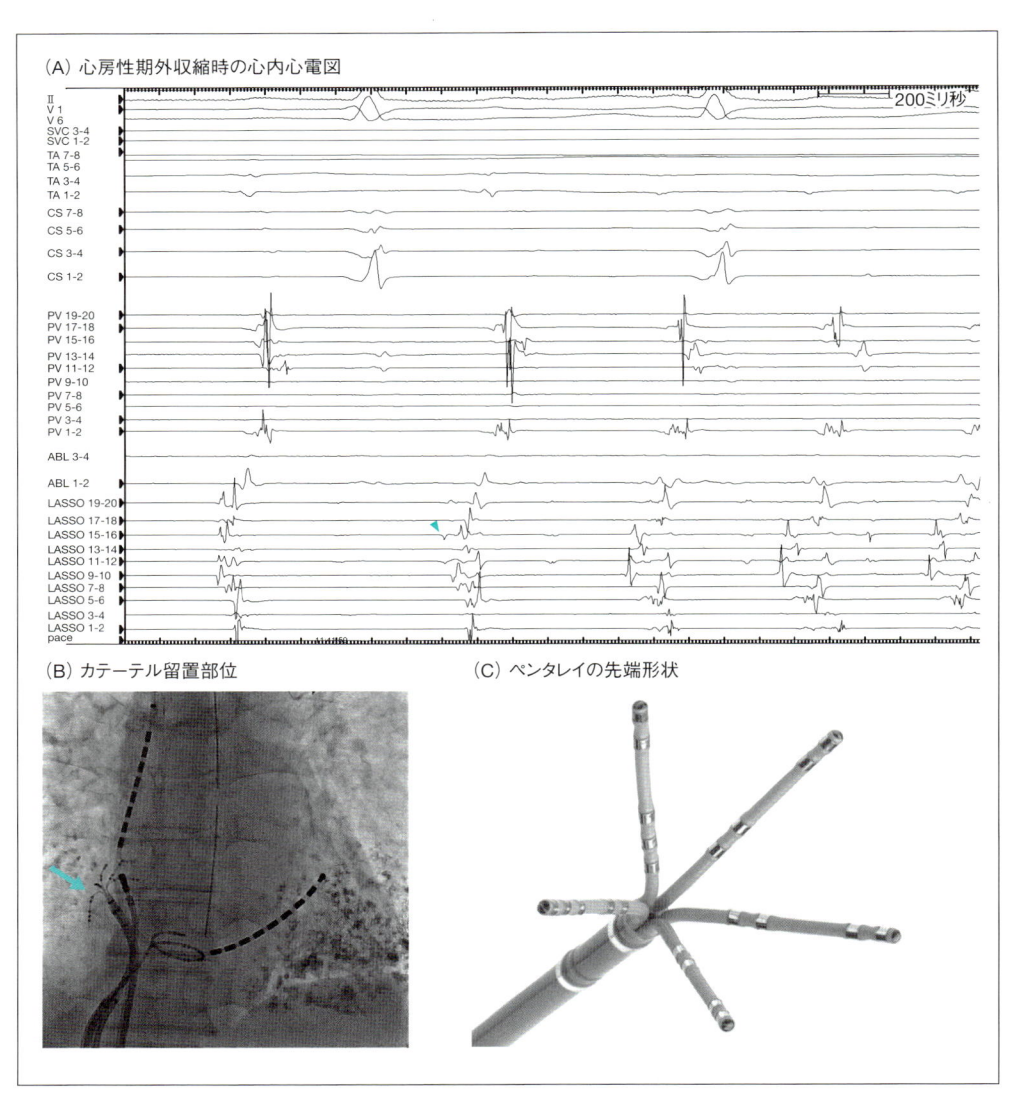

図13-9　66歳女性．発作性心房細動，2ndセッション
（A）高用量イソプロテレノール負荷を実施し，右房後側壁に置いたペンタレイ（LASSO 1-20 と表示）の15-16電極を最早期興奮部位とする心房細動の発症を認める．ペンタレイのすべての電極で心房興奮が記録され，なおかつ，15-16電極はインナー電極なので，この所見のみで，この興奮は巣状興奮であり，同部位が心房内最早期興奮部位であると証明できる．（B）透視正面像，ペンタレイは右房の後側壁に，アブレーションカテーテルチップは，治療成功部位に留置されている．（C）ペンタレイカテーテル（Biosense Webster 社）

ペンタ）のスプラインが広がると，直径で3 cm の円状の範囲をマッピング可能である．本カテーテルの特徴的な形状により，心耳や冠静脈洞入口部など解剖が複雑なところや，円周状マッピングカテーテルでは，心室の腱索を巻き込み，カテーテルが抜けなくなる可能性のあった房室弁輪部でも，マッピングが可能である．

◆ あるひとつの心房興奮をこのペンタレイで記録した際に，ペンタレイのすべての電極でその心房興奮が記録できて，さらに，ペンタレイの最外側以外の内側の電極が，その一連の心房興奮の最早期興奮部位であれば，その心房興奮は巣状興奮であり，なおかつ同部位がその心房興奮の最早期興奮部位ということになる（図13-9）．この所見は心房細動起源や心房性期外収縮起源の同定の際に非常に有用である．

◆ 余談だが，心房細動の症例は，アブレーション前に，ペンタレイで FAM（fast anatomical mapping）法を用い，両心房のジオメトリーを作製してみることをすすめる．ペンタレイは，従来のマッピングカテーテルでは困難であった心耳，冠静脈洞入口部，房室弁輪部のジオメトリーを詳細に描画可能である．心房内の解剖がつぶさに理解できていると，心房細動，心房性期外収縮起源を同定する際に非常に有利になる．

おわりに

◆ 発作性心房細動はもちろん，慢性心房細動にしても，再発を繰り返す原因のひとつとして，本章で述べた非肺静脈由来心房細動起源が治療不能なことがあげられる．これらの心房細動起源は同定が困難なことから，最初から治療を断念している場合もある．本章を参考に，このような心房細動起源の同定と治療を試みていただきたい．

私のとっておきの極意

- 高用量でイソプロテレノールを負荷し，心房細動を誘発する
- 非肺静脈由来の心房細動起源を同定する際には，心房全体にマッピングカテーテルを留置する．心房細動発症時の各電極の興奮順序，および，心房細動起源の好発部位や電気生理学的特徴を考慮しながら，心房細動起源の場所を絞っていく
- ペンタレイを使用すると，心房細動起源，心房性期外収縮起源の同定が容易となる

（桑原大志）

文 献

1) Oral H, et al.: J Cardiovasc Electrophysiol, 19: 466-470, 2008.
2) Kim DT, et al.: J Am Coll Cardiol, 36: 1324-1327, 2000.

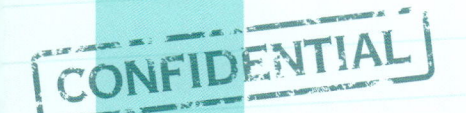

14 I群抗不整脈薬はどれくらい有効？
Case：心房細動アブレーション治療後

はじめに

◆ まず，はじめに申し上げておくが，筆者は心房細動 atrial fibrillation（AF）にI群抗不整脈薬を投与する場合には，数ある薬剤のなかでフレカイニドを最も多く使用してきたし，これからもそうするつもりでいる．フレカイニドは，1日2回の服用でよく，排泄経路が肝腎でほぼ半分ずつとバランスがよいために急激な血中濃度の上昇が少なく，Na チャネルのみならず，K チャネル抑制作用も有しており，その有効性および安全性は数多くの研究で実証されている[1,2]．器質的心疾患や虚血性心疾患がある場合には使用しづらいが，そうでなければ発作性 AF に対する第一選択薬として非常に使用しやすいと考えている．

A 抗不整脈薬はアブレーション後の再発を抑制するか？

◆ さて，本章の Question だが，AF に対する高周波カテーテルアブレーション radiofrequency catheter ablation（RFCA）は広く普及し，わが国での施行数は現在，年間20,000件以上におよぶ．それは RFCA により，とくに発作性 AF 症例で高い根治率が期待できるためだが，洞調律が術後長期間にわたって維持される症例でも，術後早期には一過性の AF または心房頻拍（AT）の再発が認められることがある（全症例の40～65％とされる）．この，一般的には術後3カ月までの短期再発は，ただちに不成功と判断する必要はないのだが[3]，それでも慢性期成功率は，短期再発のある症例において，ない症例に比べて明らかに低くなることが示されている．すなわち，短期再発があってもすぐに落ち込む必要はないものの，ないに越したことはないのである．

◆ この術後短期の AF または AT（AF/AT）の再発を，抗不整脈薬で抑制することで，慢性期再発率をさらに抑制できるのではないかと，アブレーション施行医の多くが期待するであろうし，筆者も以前はI群抗不整脈薬をしばしば使用していた．ただし，無作為に割り付けして，その効果を検証した研究はごくわずかしかない．

◆ J. F. Roux らが2009年に発表した報告[4]では，110例の発作性 AF 患者が術後6週間の抗不整脈薬投与群と非投与群に割り付けられ，後述する複合エンドポイントの発生率が比較されたが，図14-1に示すように，抗不整脈薬使用群でこのあいだのイベント発生率が有意に低いことが示された（19％ vs. 42％，$P=0.005$）．

◆ 図14-1は一見，非常にインパクトのあるカプラン-マイヤー曲線だが，この複合エンドポイントの中身をみてみると，①24時間より長く続く心房性不整脈，②入院やカルディオバージョンを必要とする症状の強い不整脈，③中止や変更を要する抗不整脈薬の不耐性の

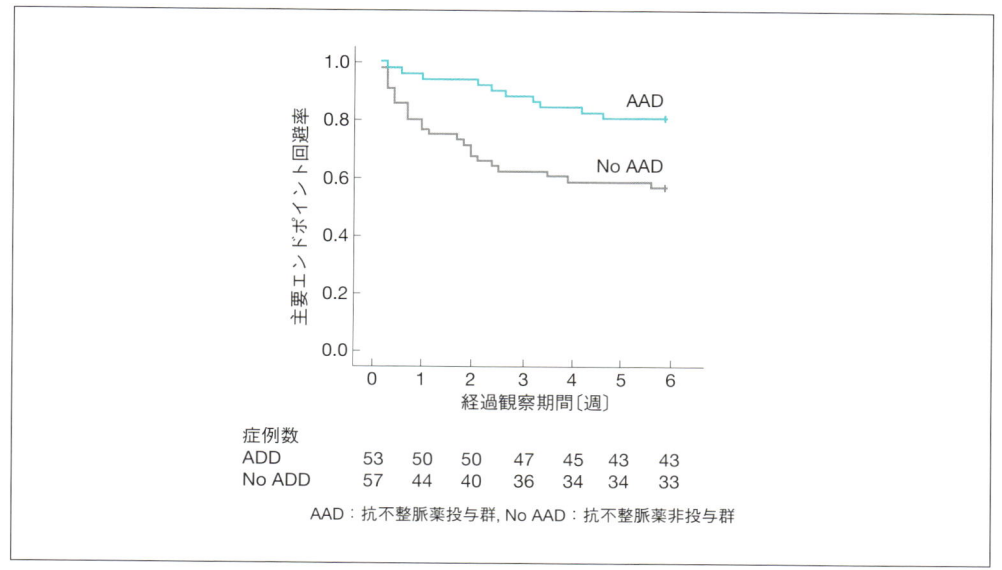

図14-1 Rouxらによる発作性心房細動アブレーション後のフォローアップデータ
経験的抗不整脈薬投与群で主要エンドポイントが有意に抑制された．

〔Roux JF, et al.：Circulation, 120：1036-1040, 2009を一部改変〕

発生率であって，けっしてすべてのAT/AF（30秒以上持続）の再発が比べられたわけではなく，そのデータも提示されていない．さらに，抗不整脈薬は経験的に使用されており，フレカイニド（206±54 mg/日），プロパフェノン（479±115 mg/日），ソタロール（194±41 mg/日），ドフェチリド（500 mg/日，日本未承認）が用いられたが，個々の抗不整脈薬の有効性は示されていない．そのほかにも，2度目のアブレーション症例が25％いたり，transtelephonic monitorが30日間しか貸し出されていなかったりといった細かな点も目につく．したがって，その後の報告[5]で6週間経過後の慢性期不整脈再発率に両群で差がなかったことが示されても（72％ vs. 68％，$P=0.84$），研究デザインがうまくマッチしなかったのではないかという懸念をもった．

B フレカイニドによる不整脈再発抑制効果の検討

◆ そこで，筆者自身で前向き研究[6]をデザインした．当院で初回のAFアブレーションを行う症例を，術後にフレカイニドを3カ月間服用する62例と，抗不整脈薬なしの64例に無作為に割り付けし，AF/AT再発率を比較した．主要エンドポイントは術後3カ月間に発生する，30秒より長く持続するあらゆるAF/ATの再発とし，二次エンドポイントを同期間における，①24時間より長く持続するAF/ATと，②カルディオバージョンまたは入院を必要とするAF/AT再発の複合とした．これは，前の項目でふれたRouxらの報告[4]の主要エンドポイントを意識して設定した．

◆ さらに，術後3カ月経過し，全例で抗不整脈薬を中止したのちの慢性期AF/AT再発率も比較した．悩んだのはフレカイニドの投与量だが，あえて体重50 kg以上で150 mg/日，50 kg未満で100 mg/日と，欧米に比べて少量とした．経験的に，それでも不整脈は十分抑制されるだろうと予測したのである．結果的に，フレカイニド群の投与量は143±19 mg/

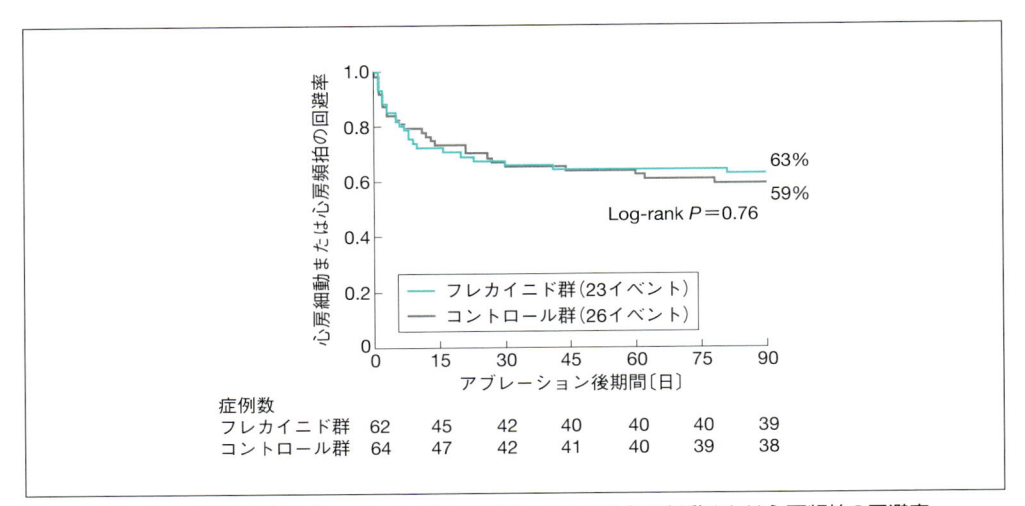

図14-2 当院での心房細動アブレーション後3カ月間のあらゆる心房細動または心房頻拍の回避率
フレカイニド群とコントロール群で不整脈再発率に差を認めなかった．
[Hayashi M, et al.: Europace, 16: 1160-1167, 2014を一部改変]

日（2.2±0.4 mg/kg）となった．

◆ 患者背景に両群で差はなく，持続性心房細動が全体の約3割であった．とくに大切なフォローアップ期間中の不整脈再発の確認には，オムロン社の携帯心電計（HCG 901）を用いた．これを全症例に4カ月間貸し出し，まったく無症状でも1日最低2回は30秒ずつ記録をとってもらった．アブレーション手技は，両側肺静脈隔離に加えて多くの症例で線状焼灼を追加する当院の通常のプロトコルにのっとった．

◆ このような方法で研究を継続し，目標症例数に達して得られた主要エンドポイントの結果が図14-2だが，意外な結果と思わざるをえなかった．フレカイニド群とコントロール群でまったく差を認めず，どちらも4割程度（37% vs. 41%，$P=0.76$）の不整脈再発率であった．それでは，二次エンドポイントとした，臨床上の重い不整脈の発生率はどうであったかというと，ややフレカイニド群で低いように見うけられるが，10% vs. 14%で統計学的にはまったく有意ではなかった（$P=0.45$，図14-3）．当然のことながら，早期観察期間終了から1年後（アブレーションから15カ月後）の抗不整脈薬中止下におけるAF/AT再発率も22% vs. 28%と有意差はなかった（$P=0.68$）．

◆ 本研究[6]がネガティブスタディに終わったおもな要因に，RFCA術後早期の不整脈再発機序があげられるだろう．通常のAFとは異なり，RFCA後には温熱障害による炎症反応や自律神経の修飾が起こり，それらが不整脈再発の原因となりうる[7,8]．また，術後短期間のステロイドやコルヒチンの投与がAF再発を抑制することも示されている[7,9]．Ⅰ群抗不整脈薬では，これらの機序によるAFを抑制しえなかったのであろう．もちろん，フレカイニドの用量が少なかったことが原因となった可能性もある．Rouxら[4]の研究のように200 mg/日を使用していれば，結果は変わったかもしれない．しかし，143±19 mg/日という投与量は，通常のAF患者に対しては経験的に有効であるし，国内の有名施設での投与量と比較しても少なくはない[10]．また，海外でのフレカイニドの臨床研究で用いられ

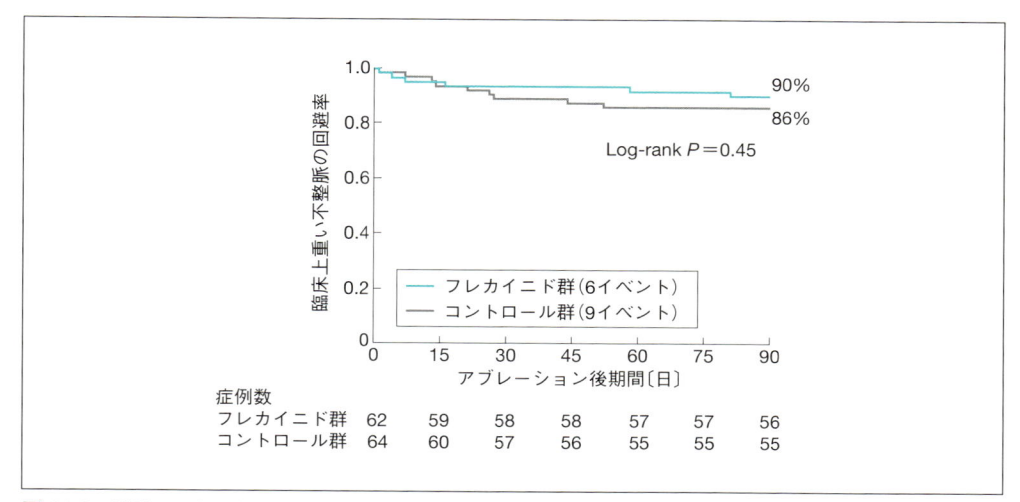

図14-3 当院での心房細動アブレーション後3カ月間の臨床上重い不整脈の回避率
フレカイニド群とコントロール群で，24時間より長く続く心房細動または心房頻拍（AF/AT）や，直流通電や入院を要するAF/ATの発生率に差を認めなかった．

[Hayashi M, et al.: Europace, 16: 1160-1167, 2014を一部改変]

る用量はほぼ200 mg/日だが，対象患者の平均体重は80 kgを優に超えており[2,4]，体重あたりで換算すればそれほど大きな違いにはならないはずである（本研究のフレカイニド群の平均体重は67 ± 13 kg）．

◆ Rouxらの研究[4]の主要エンドポイントとほぼ同様に設定した二次エンドポイントでも差がつかなかったことは，さらに解釈が難しいが，そもそも彼らの論文ではイベントが多すぎるように思える．わずか術後6週間の観察期間中に抗不整脈薬投与群で19%のイベント発生率（p.95, 図14-1）というのは，本研究のコントロール群と比べても明らかに高いし，全体の4分の1も2ndセッションの症例がいるのに，対照群でのイベント発生率は40%を超えている（統計学的には有意差がつきやすいだろうが）．繰り返しになるが，彼らの研究では全員が発作性AF症例である．

C アブレーション後の不整脈管理

◆ フレカイニドがすべてのI群抗不整脈薬を代表するわけではもちろんないが，本研究の結果が明らかになって以降，当院では，筆者も他のアブレーターの先生も，RFCA後の再発予防にI群薬を処方することはほとんどなくなった．現在，多くの症例は無投薬で経過観察され，長期持続性AF症例にときどきベプリコール（100 mg/日が基準で身体の大きい男性の場合150 mg/日）が処方される程度である．それでも以前に比べて，とくに術後の不整脈管理には難渋していない．

◆ 強力なIII群抗不整脈薬であるベプリコールは術後短期間のAF/AT再発を減らしている印象があり，もしかすると抗不整脈薬中止後に慢性期のAF/AT再発も抑制しているかもしれないが，投与開始から効果を発揮するまで時間がかかるために臨床研究をデザインするのが難しい．欧米のようにソタロールが保険償還されれば便利に使用できるかもしれない

が，現状ではその可能性はほとんどない．それでも，今後はアブレーション後短期間に投与される抗不整脈薬は，I群薬よりもIII群薬が中心になるのではないだろうか．

◆ ちなみに，わが国における AF アブレーションの登録研究である J-CARAF（Japanese Catheter Ablation Registry of Atrial Fibrillation）研究[11]の最新データでは，退院時に全体の 29.5％でI群薬，17.6％でベプリコール，5.8％でアミオダロンを処方されている．

おわりに

◆ 本書は「とっておきの極意を明かす」という企画であるが，本章でふれた内容はあくまで当院で行われた研究に基づいた筆者の私見である．筆者らのデータはアブレーション後のI群抗不整脈薬使用を推奨するものではなかったが，今後，さらなる研究の蓄積により，こうした症例における抗不整脈薬の有効な使用法が明らかとなることを願っている．

◆ なお，フレカイニドは一般的な発作性 AF や直流除細動後の AF の再発抑制には確固たるデータがある優れた薬剤であることをここにもう一度述べておく[1,2]．

私のとっておきの極意

フレカイニドは通常の心房細動には非常に有効だが，カテーテルアブレーション後短期間の予防的投与では，不整脈の早期再発も慢性期再発も抑制しがたい．そのような効果を期待してI群抗不整脈薬を用いるよりは，抗不整脈薬は投与しないか，ベプリコールなどIII群抗不整脈薬を使用する方がよいと思われる．

（林　明聡）

文献

1) Aliot E, et al.: Europace, 13: 161-173, 2011.
2) Kirchhof P, et al.: Lancet, 380: 238-246, 2012.
3) Calkins H, et al.: Europace, 14: 528-606, 2012.
4) Roux JF, et al.: Circulation, 120: 1036-1040, 2009.
5) Leong-Sit P, et al.: Circ Arrhythm Electrophysiol, 4: 11-14, 2011.
6) Hayashi M, et al.: Europace, 16: 1160-1167, 2014.
7) Koyama T, et al.: J Am Coll Cardiol, 56: 1463-1472, 2010.
8) Pappone C, et al.: Circulation, 109: 327-334, 2004.
9) Deftereos S, et al.: J Am Coll Cardiol, 60: 1790-1796, 2012.
10) Takada M, et al.: J Clin Pharm Ther, 30: 5-12, 2005.
11) Murakawa Y, et al.: J Arrhythmia, 30: 362-366, 2014.

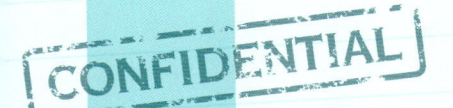

15 アブレーションを行う？ 行わない？-1
Case：無症候性心房細動

A 心房細動に対するカテーテルアブレーションの適応

◆ 心房細動 atrial fibrillation（AF）は日常臨床において最も多く遭遇する頻脈性不整脈のひとつであるが，カテーテルアブレーションはすべての症例が同様に適応となるわけではなく，適応に苦慮することが最も多い不整脈である．心房細動に対するカテーテルアブレーションのよい適応は，①薬剤抵抗性であること，②自覚症状を有すること，③高度の左房拡大をともなわない発作性心房細動，もしくは持続期間が比較的短い持続性心房細動であり，近年，改訂されたガイドライン上では，高度の左房拡大や高度の左室機能低下を認めず，かつ重度の重症肺疾患のない有症候性発作性心房細動例では，抗不整脈薬が1剤でも無効であれば，経験のある施設でのカテーテルアブレーションがクラスIとして推奨されている[1]．

心房細動に対するアブレーションの意義

◆ カテーテルアブレーションの最大のメリットは，薬物療法が無効な心房細動に対する自覚症状の改善である．心房細動発作時の自覚症状が強い症例ほど，カテーテルアブレーションの恩恵が受けられる可能性が高い．

◆ 発作性心房細動に対する抗不整脈薬を用いた洞調律維持の長期効果に関しては，さまざまな研究で明らかになっており，再発が多く，徐々に発作頻度や持続時間が増加し，数年の経過で慢性化してしまう．さらに，1剤の抗不整脈薬が無効であれば，他剤に変更しても再発率は高いことが報告[2]されているため，抗不整脈薬が1剤でも無効であれば，カテーテルアブレーションを考慮することが推奨されている．

◆ 心房細動の非再発率に関する抗不整脈薬とカテーテルアブレーション効果の差は複数の比較試験が行われ，抗不整脈薬によるリズムコントロールは圧倒的に再発率が高いことが報告[3~6]されていること，さらに，自覚症状やQOLの改善効果もカテーテルアブレーションが優位であることが報告されており，カテーテルアブレーションを行う意義として自覚症状の改善は最も重要なポイントのひとつとなる．

心房細動に対するアブレーションの問題点

◆ 一方で，心房細動に対するカテーテルアブレーションは，「心房細動を根治できる可能性」を秘めた治療法であるものの，現在でもさまざまな未解決の問題点を有している．

◆ ひとつめの問題点としては，長期間に及ぶ心房細動の再発評価法が確立されていないことである．非侵襲的に24時間・365日不整脈を監視できるシステムが理想的ではあるものの，

現状では，24時間ホルター心電図や携帯心電計，イベントレコーダーなどを駆使して再発評価を行っているため，短時間の無症候性心房細動の検出が困難である．将来的に，新たな非侵襲的なモダリティが登場することが期待される．

◆ もうひとつの問題点は，アブレーション術後の抗凝固療法中止の可否である．単一施設での報告例は認められるが，抗凝固療法中止の可否に関する大規模臨床試験は存在せず，今後さらなる検討が期待される．根治可能であれば，抗凝固療法中止の可能性を秘めているが，現状では $CHADS_2$ スコア2点以上の症例においてはアブレーション後も抗凝固療法を継続することが推奨されている．

B 無症候性心房細動の臨床的問題点

◆ 心房細動患者のなかには，まったく発作に気がつかない無症候性心房細動例も多く存在する．当院でのコホート研究において，初回の心房細動発作で受診した心房細動患者の約3分の1は無症状であったことを報告した[7]．無症候性心房細動は自覚症状がないため，QOLが保たれている場合が多いが，一方ではいくつかの臨床的問題点も有している（図15-1）．

◆ 無症候性心房細動では初診時の心エコー検査において，有症候性心房細動と比較して有意に左房径が大きく[7]，無症候性発作性心房細動例では，有症候性心房細動と比較して持続性心房細動への移行が有意に速い[8]．つまり，自覚症状がないため発見が遅くなり，慢性化や左房拡大といった心房細動の進行が有症候性と比較して速い可能性が示唆される．さらに，自覚症状がないため，積極的なリズムコントロールなどの治療介入が行われずに慢性化が助長されることも懸念される．

◆ 心房細動患者の約3分の1は無症候性であるにもかかわらず，現在のガイドラインでは無症候性心房細動に対するカテーテルアブレーションの適応はクラスⅡbとなっており，積極的な推奨はなされていない[1]．この理由としては，すでにふれたとおり，まず心房細動に対するカテーテルアブレーションの長期成績や予後効果が明らかにされていないことがあげられる．心房細動がカテーテルアブレーションにより根治可能であれば，血栓塞栓症や心不全を減少させて予後が改善できる期待はもたれているものの，現在のところ大規模な臨床データが不足しており，あくまでも自覚症状やQOLの改善に重点を置いた適応と

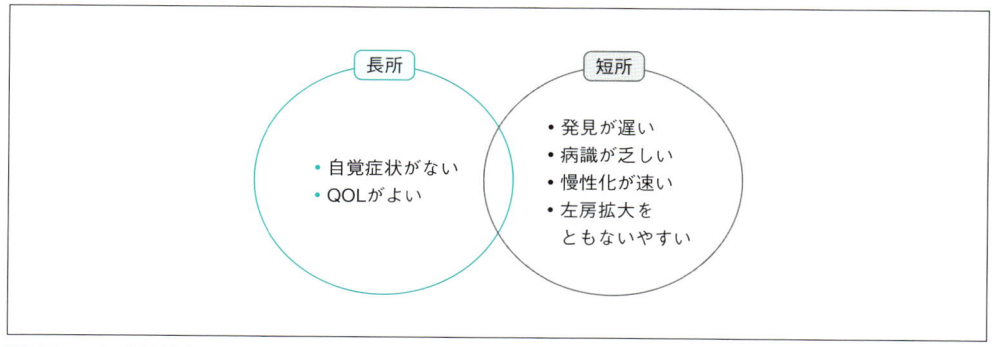

図15-1 無症候性心房細動が抱えるジレンマ

長所
- 自覚症状がない
- QOLがよい

短所
- 発見が遅い
- 病識が乏しい
- 慢性化が速い
- 左房拡大をともないやすい

◆ しかしながら，とくに若年者の無症候性心房細動に対して，自覚症状がないからといって治療介入せず，早期に慢性化してしまう過程を経過観察のみとし，アブレーションのタイミングを逃してしまうことがよいのか，疑問が残る．無症候性心房細動に対するカテーテルアブレーションのメリットと臨床的問題点を表15-1に示す．

表15-1 無症候性心房細動に対するカテーテルアブレーションのメリットと問題点

メリット
・心房細動が根治できる可能性がある 　→将来的な長期抗凝固療法を回避できる可能性 ・心機能や運動耐容能の改善が期待できる
問題点
・自覚症状がないため病識が乏しい 　→侵襲的治療を受け入れられない可能性 ・自覚症状がないため再発評価がより困難 ・心房細動の持続期間が長いと再発率が高い可能性がある

C どのような無症候性心房細動症例に対してカテーテルアブレーションを検討すべきか？

◆ 無症候性心房細動に対する治療介入は，今後さらなる検討が必要となるであろうが，持続性心房細動に移行して数年経過するとカテーテルアブレーションの治療成績も低下する可能性があり，患者に治療法の選択肢を説明し，患者自身の希望を聞くことが現時点では重要と考えられる．そのうえで，カテーテルアブレーションをすすめるポイントを提示する（表15-2）．

表15-2 無症候性心房細動にカテーテルアブレーションをすすめるうえでの3つのポイント

①抗不整脈薬や電気的除細動が無効である（病識をもたせる）
②比較的若年であり，将来的な抗凝固療法が回避可能と考えられる症例（CHADS$_2$スコア2点未満）
③持続性心房細動例では左房拡大が軽度であり，持続期間が長期でない（1～2年程度）

抗不整脈薬や電気的除細動が無効であること

◆ すでにふれたとおり，カテーテルアブレーションは抗不整脈薬より優れたリズムコントロール治療であることは間違いないが，臨床上は第一選択として抗不整脈薬が現在も使用されている．個人的には，抗不整脈薬を最初に用いる最大の理由として，患者側の病状や治療への受け入れかたを見きわめる意味が大きいと考えている．

◆ おそらく，はじめて心房細動と診断され，初診の段階でカテーテルアブレーションを受け入れることは，多くの場合，困難であろう．治療経過において，抗不整脈薬が無効である，あるいは無効になってきたことを医師および患者が認識することによって，患者に次のステージの治療を推奨するひとつの判断材料を提供できるきっかけとなる．とくに，抗不整脈薬の投与にかかわらず発作性心房細動から持続性心房細動に移行してきた症例，さらには電気的除細動後も早期に再発が認められるような症例には，症状の有無にかかわらずア

比較的若年であり，CHADS$_2$スコア2点未満であること

◆ これまでに述べたとおり，現状では CHADS$_2$ スコア2点以上の症例においては，アブレーション後も抗凝固療法を継続することが推奨されている．さらに，無症候性心房細動では自覚症状がないため，術後の心房細動の再発に気がつかない可能性もあることから，CHADS$_2$ スコア2点以上の症例では，術後に抗凝固療法を中止することは，より困難であると考えられる．

◆ CHADS$_2$ スコア2点未満であれば，長期の抗凝固療法を回避できる可能性があるが，有症候性心房細動症例以上に，より慎重なフォローアップが必要となる．

高度の左房拡大をともなわず，比較的持続期間が短いこと

◆ 心房細動の持続期間が長くなると，慢性的な左房負荷により，左房径が拡大することは臨床上よく知られており，そこに弁膜症や心筋症などの器質的異常が加わると，圧負荷や容量負荷により，さらに高度となる．心房細動に対するカテーテルアブレーションの標準的な方法である肺静脈隔離術は，左房径の拡大とともにその治療成績が低下することが報告されており[9]，左房拡大例では肺静脈隔離術にさまざまな付加的焼灼術が必要となる可能性が高い．よって，高度の左房拡大例では，有症候性であってもクラスⅡbの適応となっている[1]．

◆ 長期間持続する無症候性心房細動に対するカテーテルアブレーションの運動耐容能およびQOL改善効果も報告[10]されているが，同報告でも，肺静脈隔離術に加えて非肺静脈起源の trigger や substrate への付加治療がなされている．すでに述べたとおり，無症候性心房細動は左房径が大きく慢性化しやすいため，アブレーション施行の際は治療のストラテジーにも配慮が必要となる可能性が示唆される．

おわりに

◆ 無症候性心房細動に対するカテーテルアブレーションは，患者のニーズに合わせることが重要であり，治療のメリット・デメリットを患者と十分に話し合ったうえで適応を決定することが望ましいと考えられる．

私のとっておきの極意

- 無症候性心房細動患者の治療の第一歩は患者教育である
- 無症候性心房細動患者に対するカテーテルアブレーションは，有症候性患者に対するものよりハードルが高い治療と認識すべきである

（大塚崇之）

文 献

1) 日本循環器学会 編：カテーテルアブレーションの適応と手技に関するガイドライン．循環器病の診断と治療に関するガイドライン2012（2010-2011年度合同研究班報告），2012.
http://www.j-circ.or.jp/guideline/pdf/JCS2012_okumura_h.pdf（2015年3月現在）
2) Endo A, et al.: Circ J, 74: 870-875, 2010.
3) Pappone C, et al.: J Am Coll Cardiol, 48: 2340-2347, 2006.
4) Stabile G, et al.: Eur Heart J, 27: 216-221, 2006.
5) Wazni OM, et al.: JAMA, 293: 2634-2640, 2005.
6) Jaïs P, et al.: Circulation, 118: 2498-2505, 2008.
7) Senoo K, et al.: Circ J, 76: 1020-1023, 2012.
8) Senoo K, et al.: Circ J, 78: 1121-1126, 2014.
9) Miyazaki S, et al.: J Cardiovasc Electrophysiol, 22: 621-625, 2011.
10) Mohanty S, et al.: J Cardiovasc Electrophysiol, 25: 1057-1064, 2014.

16 アブレーションを行う？ 行わない？ -2
Case：70歳女性の慢性心房細動

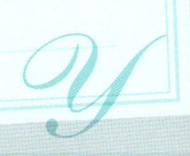

はじめに

◆ 心房細動がカテーテルアブレーションによって根治可能となって約15年が経過した．多くの患者が心房細動および脳梗塞を生じる危険から解放され，医療の進歩の恩恵にあずかっている．しかし，すべての心房細動患者にアブレーション手術の適応があるわけではなく，現場にはかなりの混乱が生じている．

◆ 当院にも一般臨床医の方々から多くの患者の紹介があるが，「せっかくご紹介いただきましたが，残念ながら治療の適応がありません」というかたちでお帰りいただくことも少なくない．「いったいどのような患者に適応があるのか，はっきりとさせてほしい」というような声もしばしば耳にする．

◆ 本章では，実例を提示しながら，現在の心房細動カテーテルアブレーションの適応をどのように考えたらよいのか概説してみたい．

> **Case 1**
> 70歳女性．今回，近医からの紹介で来院．
> 約10年前より心房細動と診断されており，2年ほど前からは慢性心房細動で固定している．自覚症状はとくにない．最近は心房細動が根治できるようになったと聞き，主治医から手術をすすめられて来院した．

◆ さて，このような患者が来院した場合，外来担当医はどのように考えたらよいのであろうか？　また，このような患者にアブレーション手術をすすめた主治医の判断は正しいのだろうか？

◆ 以下，多面的に考えてみたい．

A ガイドラインにおける心房細動カテーテルアブレーション

◆ まず，学会のガイドラインにおいて，心房細動カテーテルアブレーションがどのように推奨（または制限）されているのかをみてみよう．2011年に改訂された日本循環器学会「不整脈の非薬物治療ガイドライン」[1]において，心房細動に対するカテーテルアブレーション治療にクラスⅠ適応〈治療すべきである〉が追加され，表16-1のように表記された．

表16-1 心房細動カテーテルアブレーションの適応

Class Ⅰ:
1. 高度の左房拡大や高度の左室機能低下を認めず,かつ重症肺疾患のない薬物治療抵抗性の有症候性の発作性心房細動で,年間50例以上の心房細動アブレーションを実施している施設で行われる場合

Class Ⅱa:
1. 薬物治療抵抗性の有症候性の発作性および持続性心房細動
2. パイロットや公共交通機関の運転手等職業上制限となる場合
3. 薬物治療が有効であるが心房細動アブレーション治療を希望する場合

Class Ⅱb:
1. 高度の左房拡大や高度の左室機能低下を認める薬物治療抵抗性の有症候性の発作性および持続性心房細動
2. 無症状あるいはQOLの著しい低下を伴わない発作性および持続性心房細動

Class Ⅲ:
1. 左房内血栓が疑われる場合
2. 抗凝固療法が禁忌の場合

出典:日本循環器学会学術委員会合同研究班 編:循環器病の診断と治療に関するガイドライン(2010年度合同研究班報告).不整脈の非薬物治療ガイドライン(2011年改訂版),p.15-16, 2011.
http://www.j-circ.or.jp/guideline/pdf/JCS2011_okumura_h.pdf (2015年3月現在)

◆ クラスⅠ適応が得られたことは,心房細動のアブレーション治療の効果が広く認識されたことを意味する.しかし,クラスⅠ適応には,経験の多い施設での手術および薬剤抵抗性,有症候性という制限がついており,症状のない場合には(発作性,持続性ともに)クラスⅡbという低い適応になっている.そして年齢に関する記載はされていない.

◆ 本章であげた症例は,ガイドラインからはクラスⅡb「無症状あるいはQOLの著しい低下を伴わない発作性および持続性心房細動」という枠に入る.クラスⅡbとは,〈有益であるという意見が少ない〉という分類であって,あまりよい適応ではないが,クラスⅢの〈有害である〉には該当しておらず,治療適応がないわけではないとも解釈できる.つまり,ガイドラインからは結局よくわからない.

◆ 心房細動の治療方針を考えるうえでは,症状,年齢,そして進行度の3点を基準として総合的に考えるのが基本であるが[2],このガイドラインでは,異なる進行度の心房細動(発作性と持続性)を同列に扱っていることや,年齢に関する記載がないことなど,現場の判断に非常に重要なポイントが含まれていないために,症例ごとの異なる状況に対応できていない.では,もう一歩踏み込んで話を進めてみよう.

B 心房細動カテーテルアブレーションの治療成績（進行度との関係）

◆ 治療成績は,手術を行うかどうかの判断に大きくかかわってくる.そして,アブレーションの治療成績は心房細動の進行度によって大きく異なる.

◆ 心房細動はその早期段階では発作性心房細動であり,その原因は肺静脈およびその周辺組織に限局している.カテーテルで治療するのに適しており,90％以上の根治率が得られる.一方,心房細動が進行して持続性および長期持続性(慢性)になると,その原因は肺静脈に

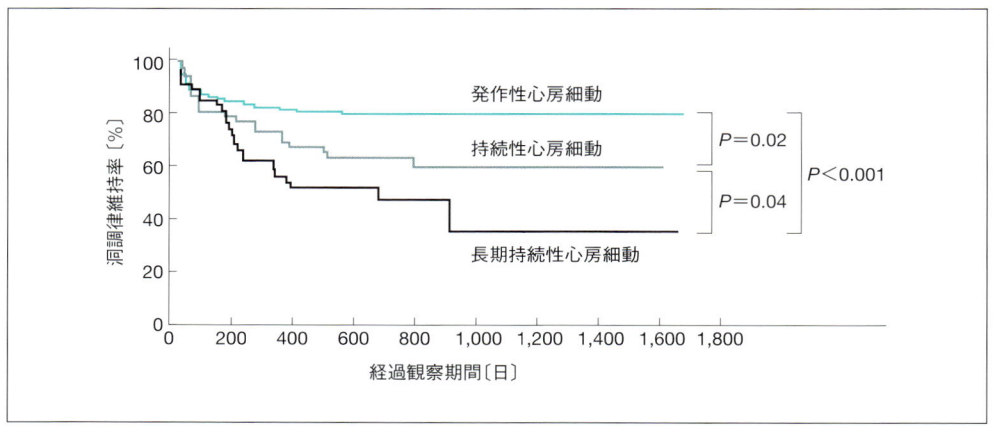

図16-1 進行度によって異なる心房細動カテーテルアブレーションの成績

[Matsuo S, et al.: Am Heart J, 161: 188-196, 2011を一部改変]

とどまらず心房全体へと波及してしまう．このような状態への攻略法もいろいろ開発されてはいるものの，拡散してしまった原因を根絶することは不可能であり，その治療成功率は60〜70％程度にとどまる[3,4]（図16-1）．この成績はこの数年間ほぼ横ばいであり，とくに慢性心房細動における治療の限界を考慮すれば，今後も大きく変わることはないと思われ，成績はほぼこのレベルで固定したともいえる．

◆ このように，発作性心房細動と持続性から慢性の心房細動では治療成績が大きく異なり，治療適応を考えるうえでも，両者は別々の病態として考慮しなくてはならない．ここからは，心房細動の進行度に応じた治療適応の考えかたについて概説しよう．

発作性心房細動の場合

◆ 心房細動の進行度は，治療の成功率に直結する．進行度の低い発作性心房細動の状態であれば，アブレーションによって9割がたの患者を根治させることができるため，「根治できる可能性が高い」ことを前提として考えを進められる．そして，より重点的に考えるべきなのは，症状の有無と年齢ということになる．

◆ 症状の有無は患者が困っているかどうかを意味し，有症状の患者がよい適応であることはガイドラインにも明記されているが，無症状の場合でもそのままでよいわけではない．心房細動が進行して慢性化し，将来的に脳梗塞を生じるかどうかという面においては，現段階で症状があるかどうかということはあまり意味をもたない．心房細動が進行性疾患であることを考えれば，症状のない患者においても早期に根治させることを考えるのが自然であろう．

◆ 一方で，年齢は大きな意味をもつ．心房細動には自然治癒がなく，根治手術をしない場合には生涯にわたって付き合っていくということを考えれば，若い世代における適応は高い．

◆ しかし，高齢者では話が大きく異なる．心房細動は基本的に良性疾患であること，そして，アブレーション手術にはリスクもともなうことを考えれば，高齢者に対してリスクをおか

して手術をすることが得策とはいえないことも多い．症状が強くて困っているようなケースを除いて，70歳を超えた患者においては，十分慎重に適応を考えるべきであろう．

持続性から慢性の心房細動の場合

◆ さて，心房細動が進行して持続性から長期持続性となった場合には，発作性の場合とは状況が異なる．発作性のように高い成功率は期待できないために，「手術をしても根治はできないかもしれない」ということを前提に適応を考えなければならない．つまり，より慎重に適応を考える必要があるわけだ．

◆ そして，もうひとつの相違点として，ほとんどの患者には症状がない．慢性心房細動患者は無症状で，健診などで発見され，とくに困ってはいないことが多い．こういう患者の手術適応を考えるうえでは，年齢の占める比重がより増してくる．高齢者（70〜75歳以上）の慢性心房細動の場合には，通常はアブレーション手術の適応はない．それよりも，きちんと抗凝固治療を行いながら，うまく心房細動と付き合っていくことが最善の選択となる．

◆ 一方で，若年者の慢性心房細動の場合にはカテーテル手術の適応が高い．たとえ無症状であっても，根治的手術を行わなければ生涯にわたって心房細動と付き合っていかねばならないのだから，少ないチャンスではあっても根治を目指すことには大きな意味があろう．実際に，30〜40歳代の若年者が健診で心房細動を指摘され，すでに慢性心房細動となっているようなケースでは，将来を考えて積極的な治療をすすめるべきであろう．

◆ このように，心房細動という疾患は，その年齢，症状，進行度などにおいて多彩な病型を呈するために，カテーテルアブレーションの適応を決めるのも簡単ではない．単純に，何歳までは手術適応があるなどといえるものではない．それぞれの病状を把握したうえで患者本人とよく話し合い，最終的な治療方針を患者とともに決める必要がある．

本症例を振り返ってみて

◆ ここで，本章で例示した症例に戻って治療適応を再考してみよう．この患者は70歳と高齢であり，慢性心房細動で自覚症状はほとんどなく，心房細動で困っているわけではない．すでに慢性化して数年が経過し，カテーテルアブレーションによって根治できる確率はあまり高くない．そのような状況で，あえてリスクをおかしてアブレーション手術を行うことが必要なのだろうか？　それが得策なのであろうか？　正解はひとつではない．70歳はまだ若いと考えるのであれば，積極的なアブレーション手術を行う道もある．しかし，あと10〜20年間，抗凝固薬を服用してうまく付き合っていくのが無理のない選択肢ではなかろうか．私が主治医であれば，この症例の場合にはカテーテル手術は選択しないと思う．

おわりに

◆ 以上，「70歳女性の慢性心房細動」という例をあげて，治療方針について考察してみた．カテーテルアブレーションによって心房細動が根治可能となったことから，すべての心房細動患者に手術適応があるかのような誤解が生まれてきているが，まだまだアブレーション手術には限界がある．

◆ 本章で記載したように，患者の年齢，症状，そして心房細動の進行度を総合的に考えて，個々の患者にとって最善の道をオーダーメイドで考えることが重要である．

私のとっておきの極意

・心房細動に対するカテーテルアブレーションの適応は，患者の年齢によって判断が大きく異なる
・年齢の若い患者では，症状や進行度にあまり関係なく，アブレーションによる根治を目指すことが望ましい
・高齢者においては，保存的にうまく付き合っていく方が得策である場合が多い．70歳で慢性心房細動になっている患者では，通常，アブレーションの適応は低い

（山根禎一）

文献

1) 日本循環器学会 編: 不整脈の非薬物治療ガイドライン（2011年改訂版）．循環器病の診断と治療に関するガイドライン（2010年度合同研究班報告），2011. http://www.j-circ.or.jp/guideline/pdf/JCS2011_okumura_h.pdf（2015年3月現在）
2) 山根禎一: その心房細動, 治しますか？付き合いますか？ 第3版. 中外医学社, 2014.
3) Brooks AG, et al.: Heart Rhythm, 7: 835-846, 2010.
4) Matsuo S, et al.: Am Heart J, 161: 188-196, 2011.

17 リズムコントロールを行う？
Case：心不全を合併する心房細動

A 心房細動と心不全

- 心不全と心房細動は深い関係にある．まず，心房細動 atrial fibrillation（AF）は心不全発症の原因となり，心不全は心房細動発症の原因となる（図17-1）．これには図17-2に示すような機序がはたらいていると思われ，心不全と心房細動は悪循環の関係であるといえる．

- さらに，その両者が合併することで，予後や QOL が悪化してしまう．心不全の合併により動悸・ふらつきなどの心房細動の症状が悪化し，心房細動の合併により息切れや運動耐容能の低下などの心不全症状が増悪し，図17-2で示した悪循環がさらに進行するために心不全の予後が悪くなる．また，心不全患者に植込まれていることが多いデバイス〔植込み型除細動器（ICD）や両心室ペースメーカー（CRT）〕の適切な作動がさまたげられてしまう．

- この悪循環を断ち切ることができるリズムコントロールは，心不全の治療に有益であると考えられる．

B 薬剤によるリズムコントロール対レートコントロール

- リズムコントロールに用いられる抗不整脈薬は，洞調律維持効果が不十分であるうえに，心毒性や陰性変力作用の問題がある．心不全患者にも比較的使いやすい抗不整脈薬はアミオダロンであるが，やはり，リズムコントロールを目指しても洞調律が維持できないことの方が多いし，致死的な心外合併症もある．一方，レートコントロールを保存的に行う場合，ジギタリスや Ca 拮抗薬，β遮断薬を用いるが，これらの薬にも中毒性もしくは陰性変力作用があり心不全や予後を増悪させるリスクがある．また，良好なレートコントロールが得られないこともしばしばある．

- それぞれ長所・短所がある治療方針だが，心房細動患者に対してレートコントロールを行った場合とリズムコントロールを保存的に行った場合は，予後に差がないことはよく知られている．AFFIRM（Atrial Fibrillation Follow-up Investigation of Rhythm Management）研究は最もよく知られた研究であるが，他にも同様の研究が数多くなされており，同様の結果が示されている（p.111，図17-3）．

- しかし，心不全患者に合併した心房細動に関しては，図17-2に示したような悪循環があるため，悪循環を断ち切ることのできるリズムコントロールのメリットはより大きいと考

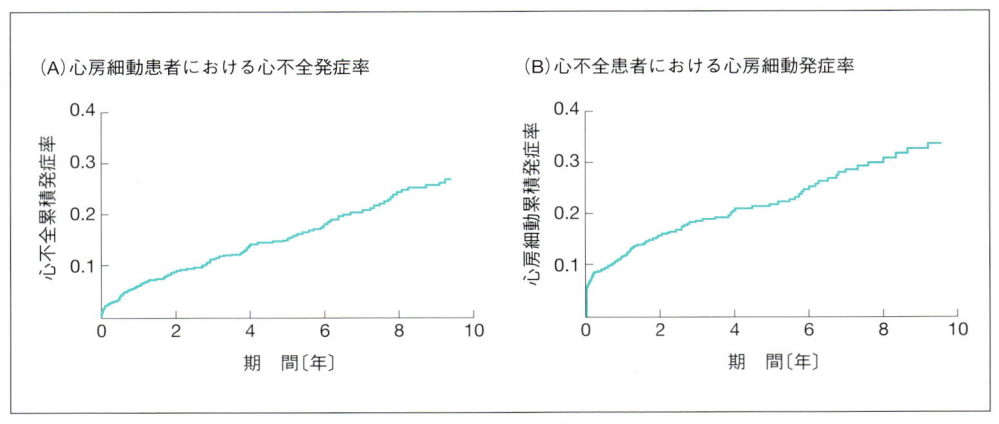

図 17-1 心房細動は心不全の原因となり，心不全は心房細動の原因となる

(A) 心房細動患者における心不全発症率
(B) 心不全患者における心房細動発症率

［Wang TJ, et al: Circulation, 107: 2920-2925, 2003 を一部改変］

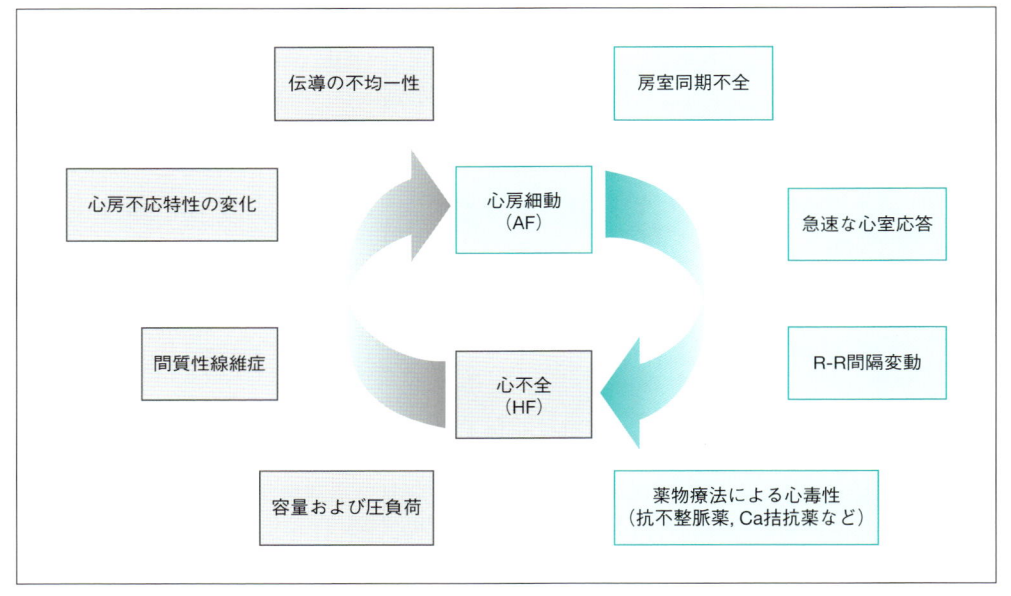

図 17-2 心房細動と心不全の悪循環

［Maisel WH and Stevenson LW: Am J Cardiol, 91 (suppl): 2D-8D, 2003 を一部改変］

えられていた．心不全合併心房細動患者に対するリズムコントロールとレートコントロールの予後を比較した試験に，AF-CHF (Atrial Fibrillation and Congestive Heart Failure) 試験[1]がある．これは，心房細動の既往があり左室駆出率が35%未満である1,376例を，薬剤によるリズムコントロールとレートコントロールに無作為に割り付けして，3年間のフォローを行って予後を調べたものである．残念ながら，心血管死・総死亡・脳卒中発症率・心不全増悪率のいずれにも有意差はなく，心不全患者においてすら薬剤によるリズムコントロールに利点を見いだすことができなかった．

◆ AF-CHF 試験には，①リズムコントロール群の60%近くはリズムコントロールに失敗していた，②レートコントロール群の40%は経過中に心房細動を認めず，患者選択に問題

17. リズムコントロールを行う？

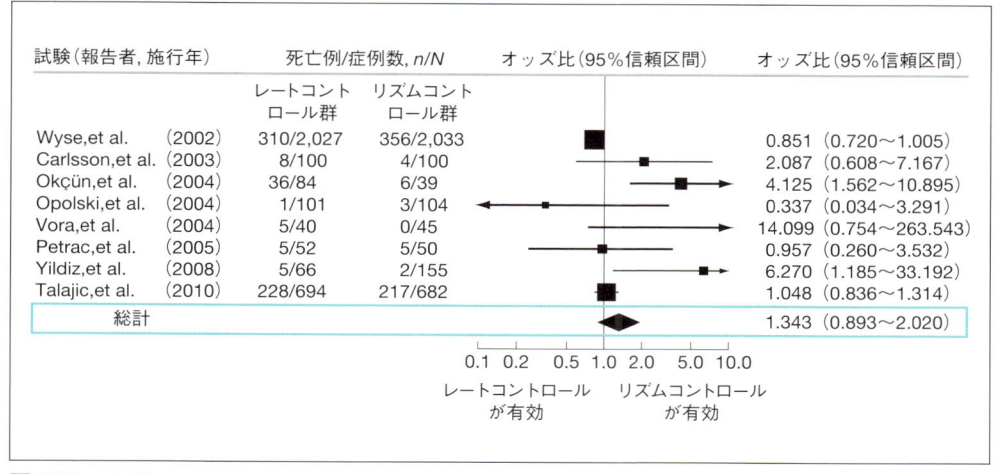

図17-3 リズムコントロール vs. レートコントロールのメタ解析による予後の比較

試験（報告者，施行年）	死亡例/症例数, n/N		オッズ比（95%信頼区間）
	レートコントロール群	リズムコントロール群	
Wyse, et al. (2002)	310/2,027	356/2,033	0.851 (0.720〜1.005)
Carlsson, et al. (2003)	8/100	4/100	2.087 (0.608〜7.167)
Okçün, et al. (2004)	36/84	6/39	4.125 (1.562〜10.895)
Opolski, et al. (2004)	1/101	3/104	0.337 (0.034〜3.291)
Vora, et al. (2004)	5/40	0/45	14.099 (0.754〜263.543)
Petrac, et al. (2005)	5/52	5/50	0.957 (0.260〜3.532)
Yildiz, et al. (2008)	5/66	2/155	6.270 (1.185〜33.192)
Talajic, et al. (2010)	228/694	217/682	1.048 (0.836〜1.314)
総計			1.343 (0.893〜2.020)

レートコントロールが有効 ← → リズムコントロールが有効

［Al-Khatib SM, et al: Ann Intern Med, 160: 760-773, 2014を一部改変］

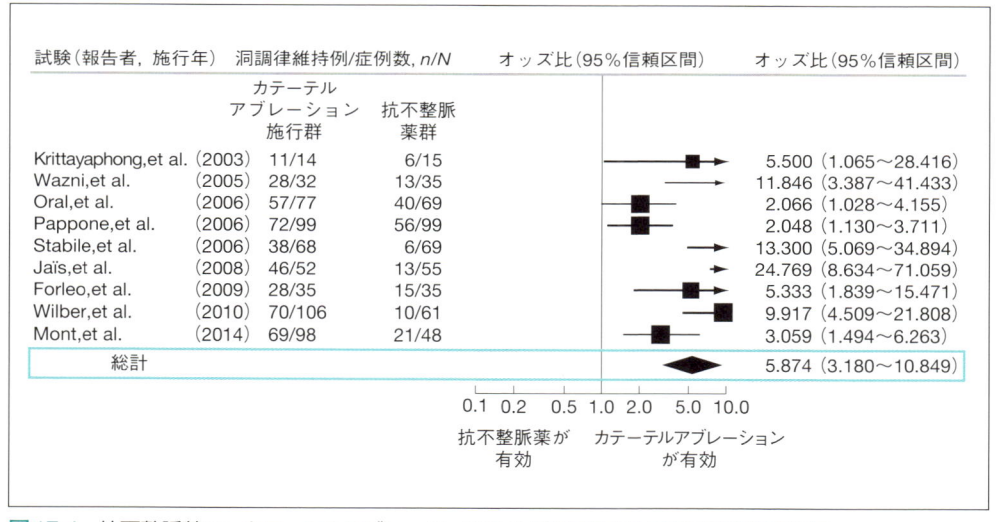

図17-4 抗不整脈薬 vs. カテーテルアブレーションのメタ解析による洞調律維持率の比較

試験（報告者，施行年）	洞調律維持例/症例数, n/N		オッズ比（95%信頼区間）
	カテーテルアブレーション施行群	抗不整脈薬群	
Krittayaphong, et al. (2003)	11/14	6/15	5.500 (1.065〜28.416)
Wazni, et al. (2005)	28/32	13/35	11.846 (3.387〜41.433)
Oral, et al. (2006)	57/77	40/69	2.066 (1.028〜4.155)
Pappone, et al. (2006)	72/99	56/99	2.048 (1.130〜3.711)
Stabile, et al. (2006)	38/68	6/69	13.300 (5.069〜34.894)
Jaïs, et al. (2008)	46/52	13/55	24.769 (8.634〜71.059)
Forleo, et al. (2009)	28/35	15/35	5.333 (1.839〜15.471)
Wilber, et al. (2010)	70/106	10/61	9.917 (4.509〜21.808)
Mont, et al. (2014)	69/98	21/48	3.059 (1.494〜6.263)
総計			5.874 (3.180〜10.849)

抗不整脈薬が有効 ← → カテーテルアブレーションが有効

［Al-Khatib SM, et al: Ann Intern Med, 160: 760-773, 2014を一部改変］

があった，③レートコントロール群の方が心不全の予後改善効果があるとされるβ遮断薬の処方率が高かったなど，さまざまな問題点が指摘されている．しかし，薬剤によるリズムコントロールとレートコントロールの効果の差について，無作為化で検証した唯一のエビデンスであり，薬剤によるリズムコントロールを第一選択として積極的にすすめるのは現時点では難しいと考える．

C 心房細動に対するカテーテルアブレーションの利点

◆ 薬剤によるリズムコントロールは，抗不整脈薬の効果の低さと，陰性変力作用などの副作用が問題となる．カテーテルアブレーションならば，抗不整脈薬に比べて洞調律維持率は

III. アブレーションで治す！ 上室性不整脈

試験（報告者，施行年）		絶対的変化（95%信頼区間）	重み付け*[%]
Chen, et al.	（2004）	0.046（0.032〜0.060）	13.3
Hsu, et al.	（2004）	0.210（0.177〜0.244）	12.1
Tondo, et al.	（2006）	0.140（0.134〜0.146）	13.5
Gentlesk, et al.	（2007）	0.140（0.118〜0.162）	13.0
Khan, et al.	（2008）	0.080（0.055〜0.105）	12.8
Lutomsky, et al.	（2008）	0.100（0.045〜0.155）	10.2
Nademanee, et al.	（2008）	0.079（0.062〜0.096）	13.2
De Potter, et al.	（2010）	0.079（0.043〜0.115）	11.9
総計（I^2＝96.7%, P＜0.001）		0.109（0.073〜0.145）	100.0

LVEFの絶対的変化

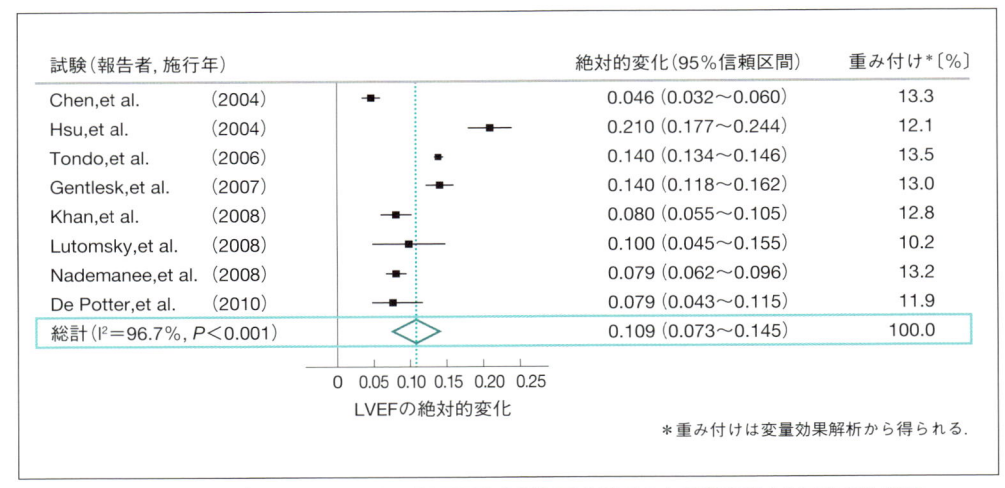

*重み付けは変量効果解析から得られる．

図17-5 カテーテルアブレーションによる心房細動合併心不全患者の左室駆出率（LVEF）の改善度

［Wilton SB, et al: Am J Cardiol, 106: 1284-1291, 2010を一部改変］

はるかに高く（図17-4），うまくいけば抗不整脈薬の投与も不要となる．アブレーション後に左心機能が改善したという報告はすでに数多くあり，おおむね左室駆出率を10％程度改善させることが期待される[2]（図17-5）．アブレーションならば，心不全合併心房細動患者に対するリズムコントロールや薬剤によるリズムコントロールよりも，よいアウトカムが得られることが強く期待できる．

◆ ところが，現在の日本循環器学会「不整脈の非薬物治療ガイドライン（2011年改訂版）」では，「薬物抵抗性で有症候性の発作性および持続性心房細動」であっても，「高度の左室機能低下を認める」場合は，クラスIIbの推奨でしかない．残念ながら，エビデンスが不足しているからである．

D 症例提示

◆ 一方，リアルワールドでは，心不全合併心房細動に対するカテーテルアブレーションは積極的に行われている．それは，アブレーションによる洞調律化を契機として心機能や自覚症状が著明に改善する症例を数多く経験し，この治療が有効であることを実感している専門医が多いからである．ここで，1例を示す．

Case 1
56歳男性．50歳時に失神を起こし，専門病院を紹介受診．拡張相肥大型心筋症と心室頻拍と診断され，ICD植込みとアミオダロン（アンカロン®）などの処方を受けた．以後，薬物療法により加療され，NYHA（New York Heart Association）分類のクラスI度で経過し，毎月ゴルフにも行っていた．その後，55歳時に持続性心房細動になった．抗凝固療法とレートコントロールは行われたが，徐々に心不全症状が出現し，4カ月のあいだにNYHAクラスIIIにまで増悪してしまった．主治医は心不全専門医であり，元来の心不全の治療と抗凝固療法，レートコントロールは行われていたものの，「リズムコントロールに予後を改善するエビデンスはない」ため，カテーテルアブレーションは考慮さ

れず，同院の不整脈専門医に対するコンサルトもされていなかった．症状増悪の契機となった心房細動に対する積極的な治療がされなかったことに不信感をつのらせていたところに，心臓移植待機患者への登録をすすめられたため，患者は「このままではだめだ」と思い，アブレーション治療を希望して当院を受診した．

持続期間約半年の心房細動に対するアブレーションが施行され，肺静脈を電気的に隔離した．術後より再発を認めず，労作時息切れ・全身倦怠感も消失し，NYHA クラス分類はⅢ度よりⅠ度に改善した（図17-6）．趣味のゴルフも再開することができた．

	(A)アブレーション前	(B)アブレーション後
胸部X線写真		
心胸郭比（CTR）	55 %	49 %
BNP〔pg/mL〕	1,000	555
左室駆出率（LVEF）	25 %	29 %
左室収縮末期容積（LVESV）	122 mL	101 mL
NYHAクラス	Ⅲ度	Ⅰ度

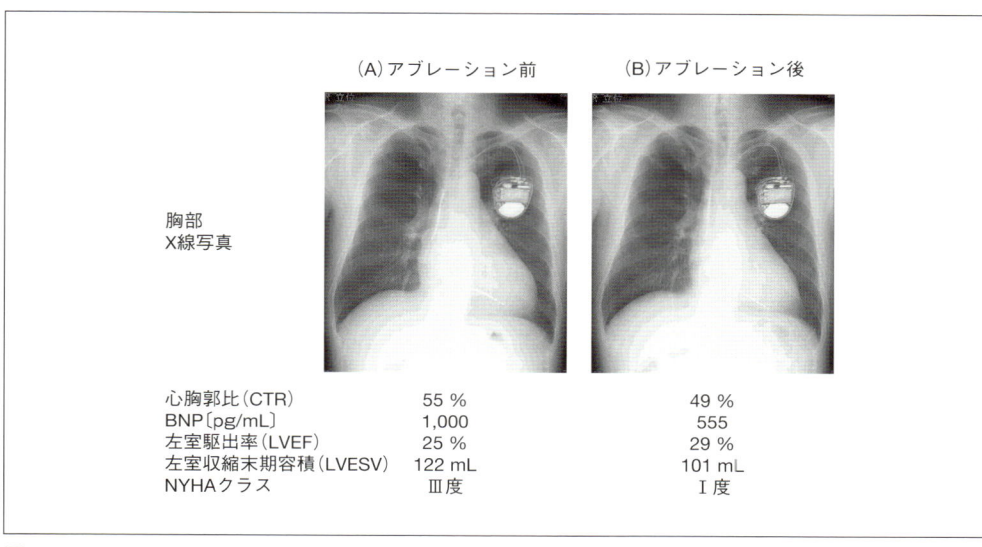

図17-6　アブレーション前後の比較

◆このような症例においては，アブレーションによるリズムコントロールが予後改善に寄与していることは明らかであろう．同様の症例はよく経験される．

E 心不全合併心房細動に対するカテーテルアブレーションによる予後改善のエビデンス

◆過去の検討では，心房細動アブレーションは心不全合併心房細動患者の左心機能を改善することが示されているが，その改善度を保存的治療（レートコントロール）と比較した試験は近年までなかった．

◆D.G. Jones らは，レートコントロールとアブレーションの効果を比較した初めての無作為化比較試験を報告した[3]．左室駆出率が35％未満の持続性心房細動症例52例を2群に分けて，12カ月後の改善度を両群間で比較したところ，最大酸素摂取量，QOL スコア，BNP（脳性ナトリウム利尿ペプチド）がアブレーション群で有意に良好な改善度を示した．

◆CAMTAF（Catheter Ablation versus Medical Treatment of Atrial Fibrillation in Heart Failure）試験[4]において，心不全症状をともなう左室駆出率50％未満の持続性心房細動患

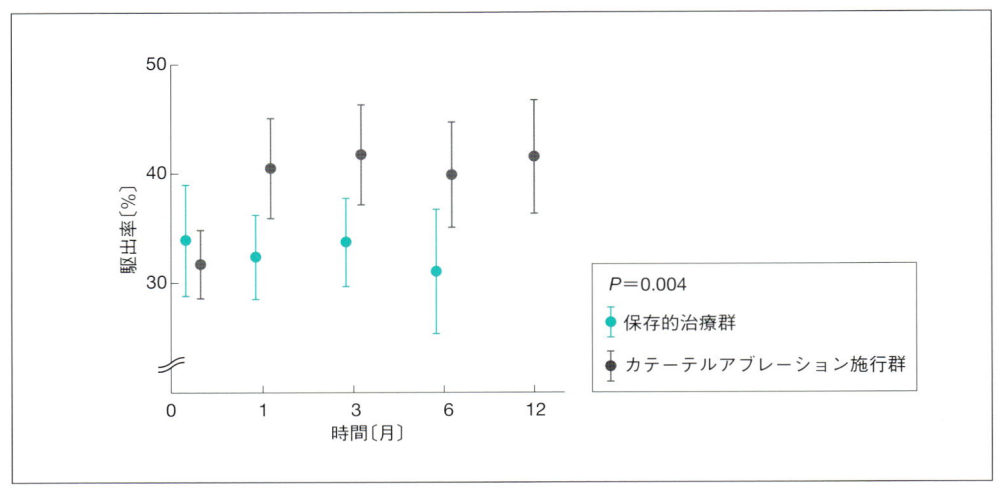

図17-7 心房細動合併心不全患者における左室収縮能の経過(アブレーションによるリズムコントロール vs. 保存的治療)

[Hunter RJ, et al.: Circ Arrhythm Electrophysiol, 7: 31-38, 2014を一部改変]

者55例を無作為化し，レートコントロールによる保存的治療群とアブレーション群に割り付けた．ベースラインの左室駆出率はほぼ同じであったが，6カ月後は，平均31% vs. 40%（$P = 0.004$）と有意にアブレーション群の方がよかった（図17-7）．

◆ このように，アブレーションが心機能と QOL をより改善させるエビデンスは出てきている．ほかにも，左室駆出率をエンドポイントとした AMICA（Atrial Fibrillation Management in Congestive Heart Failure With Ablation）試験（NCT ID：NCT00652522）や，予後をエンドポイントとした CASTLE-AF（Catheter Ablation vs. Standard Conventional Treatment in Patients With LV Dysfunction and AF）試験（NCT ID：NCT00643188）が進行中である．

F 心不全の原因と心房細動治療の方針に関する私見

◆ 以上をふまえて，誤解をおそれずに，心不全合併心房細動患者の個人的な方針を述べたいと思う．

◆ 心不全合併心房細動症例において，心房細動が先に診断されていたものが4割，心不全が先に診断されていたものが4割，同時に診断されたものが2割であった[5]．心房細動が先に診断されていたものと，両者が同時に診断されたものをあわせて，計6割程度は，もともとは左室収縮の低下や心拡大を認めない頻拍誘発性心筋症もしくは拡張性心不全（HFpEF）である可能性が高い．これらの症例には，レートコントロールが著効する症例も多いため，まずはレートコントロールにトライする．それがうまくいかない場合は，先に述べた悪循環を脱するためにも積極的にアブレーション治療をすすめる．

◆ もともと明らかな収縮不全を認めていた症例に心房細動まで合併してしまった場合は，それを契機として心不全増悪のペースが上がることが予想されるため，レートコントロールのみで満足せず，積極的にアブレーションを考慮する．

◆ 薬剤によるリズムコントロールを否定するものではないが，心不全患者ではとくに抗不整脈薬の副作用も出やすいため，もともとは左室収縮不全を認めなかった症例において，レートコントロールを終えた症例に対するプラスアルファとして「控えめに，頑張りすぎない」方針で行うのがよいだろう．

おわりに

◆ 心不全合併心房細動症例に対して，薬剤によるリズムコントロールに明らかな予後の改善効果はない．一方で，エビデンスは乏しいものの，アブレーションによるリズムコントロールは患者のメリットとなる可能性が高いという実感をアブレーション専門医はもっている．とくに基礎心疾患に合併した場合は，本章で紹介した症例のような「ガイドラインとエビデンスを根拠とした思考停止」に陥らず，アブレーションが効きそうな症例の場合は積極的な適応を推奨したい．

私のとっておきの極意

心房細動は心不全の増悪因子であり，原因でもあるため，リズムコントロールのメリットは大きい．抗不整脈薬治療は効果に乏しいうえに副作用もあるため，これに拘泥すべきではない．エビデンスはまだ確立していないが，このような症例に対するアブレーションの有効性は経験上明らかであり，積極的に適応を考慮すべきである．このためにも，アブレーションによる「洞調律化が可能そうな症例を見きわめる目」が重要となる．

（井上耕一）

文献

1) Roy D, et al.: N Engl J Med, 358: 2667-2677, 2008.
2) Wilton SB, et al.: Am J Cardiol, 106: 1284-1291, 2010.
3) Jones DG, et al.: J Am Coll Cardiol, 61: 1894-1903, 2013.
4) Hunter RJ, et al.: Circ Arrhythm Electrophysiol, 7: 31-38, 2014.
5) Wang TJ, et al.: Circulation, 107: 2920-2925, 2003.

IV
アブレーションで治す！心室性不整脈

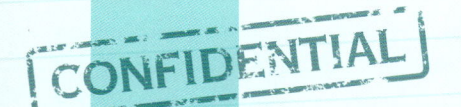

18 どのようにアブレーションする？-2
Case：多発性心室期外収縮

はじめに

◆ 健康診断などでとられた心電図で偶然，心室期外収縮 premature ventricular contraction（PVC）を指摘されることがある．一般医家としてはどのように介入すればよいだろうか．また，専門的な治療としてはどのようなものがあるだろうか．

A 心室期外収縮の診断

◆ ほとんどの場合，偶然に指摘される PVC は器質的心疾患をともなわないが，なかには左室肥大をともなう高血圧，陳旧性心筋梗塞，慢性心不全，肥大型心筋症，不整脈源性右室心筋症，さまざまな先天性心疾患を基礎疾患として有している例があるため，根底に器質的心疾患を合併しているか否かを見きわめる必要がある．また，肺気腫などの慢性閉塞性肺疾患（COPD），睡眠時無呼吸症候群，肺高血圧症，さまざまな内分泌疾患といった，心外性疾患が原因となることもある．

◆ これらを念頭に置き，問診や理学所見をとる必要性はいうまでもないが，精査としては12誘導心電図，ホルター心電図，心エコー，可能であればトレッドミル運動負荷試験を行う．

◆ 12誘導心電図では洞調律時の波形から基礎心疾患の存在が示唆されることもあり，さらには，①単型性か多型性か，②先行する正常 QRS 波との連結間隔，③PVC 起源推定のための QRS 波形の形状などを評価する．通常は，PVC が単型性であれば期外収縮の起源は単一箇所，多型性であれば複数箇所である．正常波形とつねに同じ連結間隔で出現するものはリエントリー性，そうでないものは自動能の亢進や撃発活動が機序として考えられる．QRS 波形は起源の局在診断に用いる．これらは後述するアブレーション治療の成功率に大きく関与する．

◆ ホルター心電図では，すでにふれた項目に加え，24時間での PVC の総数や日内変動の評価ができる．いまだ議論の一致をみないことではあるが，症例によっては PVC の治療により左室収縮能の改善を得られることがあるので，筆者らの施設では，PVC が総心拍数の20％を超える症例では無症状であっても治療適用と判断して，患者にすすめる場合もある．

◆ また，トレッドミル運動負荷試験では，運動耐容能の評価や運動誘発性の有無を確認する．

B 心室期外収縮の治療

- 前述の検査で基礎疾患が認められた場合は，アップストリーム治療として，まず，その基礎疾患の治療を行う必要があるが，特発性の場合は，PVC に対する治療を行うかどうかを判断しなければならない．

- 現時点では，頻発する PVC は心血管系予後の負の因子であるといわれているが，PVC に対する積極的な治療が必ずしも予後を改善させるというエビデンスはない．このため，最も重要なのは PVC に関連した臨床症状の有無であり，患者が症状改善のために積極的治療を希望する場合は治療を行うが，無症状であれば経過観察でもかまわないと考えられる．しかし，頻発する PVC が，頻脈誘発性心筋症と同様の機序で心収縮力の低下の原因となっている報告もあることから，この場合は積極的な治療が望ましい．

- 治療の選択肢には，抗不整脈薬による薬物療法と，非薬物療法としてカテーテルアブレーションがある．

薬物療法

- 薬物療法としては，ベラパミルやジルチアゼムといった Ca 拮抗薬や β 遮断薬が奏功することがあるため，第一選択薬はいずれかがよいと思われる．PVC による動悸感は PVC そのものによるものだけではなく，そのあとに続く正常心拍によるものなので，たとえ PVC の回数が有意に減少しなくても，症状は軽減することがある．

- これらの薬剤で効果がない場合には，他群の抗不整脈薬を試してみるが，とくに Ic 群抗不整脈薬や Ⅲ 群抗不整脈薬は PVC の回数を減少させることがより期待できる．しかし，これらの種類の抗不整脈薬による催不整脈性や陰性変力作用には，十分注意しなければならない．

カテーテルアブレーション治療

- 複数種の薬物療法が無効である場合，患者自身が薬物療法を希望しない場合，あるいは挙児希望のある若年女性など，薬剤の長期服用が望ましくない場合には，カテーテルアブレーション治療の適用を検討する．近年は，使用できる機器や治療戦略も進歩しているため，治療自体の安全性や成功率は高く，以前に比べてアブレーション治療をより積極的に選択してもよいと考えられる．

- とくに，単型性の PVC はかなりの確率で治癒が見込まれるので，筆者らは，薬剤を長期服用するデメリットを考えると，カテーテルアブレーション治療を第一選択としてもよいのではないかと考えている．

C 心室期外収縮に対するカテーテルアブレーションのアプローチ

- 器質的心疾患をともなわない PVC の起源は，左右心室の流出路が好発部位であり，つぎにプルキンエ線維網組織起源がそれに続く．後者の頻度はさほど高くないが，いずれにせ

よ単型性であればカテーテルアブレーションによる根治が期待できる．

流出路起源PVC

- 流出路起源 PVC は右室流出路起源のものが最も多く，つぎに大動脈弁冠尖洞を含む左室流出路起源が多い．両者間でのアプローチ方法が大きく異なるため，治療戦略を考えるうえで，術前に12誘導心電図上の PVC の QRS 波形から，おおよその不整脈起源部位の推定を行っておくことは重要である．

- 器質的心疾患をともなわない例では心室内の興奮伝播様式に異常を示さないため，PVC の QRS 波形をくわしく分析することで，PVC 起源をある程度，推測することができる．流出路起源の PVC は，12誘導心電図のⅡ，Ⅲ，aV_F 誘導で高い R 波をもつ（下方軸）ことが特徴であり，比較的容易に診断できるが，左右いずれの心室が起源であるかの鑑別はやや困難である．

- 現在，さまざまな報告で鑑別法が考案されているが，起源同定の適中率もさまざまであり，かつ，かなり専門的であるため，本章では割愛する．いずれにせよ，経静脈的あるいは経動脈的に詳細なマッピングを行い，アブレーションを行うことで，高い確率で根治を期待することができる．

心外膜起源PVC

- しかしながら，単型性であっても起源が左室心外膜側である場合には，心内膜側アプローチ法による治療が困難であるので注意しなければならない．これは，通常，カテーテルアブレーションは心内膜側から行われるため，現時点で使用される器材では焼灼エネルギーが心外膜側にまで到達できないためである．

- 心外膜起源 PVC の好発部位は，冠動脈左前下行枝と回旋枝に挟まれた，いわゆる「左室サミット」であるが（図18-1），一見，心電図では左室流出路起源 PVC と類似した波形を示す．近年，これらのうち心外膜起源を示唆し，アブレーション治療困難例を予測する因子として，MDI（maximum deflection index）[1]や PDI（peak deflection index）[2]が考案されている．

- MDI は PVC 時の胸部誘導での QRS 波立ち上がりから R 波の頂点に達するまでの各誘導中最短時間を QRS 時間で割ったものであり，PDI はⅡ，Ⅲ，aV_F 誘導のうち最も高い R 波を示した誘導での，同じく QRS 波立ち上がりから R 波の頂点までの時間を QRS 時間で割ったものである．MDI が0.55以上，PDI が0.6以上であれば PVC は心外膜起源であり，いずれの場合も高い確率で心内膜側アプローチでは不成功となり，感度および特異度は高い（MDI は感度100％，特異度98.7％，PDI は感度82％，特異度100％）．

- このような場合，最も新しいトピックスとしてあげられているもののひとつに経冠静脈的アプローチがある．冠状静脈は左室の心外膜側表面を走行しており，とくに末梢側では大心静脈から前室間静脈に移行する際に左室サミットを経由する（図18-1）．このため，同部位にアブレーションすることで根治に成功することがある．当院での自験例を例示する．

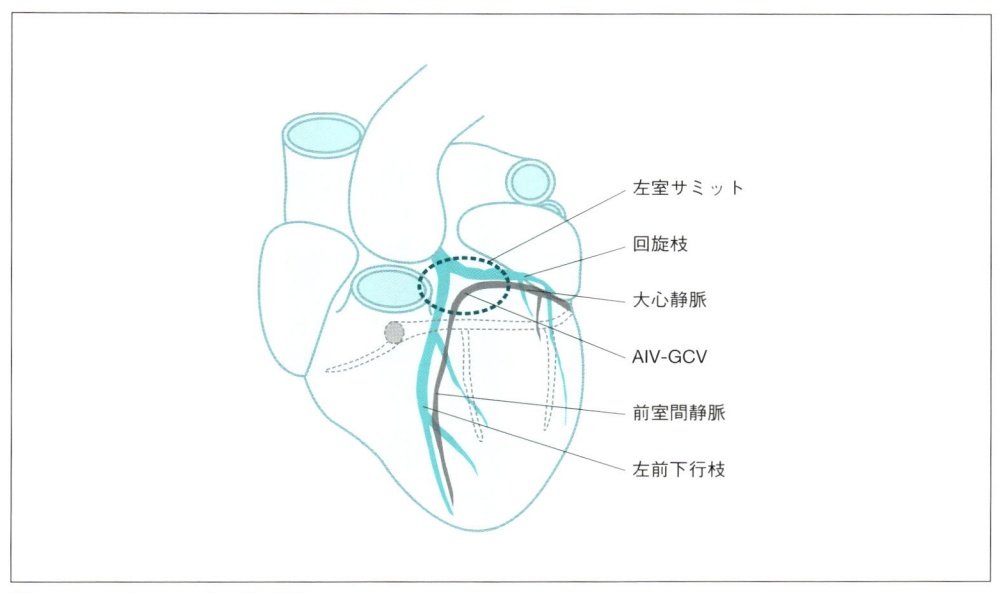

図18-1　左室サミットの模式図
左室心外膜面のうち，冠動脈左前下行枝と回旋枝に挟まれた領域（緑破線円内）は左室内で最も頭側に位置し，左室サミットとよばれ，心外膜起源心室頻拍の好発部位である．冠静脈の末梢は大心静脈から前室間静脈に移行するが，図に示したようにその移行部は左室サミットを経由するため，同部位からカテーテルアブレーションを行うことで治療効果が期待できる．

> **Case 1**
> 70歳女性，慢性心不全の精査加療のために当院に紹介された．左室駆出率は37%に低下しており，単型性のPVCが37,000発/日と頻発していた（図18-2）．
> 心機能改善に対してPVCの治療は有効と思われたため，カテーテルアブレーションを施行した．あらゆる方法をもってしても，通常の心内膜側アプローチではPVC起源に十分なアブレーション治療効果を発現できなかったため，心外膜側起源を疑い，右内頸静脈からアブレーションカテーテルを挿入し，冠静脈洞に留置したアブレーションカテーテルにより左室サミット起源PVCのアブレーション治療に成功した（図18-3）．

◆ しかし，現時点ではこの治療法の効果は限定的である．当院では心外膜起源と考えられた6例に対し経冠静脈的アプローチによるアブレーションを試みたが，成功例は本章で示した1例のみであり，4例は一時的な効果を認めるものの再発し，1例ではまったく無効であった（表18-1）．これは，経冠静脈的アプローチでは，心外膜側のうちアブレーションカテーテルが到達できる場所が非常に限られているためと考えられる．

◆ この手技による重篤な合併症は，当院では1例も生じず，比較的安全な手技と判断されたため，成功率は高くないものの試みる価値はあると考えられる．ただし，高周波通電部位によっては冠動脈に焼灼効果が波及する可能性があるため，焼灼前後で必ず冠動脈造影を行い，その走行や性状の確認をしなければならない．

◆ 心外膜起源PVCに対して他に考えられる治療法としては，心窩部からの心膜穿刺や外科

19 アブレーションに薬物を利用する
Case：ベラパミル感受性心室頻拍の誘発困難例

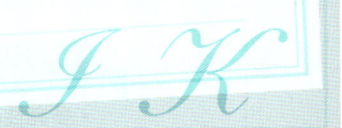

A ベラパミル感受性心室頻拍とは？

◆ ベラパミル感受性心室頻拍は，左室起源の特発性心室頻拍 idiopathic ventricular tachycardia（特発性 VT）の一亜型で，器質的心疾患を認めず，心房ペーシングによって誘発が可能なこと，少量のベラパミルが有効であることが特徴である．また，VT 中の心電図 QRS 波形から，以下の3群に分類される．

①左脚後枝領域 VT：右脚ブロック・左軸偏位型（約90％）
②左脚前枝領域 VT：右脚ブロック・右軸偏位型（約10％）
③上部中隔型 VT：正常軸で QRS 波が幅狭い（1％未満）

◆ これらの頻拍は，その正確な回路は詳細不明の部分もあるものの，減衰伝導特性とベラパミル感受性を有した特殊プルキンエ Purkinje 組織を必須緩徐伝導路として含むリエントリー性頻拍と考えられており，別名，fascicular VT ともよばれている．

B ベラパミル感受性心室頻拍へのカテーテルアブレーション

◆ この頻拍は，カテーテルアブレーションにより根治可能な VT であるが，しばしば治療に難渋する．アブレーションの標的は，すでに述べたとおり，回路上にある減衰伝導特性とベラパミル感受性を有した特殊プルキンエ組織であるが，あまり近位部を焼灼すると脚ブロックが発現する恐れもあるため，マッピングによって，できるだけ遠位でアブレーションするのが望ましい．

◆ しかし，アブレーション術中の VT 誘発が困難であったり，マッピング中のバンプ現象で誘発不可能となってしまったりと，電位指標のアブレーションが困難となる例も比較的多くみられる．解剖学的に推定される回路と直角に線状にアブレーションすることが有効な場合もあるが，はじめから VT の誘発が不可能である場合には，エンドポイントの設定が難しくなってしまう．また，アブレーション最適部位からのペースマッピングでも VT 波形と完全一致することは少なく，ペースマッピングによるカテーテルアブレーションにも限界がある．そのため，可能な限り VT を誘発し，電位指標にアブレーションすることが，再発率を下げるためにも重要である．

◆ カテーテルアブレーション手術時に，ベースラインで VT の誘発が困難な場合には，イソプロテレノールを使用して誘発試験を繰り返すことが有効なことがある．また，房室伝導

促進のためアトロピンを投与し，その後に心房刺激をすることで，VT誘発に成功することがある．これらの方法でも誘発困難な場合に，少量のⅠ群抗不整脈薬投与を行うことでVT誘発が可能となることがある．T. Nagaiらは，誘発困難なベラパミル感受性VTに対して，ピルジカイニド(0.14 mg/kg)投与にて持続性VTの誘発が可能となり，カテーテルアブレーションによる根治に成功したと報告している[1]．

◆ピルジカイニドにより効果を得られる理由としては，その作用機序であるNaチャネル遮断による伝導遅延が期待される．T. Tsuchiyaらは，リドカイン投与によってベラパミル感受性VTの頻拍周期が延長したことから，Caチャネル遮断と同様にNaチャネル遮断もこのVTのリエントリー回路に影響を与えると報告した[2]．そのことからも，ピルジカイニドは，ベラパミル感受性VTの治療薬ともなるが，少量を用いれば，リエントリー回路の伝導遅延を起こすことで，VTを誘発および持続させやすくすると考えられる．

C 症例提示

◆実際に少量のピルジカイニド投与が誘発に有効であった症例を報告する．

Case 1
56歳男性．前日から続く動悸にて救急車を要請．救急隊到着時，モニター波形上でVTを認め，当院へ搬送となった．

既往歴：高血圧症．
当院到着時現症：意識清明，血圧127/80 mmHg，脈拍数188回/分，体温36.2度，SPO_2 99%（酸素3L）．身体所見上，特記すべき所見なし．
心電図：洞調律中と頻拍中の心電図を図19-1に示す．頻拍は心拍数202回/分で右脚ブロック・左軸偏位を呈していた．
胸部単純写真：心胸郭比(CTR) 47%，肺うっ血なし．
心臓超音波検査：左室壁運動は良好で，器質的異常は認めず．

1) 来院後経過
頻拍の波形から，ベラパミル感受性VTを疑い，ベラパミル5 mgを点滴投与したところ，頻拍周期の延長とともに頻拍は停止した．同日入院とし，後日に冠動脈造影および左室造影を施行したが，冠動脈狭窄および壁運動異常は認められなかった．以上から，ベラパミル感受性VTの診断で，待機的にカテーテルアブレーションを施行した．

2) 心臓電気生理検査およびカテーテルアブレーション手術
高位右房，His束，右室心尖部，冠静脈洞にそれぞれ電極カテーテルを留置し，検査を開始した．心室からの2連続期外刺激にてVTが誘発されたものの，非持続性で，すぐに自然停止した．以後，心房および心室からの期外刺激と連続刺激では頻拍は誘発されなかった．イソプロテレノールを持続点滴投与し，繰り返しプログラム刺激を行うも，やはり頻拍は誘発されず，アトロピン投与後の心房刺激でも同様に誘発困難であった．そのため，ピルジカイニドを25 mg緩徐に投与したのちに再び誘発したところ，心室2連続期外刺激

Ⅳ. アブレーションで治す！ 心室性不整脈

にて頻拍が誘発された（図19-2）．頻拍は持続し，引き続き頻拍中のマッピングを施行した．CARTO SOUND® にて左室のジオメトリーを作製したのちに，アブレーションカテーテルにて左室内のマッピングを施行．中隔領域に P1 電位（拡張期電位）および P2 電位（前収縮期電位）を連続的に描出でき，P1-P2 癒合部位（図19-3）にてアブレーションを施行したところ，頻拍は停止した．通電中に同波形の心室期外収縮の出現を認めたが，通電中に消失した（図19-4）．その後，推定される回路に対して同部位から垂直方向に線状焼灼を施行し，VT 誘発ができなくなったことを確認し，アブレーション終了とした．以後，頻拍の再発なく経過している．

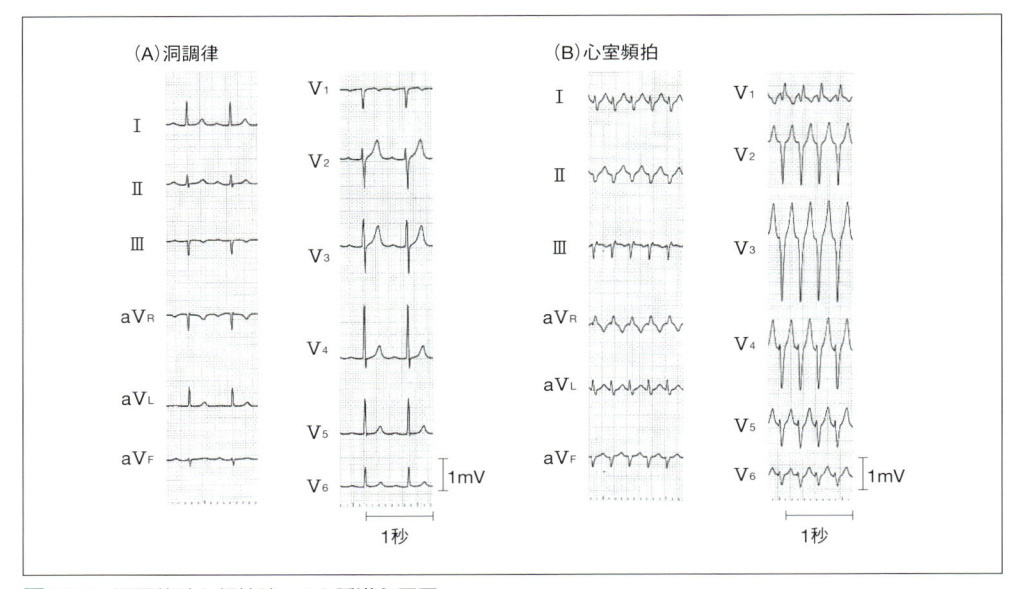

図19-1 洞調律時と頻拍時の12誘導心電図

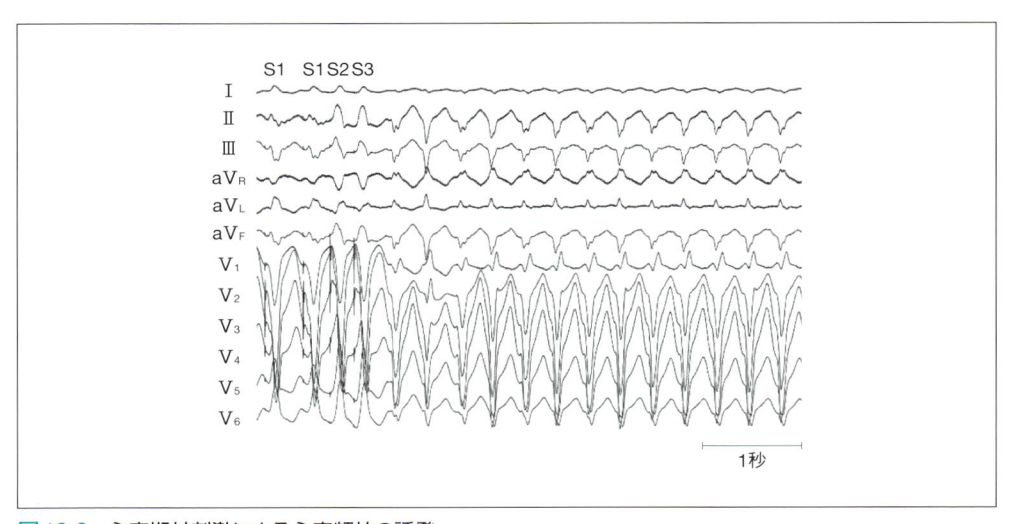

図19-2 心室期外刺激による心室頻拍の誘発

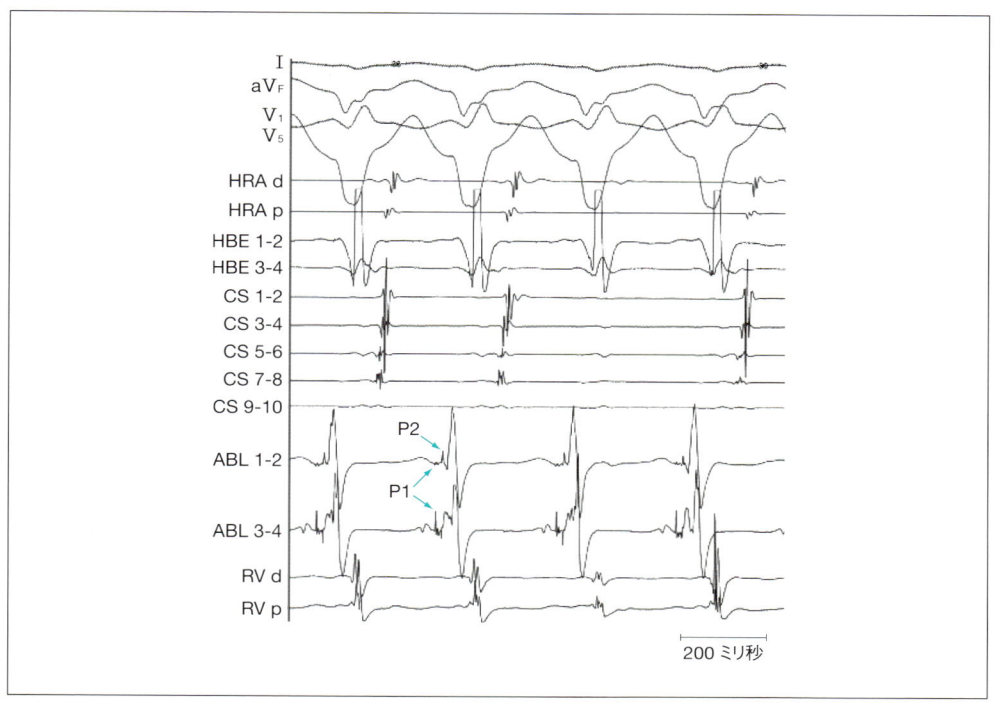

図19-3　心室頻拍中の心内電位図

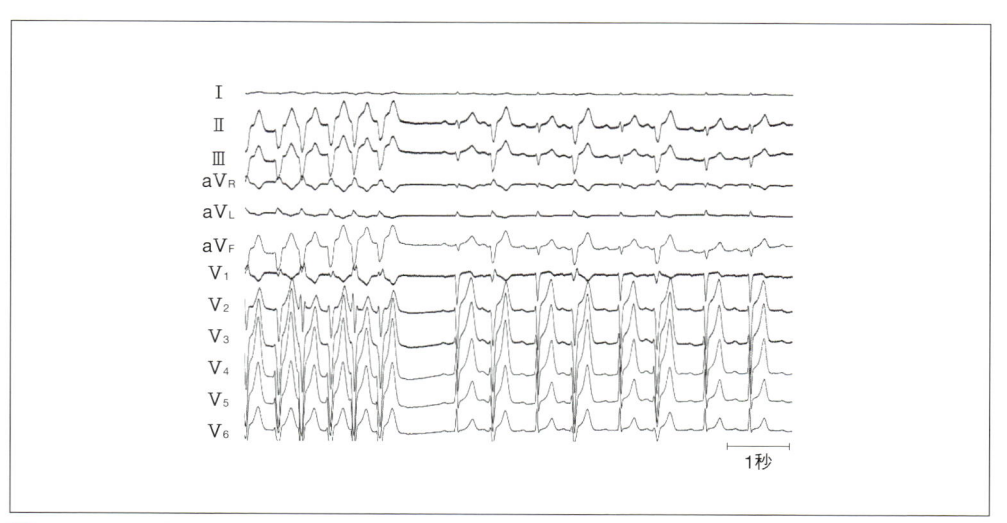

図19-4　通電開始後の12誘導心電図

おわりに

◆ 誘発困難なベラパミル感受性 VT に対して，ときに少量の I 群抗不整脈薬投与が有効であることを，実例を提示し解説した．本章であげた症例のように，VT が誘発されたのちも自然停止することなく，I 群薬の効果により頻拍が持続しやすくなることからも，有用性が高いと考えられる．

◆ アブレーションによる根治を目指して,再発率を下げるためにも,実際に頻拍を誘発して,その正確な回路を推定し,責任部位を確実に焼灼することが重要である.

私のとっておきの極意

・ベラパミル感受性心室頻拍は,薬剤負荷によって誘発されても,マッピング時のカテーテル刺激にてバンプ現象を起こすことがあるため,慎重な操作を心がける
・アブレーションの標的は,最早期のP1電位である必要はなく,いずれのP1電位でもアブレーションに成功するが,左脚ブロックのリスクを考慮して,遠位部3分の1までの通電が望まれる

(飯田剛幸　小林義典)

文献

1) Nagai T, et al.: Pacing Clin Electrophysiol, 29: 549-552, 2006.
2) Tsuchiya T, et al.: J Am Coll Cardiol, 37: 1415-1421, 2001.
3) 野上昭彦, 小林義典:プルキンエ不整脈. 医学書院, 2009.

20 アブレーションと植込み型除細動器の使い分け？

Case：器質的心疾患に合併する心室頻拍

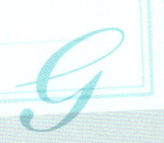

はじめに

◆ 心室頻拍・心室細動の致死性心室性不整脈に対する治療法として，われわれは，①抗不整脈薬，②植込み型除細動器（ICD），③経皮的カテーテル心筋焼灼術（アブレーション）の3つの手段を有している．

◆ 致死性心室性不整脈に用いられるアミオダロンは，1992年にわが国に導入された．ICDの導入は1996年，カテーテルアブレーションの導入は1994年である．よって，1990年代以降，われわれは心室性不整脈に対する3つのモダリティを手に入れたわけである．3つのモダリティは，おのおの有用ではあるものの，別々に発展した．そのため，それぞれに関して別個にガイドラインが作成されており，個々の症例における使い分けやベストミックスのゴールドスタンダードは明らかとなっていない．

◆ 本章では，筆者が"個々の症例における3つの治療法のベストミックスをどう考えるか"について述べたい．

A ガイドラインにおける心室頻拍の治療法の適応

◆ 図20-1に，日本循環器学会「不整脈薬物治療に関するガイドライン（2009年改訂版）」より，不整脈薬物治療に関する持続性心室頻拍再発予防のガイドラインを示す．器質的心疾患に合併する場合はICDが第一選択であり，そのうえで，Ⅲ群抗不整脈薬，β遮断薬を投与することが推奨されている．

◆ 表20-1，p.131の表20-2に，日本循環器学会「不整脈の非薬物治療ガイドライン（2011年改訂版）」より，ICDの二次予防，ならびに器質的心疾患を有する患者に対する一次予防に関する適応を示す．本ガイドラインにおいては，クラスⅡa適応の項をみると，器質的心疾患に合併する心室頻拍では，心機能低下の有無，薬物治療の有効性，アブレーションの結果にかかわらずICDを留置することが推奨されている．

◆ p.131の表20-3に，日本循環器学会「カテーテルアブレーションの適応と手技に関するガイドライン」より，持続型心室頻拍に対するカテーテルアブレーションの適応を示す．本ガイドラインでは，心室頻拍ストーム（VT storm）を除外すると，薬物治療が無効，または副作用のため使用不能な場合のみがアブレーションの適応とされている．

◆ 以上，現時点で最新の3つのガイドラインから考えると，器質的心疾患に合併する心室頻

Ⅳ．アブレーションで治す！ 心室性不整脈

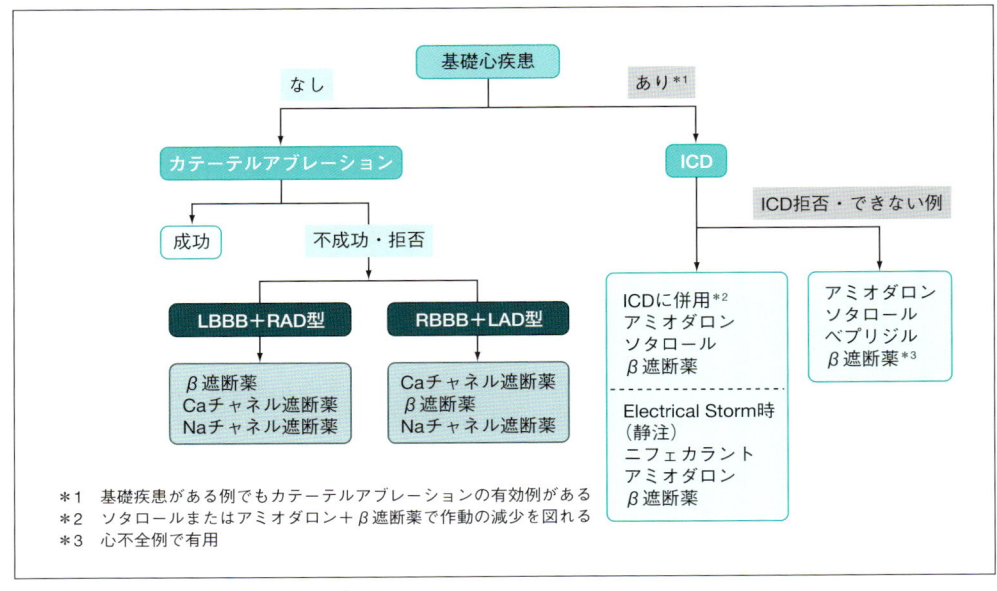

図20-1 持続性心室頻拍の再発予防

```
                        基礎心疾患
              なし ┌──────┴──────┐ あり*1
                   │             │
          カテーテルアブレーション      ICD
           ┌──────┴──────┐           │      ICD拒否・できない例
         成功      不成功・拒否         │           │
                   │                  │           │
         ┌─────────┴─────────┐   ICDに併用*2   アミオダロン
     LBBB+RAD型         RBBB+LAD型  アミオダロン    ソタロール
                                    ソタロール    ベプリジル
      β遮断薬           Caチャネル遮断薬  β遮断薬      β遮断薬*3
      Caチャネル遮断薬    β遮断薬       ─────────
      Naチャネル遮断薬    Naチャネル遮断薬  Electrical Storm時
                                       （静注）
                                       ニフェカラント
                                       アミオダロン
                                       β遮断薬
```

*1 基礎疾患がある例でもカテーテルアブレーションの有効例がある
*2 ソタロールまたはアミオダロン＋β遮断薬で作動の減少を図れる
*3 心不全例で有用

[日本循環器学会学術委員会合同研究班 編：循環器病の診断と治療に関するガイドライン（2008年度合同研究班報告）．不整脈薬物治療に関するガイドライン（2009年改訂版），p.32, 2009. http://www.j-circ.or.jp/guideline/pdf/JCS2009_kodama_h.pdf（2015年3月現在）]

表20-1 不整脈に対する植込み型除細動器（ICD）の適応（二次予防）

Class Ⅰ：
1. 心室細動が臨床的に確認されている場合
2. 器質的心疾患に伴う持続性心室頻拍を有し，以下の条件を満たすもの
   (1) 心室頻拍中に失神を伴う場合
   (2) 頻拍中の血圧が80mmHg以下，あるいは脳虚血症状や胸痛を訴える場合
   (3) 多形性心室頻拍
   (4) 血行動態の安定している単形性心室頻拍であっても，薬物治療が無効または副作用のため使用できない場合や薬効評価が不可能な場合，あるいはカテーテルアブレーションが無効あるいは不可能な場合

Class Ⅱa：
1. 器質的心疾患に伴う持続性心室頻拍がカテーテルアブレーションにより誘発されなくなった場合
2. 器質的心疾患に伴う持続性心室頻拍を有し，臨床経過や薬効評価にて有効な薬剤が見つかっている場合

Class Ⅱb：
1. 急性の原因（急性虚血，電解質異常，薬剤等）による心室頻拍，心室細動の可能性が高く，十分な治療にもかかわらず再度その原因に暴露されるリスクが高いと考えられる場合

Class Ⅲ：
1. カテーテルアブレーションや外科的手術により根治可能な原因による心室細動，心室頻拍（WPW症候群における頻脈性心房細動・粗動や特発性持続性心室頻拍）
2. 12か月以上の余命が期待できない場合
3. 精神障害で治療に際して患者の同意や協力が得られない場合
4. 急性の原因（急性虚血，電解質異常，薬剤等）が明らかな心室頻拍，心室細動で，その原因の除去により心室頻拍，心室細動が予防できると判断される場合
5. 抗不整脈薬やカテーテルアブレーションでコントロールできない頻回に繰り返す心室頻拍あるいは心室細動
6. 心移植，心臓再同期療法（CRT），左室補助装置（LVAD）の適応とならないNYHAクラスⅣの薬物治療抵抗性の重度うっ血性心不全

出典：日本循環器学会学術委員会合同研究班 編：循環器病の診断と治療に関するガイドライン（2010年度合同研究班報告）．不整脈の非薬物治療ガイドライン（2011年改訂版），p.20, 2011.
http://www.j-circ.or.jp/guideline/pdf/JCS2011_okumura_h.pdf（2015年3月現在）

表20-2　不整脈に対する植込み型除細動器(ICD)の適応(器質的心疾患を有する患者に対する一次予防)

> Class I：
> 1. 冠動脈疾患または拡張型心筋症に基づく慢性心不全で，十分な薬物治療を行ってもNYHAクラスIIまたはクラスIIIの心不全症状を有し，かつ左室駆出率35%以下で，非持続性心室頻拍を有する場合
> 2. NYHAクラスIで冠動脈疾患，拡張型心筋症に基づく左室機能低下(左室駆出率35%以下)と非持続性心室頻拍を有し，電気生理検査によって持続性心室頻拍または心室細動が誘発される場合
>
> Class IIa：
> 1. 冠動脈疾患または拡張型心筋症に基づく慢性心不全で，十分な薬物治療を行ってもNYHAクラスIIまたはクラスIIIの心不全症状を有し，左室駆出率35%以下の場合
>
> Class III：
> 1. 器質的心疾患を伴わない特発性の非持続性心室頻拍

出典：日本循環器学会学術委員会合同研究班 編：循環器病の診断と治療に関するガイドライン(2010年度合同研究班報告). 不整脈の非薬物治療ガイドライン(2011年改訂版), p.21-22, 2011. http://www.j-circ.or.jp/guideline/pdf/JCS2011_okumura_h.pdf (2015年3月現在)

表20-3　持続性心室頻拍に対するカテーテルアブレーションの適応

> クラスI
> 1. 心機能低下または心不全に伴う単形性持続性心室頻拍で，薬物治療が無効または副作用のため使用不能な場合
> 2. 脚枝間リエントリによる持続性心室頻拍
> 3. 植込み型除細動器の植込後に抗頻拍治療が頻回に作動し，薬物治療が無効または副作用のため使用不能な場合
> 4. 症状がありQOL低下を有する特発性持続性心室頻拍で，薬物治療が有効または未使用でも患者がカテーテルアブレーション治療を希望する場合
> 5. 単形性心室頻拍が原因で心臓再同期療法の両室ペーシング率が低下して十分な効果が得られず，薬物治療が無効または副作用のため使用不能な場合
>
> クラスIIa
> 1. 無症状あるいは症状が軽微な特発性持続性心室頻拍

出典：日本循環器学会学術委員会合同研究班 編：循環器病の診断と治療に関するガイドライン(2010-2011年度合同研究班報告). カテーテルアブレーションの適応と手技に関するガイドライン, p.40, 2012. http://www.j-circ.or.jp/guideline/pdf/JCS2012_okumura_h.pdf (2015年3月現在)

拍の場合，まずICDを留置し，III群抗不整脈薬，β遮断薬を中心とした薬物治療をあわせて行い，薬物治療が無効(すなわちICDが作動する)あるいは薬物治療が不能な例のみがアブレーションの適応とされているのである．

◆ 器質的心疾患に合併した心室頻拍の治療のなかで，アブレーションは2010年代においてもこのように副次的な治療手段であるのだろうか．この点をさらに検討したい．

B 生命予後改善のための心室頻拍の治療戦略

◆ 器質的心疾患による低左心機能症例のなかでICDの留置が生命予後を改善することは，MADIT-II (Second Multicenter Automated Defibrillator Implantation Trial)およびSCD-HeFT (Sudden Cardiac Death in Heart Failure Trial)により，すでに自明である．しかし，ICDの作動例が非作動例に比べて生命予後が悪い，とくにstormを有する場合には，非作動例に比べてハザード比が7.4と高いことが報告[1]されている．またICDの作動は，適切作動，不適切作動にかかわらず，生命予後を悪化させる[2]ことも明らかとなっている．

◆ すなわち，生命予後を改善させるためにICDを留置することは理にかなっている．しか

Ⅳ. アブレーションで治す！ 心室性不整脈

し，それだけでは十分とはいえず，留置後の ICD の作動を予防することが，生命予後の改善に，さらにつながるといえるのではないだろうか．

◆ 一方，Ⅲ群抗不整脈薬であるアミオダロンは，心室性不整脈に有効ではあるものの，長期投与により甲状腺や肺に重篤な副作用を生じうることはいうまでもない．カテーテルアブレーションが ICD の作動を減らす，また，VT storm からの離脱に有用であることは，すでに多数の報告により明らかとなっている．

C 症例提示

◆ 図 20-2 に自験例を示す．

> **Case 1**
> 陳旧性心筋梗塞を有する高齢男性である．数時間持続する頻拍を主訴に来院した．心電図では，図 20-2A に示す心室頻拍を認めた．頻拍発作は初回であり，頻拍中は自覚症状に乏しく，かつ血行動態も安定していた．

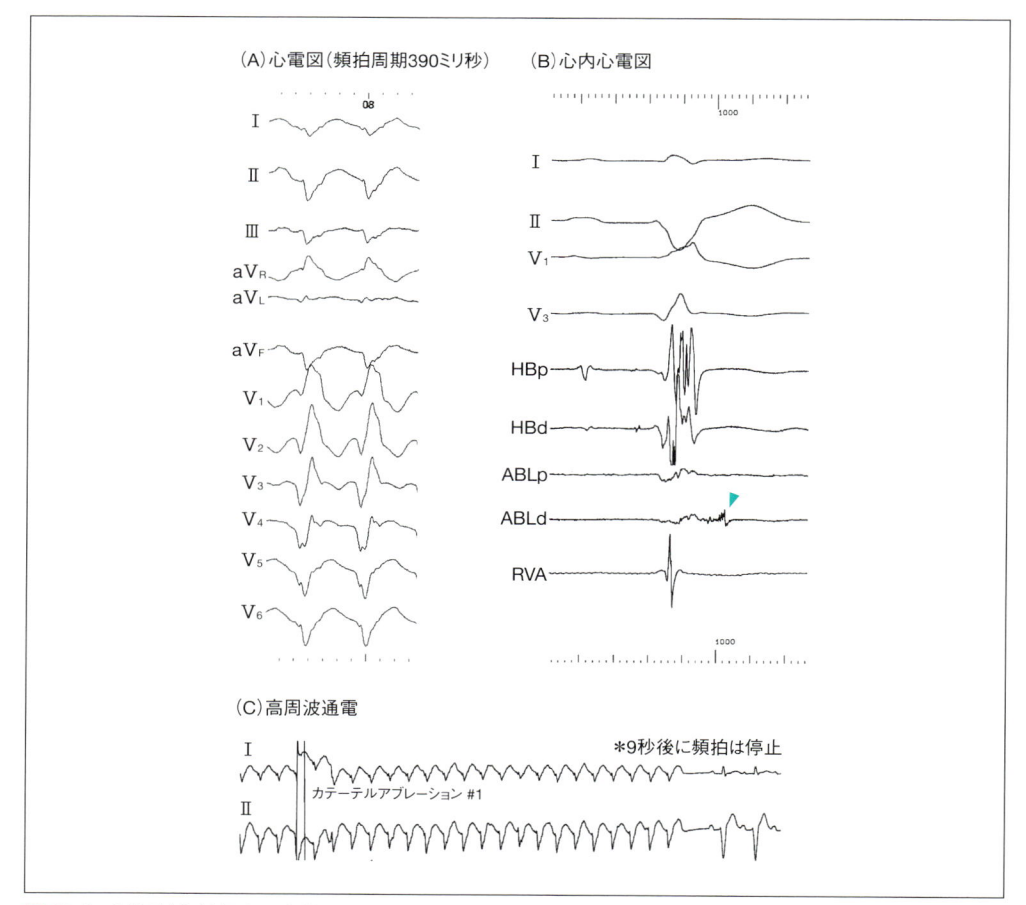

図 20-2 陳旧性心筋梗塞に合併する心室頻拍にアブレーションを施行した症例

◆ すでに述べたとおり，ガイドラインからは，まず ICD を留置し，抗不整脈薬の投与を行うことが推奨されるケースである．しかし，筆者らは抗不整脈薬の投与を行うことなく，まずカテーテルアブレーションによる治療を選択した．

◆ アブレーションでは梗塞巣（異常低電位領域）内部に図20-2B に示す遅延電位（図中矢尻）を認めた．electroanatomical map から異常低電位領域内部をチャネルとしたマクロリエントリーと判断し（巻頭 図6），チャネル部位での通電を行ったところ，頻拍は停止し（図20-2C），誘発不能となった．本症例は左室駆出率が20％と低下していたため，その後ICD を留置した．アブレーションに成功したこと，高齢であったこと，頻拍発作は1回認められたのみであったことから，Ⅲ群抗不整脈薬の投与を行わないこととしたが，非心臓死に至るまでの7年間，ICD 作動を認めなかった．

◆ 本症例のような，ガイドライン上では厳密にはアブレーションの適応ではない初回発作群にアブレーションを施行した VTACH (Ventricular Tachycardia Ablation in Coronary Heart Disease)研究[3]が報告されている．同研究で，心室頻拍発作を有する陳旧性心筋梗塞症例を，予防的アブレーションを施行する群と施行しない群の2群に分けて経過観察を行ったところ，予防的アブレーションが頻拍の再発を抑制することが示唆された．ちなみに，アミオダロンの投与はアブレーション施行群で26％，非施行群で31％であり，約7割の症例ではアミオダロンの投与はなされていなかった．

D 心室頻拍に対する治療法をどのように組み合わせるか？

◆ 心室頻拍に対する3つの治療法のうち，薬物療法ではアミオダロンとβ遮断薬が現在でも中心的な位置を占めている．ICD に関しては，MADIT-Ⅱ，SCD-HeFT などにより虚血性，非虚血性にかかわらず，ICD の予防的留置が生命予後の改善に有効であることが示されている．p.130の表20-1，p.131の表20-2に示す，わが国のガイドラインでも，一次予防のみならず二次予防としても推奨されているため，持続型心室頻拍症例の大多数が ICD 留置を受けていると推測される．

◆ 一方，心室頻拍に対するカテーテルアブレーションは，三次元マッピングシステムとイリゲーションシステムの導入，心外膜アプローチの普及により，その成績が向上してきている．自験の陳旧性心筋梗塞症例においては，三次元マッピングと電気生理学的諸指標を組み合わせてチャネルが同定可能であり，かつチャネル部位での高周波通電により頻拍が停止し誘発不能となった群に限れば，約3年間の経過観察期間中90％の症例で再発を認めなかった[4]．

◆ また，不整脈源性右室異形成に合併する心室頻拍では，R. Bai らが，心内膜側のみでなく心外膜側のアブレーションを施行し，イソプロテレノール負荷でも心室期外収縮を認めない場合，最低3年の経過観察期間に94％の症例では心室頻拍の再発を認めなかったと報告している[5]．

◆ 心室頻拍に対するアブレーション後の長期成績は，M. Tokuda ら[6]，筆者ら[7]が報告したように，基礎心疾患によって異なっており，不整脈源性右室異形成では良好であるが，心

筋症症例では再発率が高い．

3つの治療法を用いた治療方針

◆ これらから，器質的心疾患を有する症例で持続型心室頻拍が初発した場合の3つの治療方法の組み合わせを考えると，①原疾患，心機能にかかわらず，頻拍発作の再発予防を目的にまずアブレーションを行う．そのうえで，②心機能が低下（左室駆出率35％以下）していればICDを留置する．アブレーションの結果によっては，抗不整脈薬の投与は行わずに経過をみることが可能な症例もある．ただし，経過中に頻拍発作によるICDの作動が認められた場合には，抗不整脈薬による治療を加えるべきであろう．③心機能が低下していない（左室駆出率35％以上の）患者では，アブレーションで心室頻拍が誘発不能となった場合にはICDを留置しない選択肢もありうる．この場合，抗不整脈薬の投与を行うかは症例により異なるであろう．④心機能の低下の有無にかかわらず，アブレーションが不成功の場合には，ICDを留置したうえで抗不整脈薬の投与を行う必要がある．また，ICD留置後に心室頻拍により作動を繰り返す場合には抗不整脈薬の調節が必要であるが，それのみでなく，アブレーション治療を追加することにより作動を減少させることが望ましいであろう．

◆ ただし，ICD留置を行うべきか否かの判断には，心機能とアブレーションの結果が重要ではあるが，それに限らず，基礎にある器質的心疾患の種類，アミオダロンの服用が可能か否か，および患者の年齢などの社会的要素を含めた総合的な判断が必要となろう．

おわりに

◆ 器質的心疾患に合併した心室頻拍の治療は，ICDを留置しアミオダロンの投与を行えば終了するわけではない．われわれが現在もっている薬物治療，ICD，カテーテルアブレーションの3つの治療法を相補的に組み合わせることが，患者のQOLの向上に役立つのみでなく，生命予後を改善する可能性があると思われる．

私のとっておきの極意

- 器質的心疾患に合併する心室頻拍には，まずアブレーションを行う
- 抗不整脈薬投与の必要性，ならびにICD治療の必要性については，アブレーションの結果により症例ごとに検討が必要である

（合屋雅彦）

文献

1) Sesselberg HW, et al.: Heart Rhythm, 4: 1395-1402, 2007.
2) Poole JE, et al.: N Engl J Med, 359: 1009-1017, 2008.
3) Kuck KH, et al.: Lancet, 375: 31-40, 2010.
4) 福永真人 ほか: 陳旧性心筋梗塞患者の心室頻拍アブレーションにおけるoptimal resultの有用性について. Journal of Arrhythmia, 28(Suppl): 271, 2012.
5) Bai R, et al.: Circ Arrhythm Electrophysiol, 4: 478-485, 2011.
6) Tokuda M, et al.: Circ Arrhythm Electrophysiol, 5: 992-1000, 2012.
7) Goya M, et al.: Journal of Arrhtyhmia, 31: 22-28, 2015.

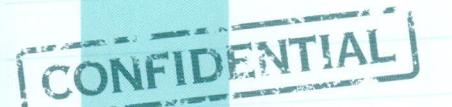

21 アブレーションできる？ できない？
Case：遺伝性心室細動

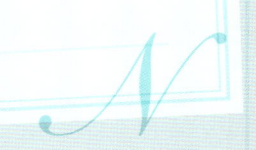

はじめに

◆ 心室細動 ventricular fibrillation (VF) に対するカテーテルアブレーションは，虚血性心筋症における心室細動ストーム (VF storm) 時の緊急避難治療として施行されるようになり，その有効性も数多く報告されている．しかし，遺伝性 VF に対するカテーテルアブレーションに関しては，症例報告数が少ないこともあり，いまだその手法や機序に関して定説はない．

◆ 疾患の原因が遺伝的な電気的異常である以上，アブレーションによる疾患の「根治」は得られないことかもしれないが，トリガーや substrate に対するカテーテルアブレーションで VF storm が回避できたり，植込み型除細動器 (ICD) ショック作動を減らすことができたりする症例があることも，事実である．

A アブレーションの対象となりうる遺伝性心室細動

◆ 代表的な遺伝性 VF を表21-1に示す．ほとんどの疾患では常染色体優性の遺伝形式である．表21-2に示すのは，遺伝性 VF に対して高周波カテーテルアブレーション (RFCA) を施行した症例30例である．QT 短縮症候群 (SQT) 以外の遺伝性 VF 疾患においてアブレーションを経験したが，そのほとんどが反復性の薬剤抵抗性 VF に対する緊急・準緊急アブレーションであった．

表21-1 遺伝性心室細動

疾患名	略号	原因遺伝子	遺伝形式
早期再分極症候群	ERS	SCN5A, KCNJ8, CACNA1C, CACNA2B など	
Brugada症候群	BrS	SCN5A, DPD1L, CACNA1C, CACNB など	常染色体優性
short-coupled variant of torsade de pointes	SCTdP	DPP6, SCN5A など	
QT延長症候群	LQT	KCNQ1, KCNH2, SCN5A, KCNJ2 など	常染色体優性
	JLN1-2	KCNQ1, KCNE1	常染色体劣性
カテコラミン誘発性多型性心室頻拍	CPVT1	RyR2	常染色体優性
	CPVT2	CASQ2	常染色体劣性
QT短縮症候群	SQT	KCNH2, KCNQ1, KCNJ2 など	常染色体優性
ラミン心筋症	LMNA	LMNA, LMNB2 など	常染色体優性
左室緻密化障害	LVNC	HCN4, MIB, DTNA など	常染色体優性

表21-2 遺伝性心室細動に対する高周波カテーテルアブレーション（自験例）

疾患	症例数	男性	平均年齢	認められた遺伝子変異	不整脈	アブレーション標的		急性期成功率
ERS	6	3	37	SCN5A/Irx3 CACNA1C/SCN9A RyR2/AKAP9	VF	トリガー	RVプルキンエ網/RVOT	4/4
						トリガー	LVプルキンエ網	1/2
BrS	6	6	37	SCN5A/Irx3	VF	トリガー	RVOT (endocardium)	4/5
						substrate	RV (epicardium)	2/2
SCTdP	6	3	47	SCN5A	VF	トリガー/substrate	RVプルキンエ網	3/3
						トリガー/substrate	LVプルキンエ網	3/3
LQT2	1	0	18	KCNH2	VF	トリガー	LVOT	1/1
LQT7	2	0	32	KCNJ2		トリガー	LVプルキンエ網/PM	1/2
CPVT	4	0	22	RyR2	VF	トリガー	LVプルキンエ網/LCC/RVOT	1/4
LMNA	2	2	43	LMNA	VT	トリガー/substrate	MVA/Septum/RVOT	2/2
					VF	substrate	LVプルキンエ網	1/1
LVNC	3	1	44	—	VT	substrate	Scar isthmus (epicardium)	1/2
					VF	substrate	LVプルキンエ網	2/2

RV：右心室，RVOT：右室流出路，LV：左心室，LVOT：左室流出路，PM：乳頭筋，LCC：左冠尖，MVA：僧帽弁輪

B カテーテルアブレーションの実際

◆ VFアブレーションの実際とその注意点に関して疾患別に提示する．アブレーションの標的は，VFのトリガー心室期外収縮（トリガーPVC）かsubstrateに大別され，その部位としては左右のプルキンエ網，異常電位を有する心筋，あるいは正常心筋がある．

早期再分極症候群（ERS）

◆ 2008年，M. Haïssaguerre らは，VFをともなう早期再分極症候群 early repolarization syndrome（ERS）の64症例を報告した[1]．トリガーPVCの起源は左室下壁あるいは左室側壁で，26種のトリガーPVCのうち16種は心室筋起源，10種はプルキンエ組織起源であった．カテーテルアブレーションは8例に施行され，5例でトリガーPVCは抑制された．

◆ 自験例でのERSアブレーションの標的は，左右のプルキンエ網からのトリガーあるいは右室流出路（RVOT）からのトリガーであった．

> **Case 1**
> 反復性失神で入院した24歳女性（図21-1）．
> 入院時心電図では連結期250ミリ秒の左脚ブロック（LBBB）型上方軸のPVCを認めた．洞調律では下壁誘導にJ波を認め（図21-1A，矢印），VF直前のQRSにはSTの上昇が認められた（図21-1A，矢尻）．緊急アブレーションでは，右室下壁中部から（巻頭 図7，矢印）トリガーPVCに65ミリ秒先行する尖鋭な電位（図21-1B）が認められ，高周波通電でPVCは消失した．周辺部位と洞調律時にプルキンエ電位が記録された箇所に通電を行い（巻頭 図7），VF stormは抑制された．1年10カ月の経過でVFの再発を認めていない．

21. アブレーションできる？できない？

(A) 入院時心電図と入院後の心室細動発症時心電図モニター

(B) アブレーション施行部位心内心電図

ABL：アブレーションカテーテル，CS：冠状静脈洞，HRA：高位右房，RV：右心室

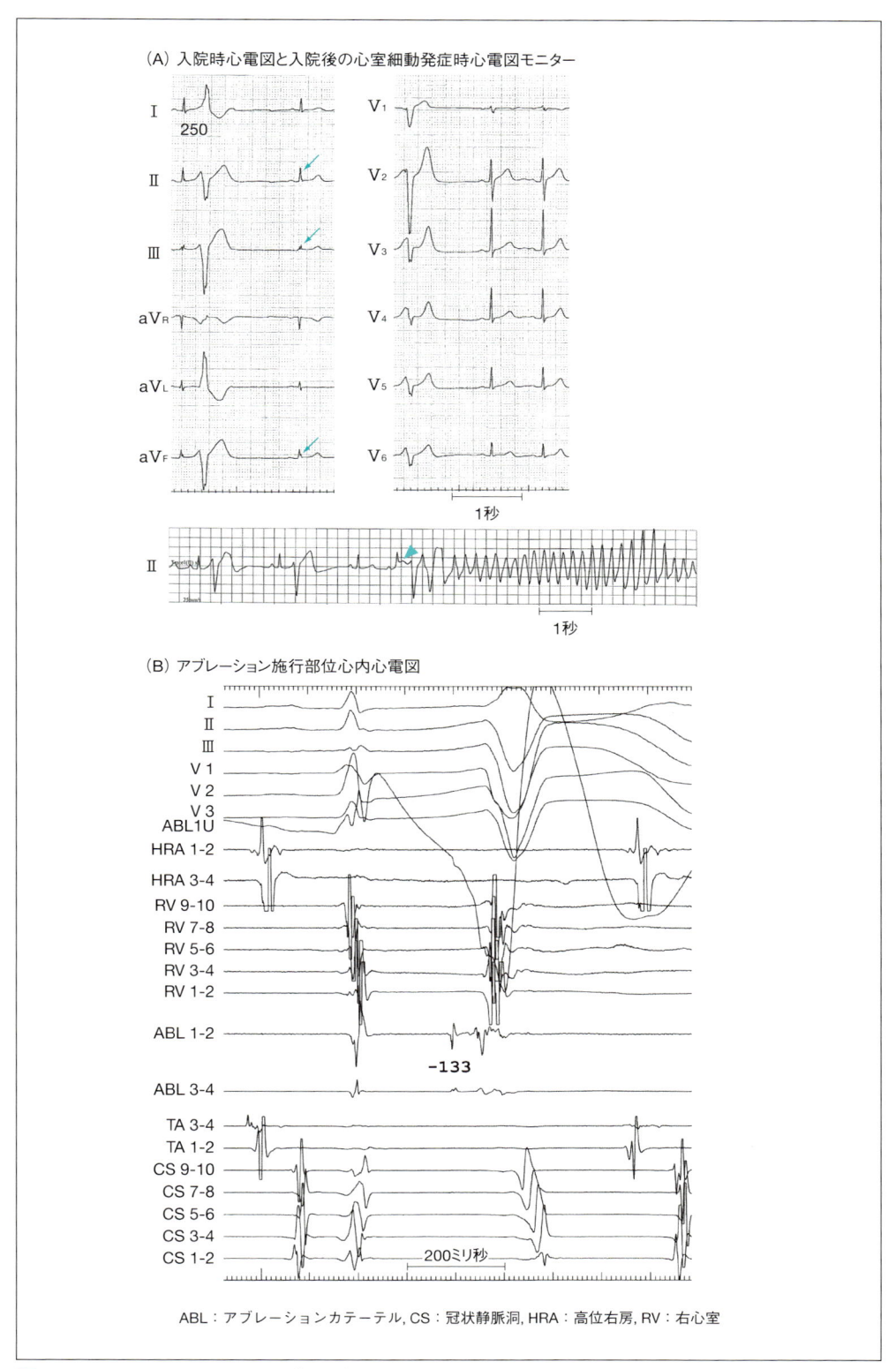

図21-1　早期再分極症候群症例（Case1）

137

Ⅳ. アブレーションで治す！　心室性不整脈

> **Case 2** 濃厚な家族歴を有する59歳女性[2]．
>
> 　父親および父方の親戚男性4人が青壮年期に突然死している．12誘導心電図では，連結期260ミリ秒の右脚ブロック(RBBB)型左軸偏位のPVCを認め，下壁誘導とV_4〜V_6誘導にJ波およびST上昇を認めた(図21-2A)．
> 　ICD植込み後の頻回作動に対して，カテーテルアブレーションを施行した．アブレーション時にはわずかに波形の異なる単発性PVCが頻発していた．左室後側壁でPVCに65ミリ秒先行するプルキンエ電位が記録され，高周波通電でPVCは消失した(図21-2D)．しかし，数日後にVFが再発した．この際に，12誘導ホルター心電図で確認したトリガーPVCの波形は，初回入院時のPVCと同形であったが(図21-2A，C)，アブレーション時のPVCとはわずかに異なっていた(図21-2B)．さらに，入院時とVF再発時には下壁側壁誘導でJ波とST上昇が認められたが，アブレーション時には認められなかった．真のトリガーPVCの12誘導記録の重要性が示唆された．本症例ではジソピラミドの服用にてVFは完全に抑制された．

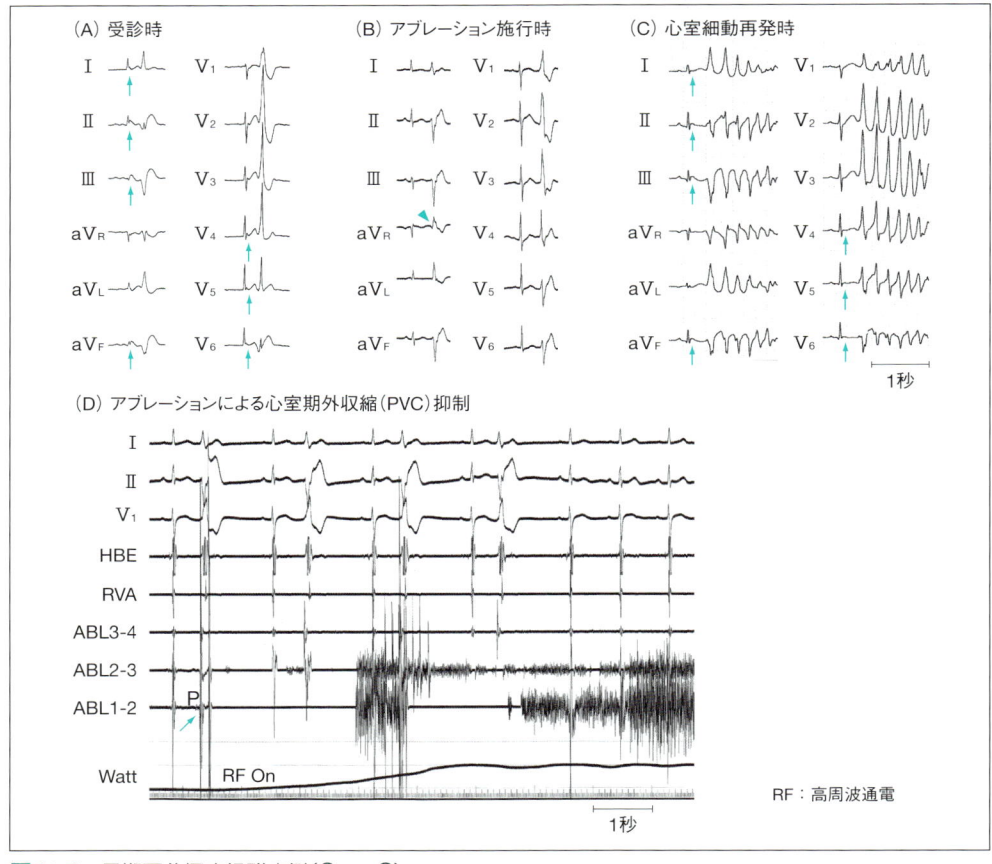

図21-2　早期再分極症候群症例(**Case2**)

［Nogami A: J Cardiovasc Electrophysiol, 26: 110-115, 2015を一部改変］

◆ 自験例ERSにおけるVFアブレーションの急性期成功率はきわめて高く，右室プルキンエもしくはRVOT起源のものでは4例中4例，左室プルキンエ起源のものでは2例中1例

でVF抑制に成功した(p.136, 表21-2).

Brugada症候群(BrS)

♦ 2003年, M. Haïssaguerreらは Brugada 症候群(BrS)に対するカテーテルアブレーションを初めて報告した[3]. アブレーション標的となったトリガーPVCは, RVOT起源が2例, 右室末梢プルキンエ起源が1例であった.

♦ 一方, K. Nademaneeらは BrSに対する右室心外膜 substrate アブレーションを2011年に報告した. 症例は9例で, 心外膜アプローチによって右室心外膜側の異常電位部分(低電位, 分裂電位, 伝導遅延, 遅延電位)を広範囲にアブレーションした. アブレーション前には全例で誘発可能であった心室頻拍(VT)またはVFが9例中7例で誘発不能となり, 9例中8例では BrS 型心電図異常も消失したという.

> **Case 3**
> VF storm の27歳男性. 前胸部誘導は coved 型を呈し(図21-3A), *SCN5A* 変異が認められた.
> 　右室心内膜側からのトリガーPVC アブレーションは不成功であった. ジソピラミド服用でICD作動は減少したが, 同薬の減量とともにVFが速やかに再発した.
> 　ICD植込みから11年後に, ICD感染のため全システム抜去を外科的に施行することとなった. 心表面を洞調律下にマッピングすると, 右心室自由壁の広い範囲に低電位・分裂電位・遅延電位が認められ, 単極誘導は coved 型を呈していた(巻頭 図8). 同部位に対して広範囲に冷凍凝固を行った. 術後はリード抜去の影響で完全 RBBB となったものの, coved 型 ST 上昇は消失した(図21-3B). その後3年間の経過観察でVF再発は認められていない.

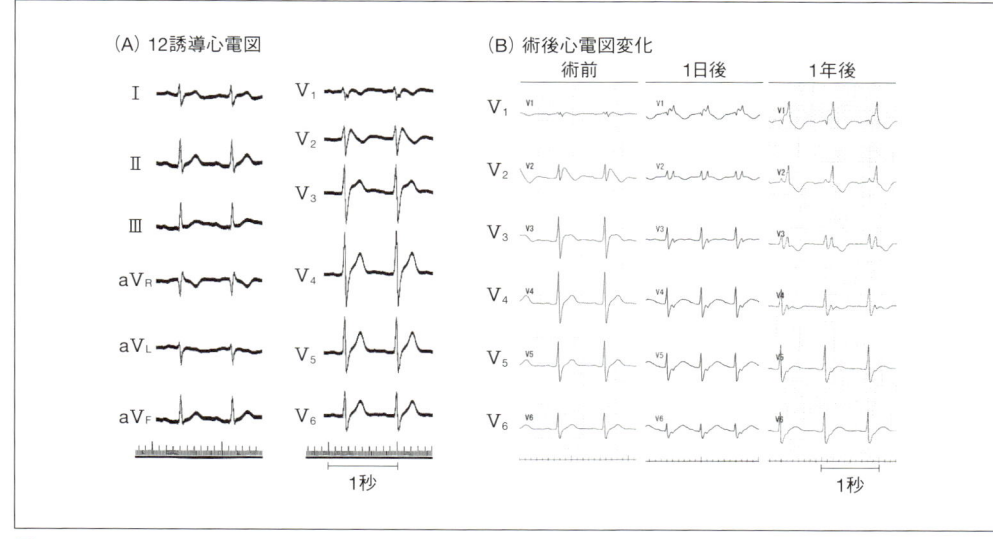

図21-3　Brugada症候群症例(**Case3**)

Ⅳ．アブレーションで治す！　心室性不整脈

> **Case 4**　VF storm の37歳男性．心膜穿刺アプローチで右室自由壁心外膜をマッピングし，異常電位部分を広範に高周波通電することで VF は抑制された．心外膜アブレーション前後でのピルジカイニド負荷心電図を比較すると，アブレーション前ではピルジカイニド5 mg 静注で著明な coved 型 ST 上昇を呈したのに対し，アブレーション後では25 mg の静注でも不変となった（図21-4）．

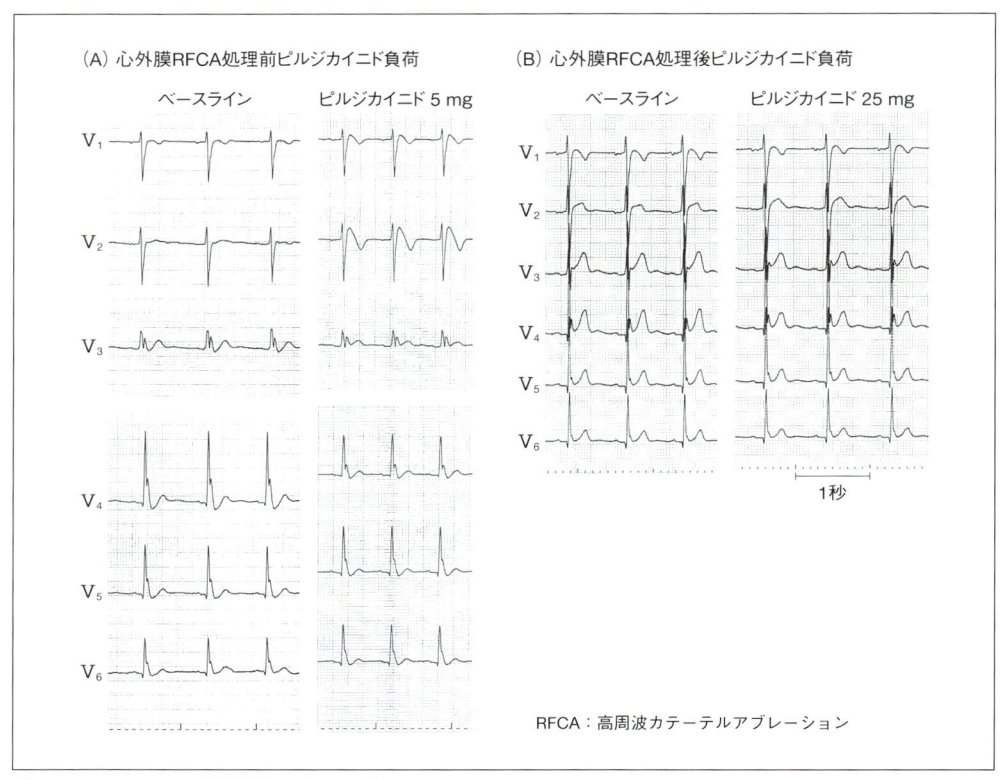

図21-4　Brugada症候群症例（Case4）

- 自験例では，BrS における VF アブレーションの急性期成功率はきわめて高く，心内側からのトリガーPVC アブレーションは5例中4例で成功，右室心外膜アブレーションは2例中2例で成功した（p.136，表21-2）．心外膜アブレーションでは BrS 型心電図も消失したのに対し，心内膜からのアブレーションでは洞調律の心電図波形は不変であった．

🔍 SCTdP (short-coupled variant of torsade de pointes)

- SCTdP（short-coupled variant of torsade de pointes）はプルキンエ起源特発性 VF の代表である．きわめて短い連結期を有する PVC を VF トリガーとすることが特徴で，トリガーは左脚末梢プルキンエのものと右脚末梢プルキンエのものとがある．

21. アブレーションできる？ できない？

Case 5

ICD 頻回作動の54歳男性である[4]．12誘導心電図では連結期260〜280ミリ秒の RBBB 型右軸偏位のトリガー PVC 1 が認められた．

洞調律中にプルキンエ電位が記録される左室中隔に多極電極カテーテルを留置すると，多形性 VT 中に拡張期および前収縮期プルキンエ電位が記録された（図21-5 A, B）．トリガー PVC 1 の起源は中隔近位部に存在すると考えられたため，トリガーではなくプルキンエ網の modification を目標としてアブレーションを行うこととした．LV 3-4 付近に高周波通電を施行したのちには同部位のプルキンエ電位は消失し（図21-5 C, 矢印），それ以遠の部分は他のプルキンエ網を介して興奮するようになった．アブレーション後にはトリガー PVC 1 が消失し VF は出現しなくなったが，異なる波形の単発 PVC がまれに出現した．興味深いことに，この PVC の直前にもプルキンエ電位が認められたが，通電部位以降はブロックを呈していた（図21-5 C, 矢尻）．本症例ではトリガー抑制ではなく，プルキンエ網での伝導 modification が VF 抑制の機序であることが推察された．14年の経過観察で VF 再発を認めていない．

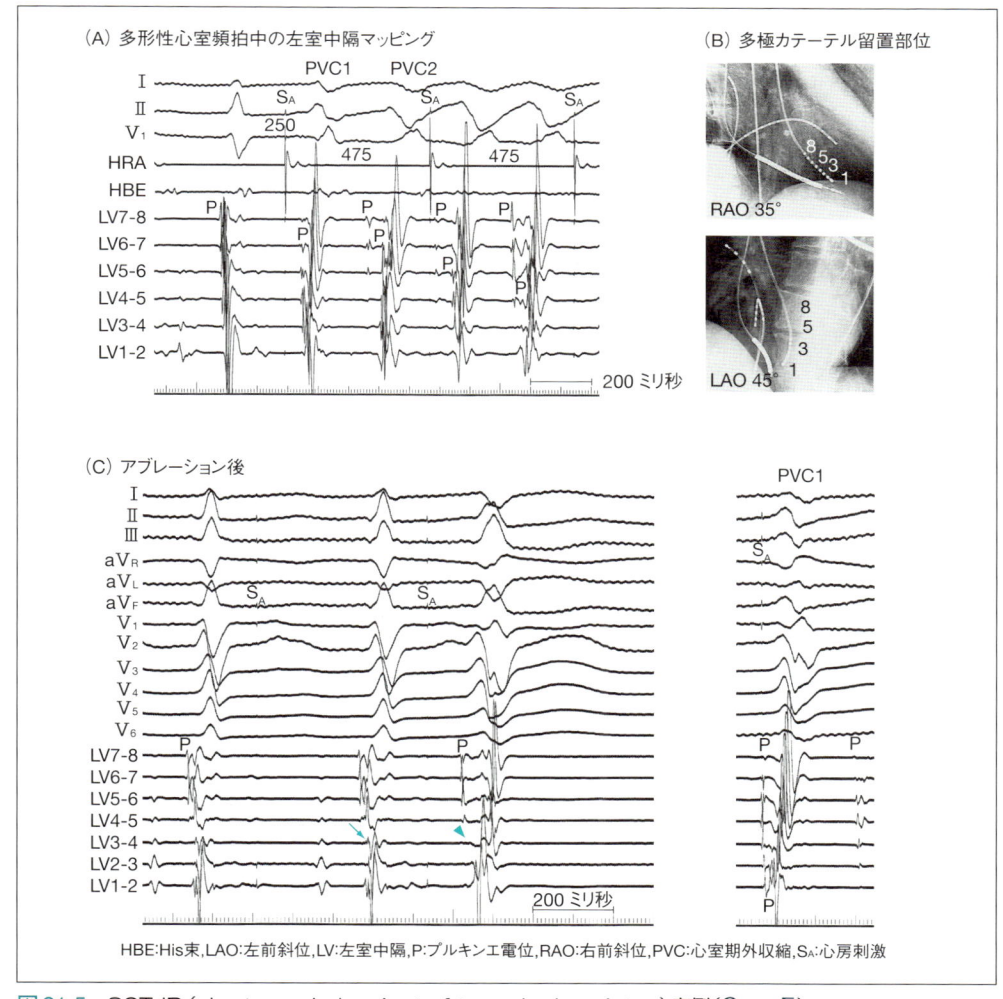

図21-5 SCTdP (short-coupled variant of torsade de pointes) 症例 (**Case 5**)

［Nogami A, et al.: Heart Rhythm, 2: 646-649, 2005を一部改変］

◆ SCTdP に対するアブレーションの急性期成功率はきわめて良好である．右末梢プルキンエ網へのトリガーないし substrate アブレーションで3例中3例，左中隔のプルキンエ網へのアブレーションでも3例中3例でアブレーションは成功した（p.136，表21-2）．

QT延長症候群(LQT)

◆ LQT2症例1例，LQT7症例2例に対するカテーテルアブレーションを経験した（表21-2）．LQT2症例のトリガーPVC は左室流出路(LVOT)起源であった．アブレーション後はエピネフリン負荷でも PVC は出現しなくなった．LQT7症例のトリガー起源は左室プルキンエ網および後乳頭筋であった．LQT7の1例では，妊娠による服薬中止後も ICD 作動や非持続性 VT 出現は認められなくなった．

カテコラミン誘発性多形性心室頻拍(CPVT)

◆ カテコラミン誘発性多形性心室頻拍(CPVT)においては，ICD 作動によって高カテコラミン状態が惹起され，VF storm 状態に陥る可能性もあるため，β遮断薬，フレカイニドなどの薬物治療とともにカテーテルアブレーション治療の可能性が注目されている．

◆ 自験例4例中1例でのみ，アブレーションによって CPVT が抑制された[5]（表21-2）．

> **Case 6**
> VF 蘇生歴を有する家族性 CPVT の38歳女性である．
> エピネフリン静注後に多源性 PVC の出現とともに VF が誘発された．VF のトリガーとなっていた RBBB 型上方軸の PVC1と RBBB 型下方軸の PVC2に対してアブレーションを施行した．PVC1のアブレーション成功部位は左脚後枝領域のプルキンエ電位記録部位であり，PVC2の成功部位は左冠尖内にあった．アブレーション後のエピネフリン静注では，形の異なる PVC は依然として出現するものの，VF は誘発されなくなった．

◆ CPVT におけるアブレーションは，カテコラミンによって誘発される PVC が多数であるため，きわめて困難であるといわざるをえない．

ラミン心筋症(LMNA)

> **Case 7**
> 僧帽弁起源の単形性 VT で発症したラミン心筋症(LMNA)の46歳男性．
> 初診時左室駆出率は45％であった．VT アブレーションの4年後に VF が生じた．VF は左室中隔の末梢プルキンエ網に対するアブレーションで抑制された．その1年後，左室駆出率は30％となり完全房室ブロックとなったため CRT-D（両室ペーシング機能つき ICD）にアップグレードした．さらに4年後，中隔起源の VT storm となったが，アブレーションで抑制された．その後は VT/VF は認められなかったが1年後に突然死した．ICD log にも VT/VF は認められなかった．

◆ 経時的な voltage map をみると，徐々に低電位部分が拡大していくのがわかり（巻頭 図9），本疾患の進行性の特徴がわかる．VT/VF の抑制や CRT のみでは本疾患の長期予後を変

左室緻密化障害（LVNC）

◆ 左室緻密化障害（LVNC）もVFと単形性VTを有していた．VFアブレーション部位は左室中隔の末梢プルキンエ網であり，VTは左室自由壁心外膜側のscar-related VTであった．

C 心室細動アブレーション施行後の長期予後

◆ SCTdPに対するアブレーションの効果はきわめて高く，その長期予後も良好である．一方，その他の遺伝性VFに対するアブレーションの長期予後に関してはいまだ明らかではない．カテーテルアブレーションが成功してもICD植込みを回避することはできない．

私のとっておきの極意

- 心室細動（VF）に対するトリガー心室期外収縮（トリガーPVC）アブレーションにおいて，実際にVFを誘発しているPVCの12誘導記録はきわめて重要である．12誘導ホルター心電図などを活用する
- 近年，重症心室不整脈に対する追加治療として，自律神経修飾（neuro-modulation）が注目されている．これには，星状神経節切除，胸部自律神経（T1-3）硬膜外麻酔，腎動脈交感神経アブレーション（RDN），頸部迷走神経刺激などがある．わが国ではいまだ施行できない手技もあるが，心室細動ストーム時には，深鎮静，β遮断薬，緊急アブレーションとともに念頭に置いておくべきである

（野上昭彦）

文献

1) Haïssaguerre M, et al.: N Engl J Med, 358: 2016-2023, 2008.
2) Nogami A: J Cardiovasc Electrophysiol, 26: 110-115, 2015.
3) Haïssaguerre M, et al.: Circulation, 108: 925-928, 2003.
4) Nogami A, et al.: Heart Rhythm, 2: 646-649, 2005.
5) Kaneshiro T, et al.: Circ Arrhythm Electrophysiol, 5: e14-e17, 2012.

V

デバイスを活用した不整脈治療

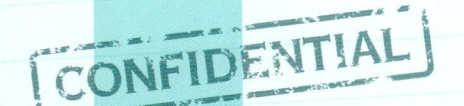

22 dyssynchronyの評価は必要？
Case：CRTの適応決定

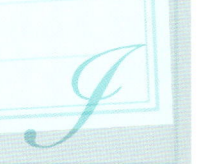

A 心臓再同期療法（CRT）

◆ 重症心不全例においては，しばしば，心筋障害により心室内伝導障害を呈し，心電図ではQRS幅の広い完全左脚ブロック近似パターンを示す．その結果，左室収縮の協調性が失われ，心機能は低下する．左室拡張例においては，僧帽弁輪が拡大し，しばしば僧帽弁閉鎖不全が起こるが，前後乳頭筋の収縮の協調性が失われると僧帽弁逆流が増悪する．さらに，心房心室収縮の協調性も失われている．

◆ QRS幅と心機能のあいだには負の相関関係があり，QRS幅が広いほど予後が不良であることが報告されている．このような症例において，左室と右室を同時にペーシングすることにより，左室における収縮の協調性が回復し，僧帽弁逆流も改善する．さらに，心房心室収縮の協調性もAV delay（atrioventricular delay）の至適化により改善する．ペーシングにより，さまざまなレベルにおけるdyssynchrony（同期不全）を改善するのが心臓再同期療法 cardiac resynchronization therapy（CRT）である．

B CRTの適応基準

◆ CRTが有効な症例の選択において，QRS幅は最も簡便だが有用な指標である．QRS幅120ミリ秒以上，駆出率（EF）35％以下，NYHA（New York Heart Association）分類でⅢ，Ⅳ度の薬剤抵抗性の心不全がCRTの適応基準とされている．

◆ しかし，QRSの波形と幅はdyssynchronyの間接的な指標にすぎない．この基準により適応を決定した場合，30％前後はノンレスポンダー（non-responder，不応答者）となる．そこで，CRTの基本はdyssynchronyの改善であり，QRS幅よりもdyssynchronyの有無により適応を決めるべきであるという考えが生じる．簡便にdyssynchronyの有無を判定できる方法として，心エコー法が利用されている．

C narrow QRS症例におけるCRTの効果と心筋逆リモデリング

◆ 心不全症例においては，narrow QRSであっても高率にdyssynchronyが認められ，また，dyssynchronyが認められる症例はnarrow QRSであってもCRTにより心不全が改善するという報告がされていた．

◆ dyssynchrony が認められた narrow QRS 症例に対する CRT の効果を調べた，RethinQ（Cardiac Resynchronization Therapy in Patients with Heart Failure and Narrow QRS）試験の結果，QRS 幅120〜130ミリ秒の症例では CRT により心機能の改善および心筋逆リモデリングが認められたが，120ミリ秒未満の症例においては認められなかった[1]．narrow QRS 症例においては，dyssynchrony が認められても，CRT の有効性は低いことが示された．しかし，低率ながら，narrow QRS でも CRT が有効な症例が存在することも事実である．

D 軽症心不全に対する CRT の早期導入

◆ 心不全は進行性の病態である．NYHA 分類でⅣ度の心不全に対する CRT の効果は一時的であり，結局は予後不良のことが多い．つまり，NYHA Ⅳ度の心不全になってから CRT を導入したのでは遅すぎる．

◆ NYHA 分類Ⅰ，Ⅱ度の，軽症から中等症の心不全に対する CRT の効果を調べた REVERSE（Resynchronization Reverses Remodeling in Systolic Left Ventricular Dysfunction）試験の結果は，「悪化しない」という主要エンドポイント（primary endpoint）では有意差が認められなかったが，CRT により心筋逆リモデリングが認められ，心不全入院は CRT により有意に減少した．とくに NYHA Ⅱ度の中等度心不全に対しては，CRT の有効性が示された．この研究の観察期間は1年間であり，「悪化しない」という主要エンドポイントに対しては短かすぎるが，欧州のコホート研究では2年間に延長されて観察が続けられ，「悪化しない」という主要エンドポイントでも CRT の有効性が示された．

◆ 植込み型除細動器（ICD）に関しては，MADIT-CRT（Multicenter Automatic Defibrillator Implantation Trial With Cardiac Resynchronization Therapy）において，EF≦30％，QRS≧130ミリ秒で，虚血性では NYHA Ⅰ，Ⅱ度，非虚血性では NYHA Ⅱ度の心不全症例を対象に，ICD 群（ICD 植込み）と CRT-D 群（両室ペーシング機能つき ICD 植込み）を比較検討した．その結果，ICD 群と比べて CRT-D 群では心不全は34％減少（$P<0.001$）し，EF も有意に改善（3％ vs. 11％，$P<0.001$）し，心筋逆リモデリングが起こることが示された．RAFT（Resynchronization-Defibrillation for Ambulatory Heart Failure Trial）試験では，NYHA Ⅱ，Ⅲ度，EF≦30％，QRS≧120ミリ秒もしくは paced QRS≧200ミリ秒の症例を対象として，ICD 群と CRT-D 群を比較した結果，CRT-D 群では死亡もしくは心不全入院の発生が有意に抑制された（40.3％ vs. 33.2％，$P<0.001$）．

◆ 以上より，心機能が低下した wide QRS の ICD 適応症例においては，心不全が軽度であっても，早期に CRT-D を導入した方がよいことが示された．日本，米国，欧州の CRT の適応基準のガイドラインは NYHA Ⅱ度の心不全症例にも拡大されたが，依然として QRS の幅が最大の適応基準となっている．

E dyssynchrony の有無による CRT の適応決定

◆ dyssynchrony の有無による CRT の適応決定の有効性を検証したのが，PROSPECT（Predictors of Response to CRT）試験である[2]．PROSPECT 試験の結果，dyssynchrony の

指標は，判定できない症例が多いうえに再現性に乏しく，レスポンダー率の改善効果も少ないことが示された．さらに，本来効くはずのない dyssynchrony（−）の症例であっても，50％前後のレスポンダーが存在することは大きな問題である．DESIRE 試験[3]では QRS ＜150ミリ秒，NYHA Ⅲ，Ⅳ度の心不全症例に CRT を植込み，dyssynchrony の有無による差をみた．その結果，dyssynchrony が認められた症例の70％はレスポンダーであったが，dyssynchrony が認められなかった症例ではレスポンダーは42％にすぎなかったと報告された（$P＜0.04$）[3]．

◆これまでの臨床試験の結果より，QRS≧150ミリ秒では dyssynchrony の有無にかかわらず CRT の適応であるが，DESIRE 試験の結果より QRS＜150ミリ秒では dyssynchrony の確認が重要であるとした．しかし，QRS＜150ミリ秒，かつ dyssynchrony が認められなかった症例でも，42％がレスポンダーであったことは問題であると考えられる．心エコーを用いた dyssynchrony の指標を適応基準に入れても，レスポンダー率を改善できないばかりか，有効症例を除外してしまう危険性が高い．

F dyssynchrony の有無による CRT の適応決定の問題点

◆dyssynchrony（−）であっても有効症例が存在することは，方法論の限界であり，将来よりよい判定方法の開発により改善される可能性がある．

◆心不全症例の心機能低下は心筋収縮力の低下と dyssynchrony によるが，両者は独立したものではなく，相互に影響しあっている．dyssynchrony が著しいと，心筋収縮力の低下は少ないと誤って判断されることさえある．CRT により改善できるのは dyssynchrony のみであり，ペーシングにより心筋収縮力自体は低下する．dyssynchrony があっても，心筋収縮力の低下が大きすぎたり，ペーシングによる心筋収縮力低下が大きな症例では，CRT は有効ではない．つまり，dyssynchrony があるからといって CRT が有効とはいえない．したがって，dyssynchrony のみで CRT の有効性を判断することはもともと不可能なことと考えられる．

◆心エコーによる dyssynchrony の判定は，心電図（ECG）による判定基準（criteria）から外れた症例を救いあげる補助的方法として利用するなら，有効である可能性がある．しかし，dyssynchrony が認められないからといって，ECG criteria を満たす症例を切り捨てるべきではない．現在のところ，ECG の幅は，最も簡便かつ有効な方法であるといえる[4]．

G 右脚ブロックやdyssynchrony が認められない症例に CRT が効く理由

◆一方，dyssynchrony とは無関係に CRT が有効である症例が存在する可能性もある．1990年，M. Hochleitner らは，古典的にはペースメーカーを植込む適応のない，心臓移植手術適応を含む薬剤抵抗性の心不全を有する末期拡張型心筋症16例に DDD ペースメーカーを植込み，短い AV delay に設定することにより（short AV delay 療法），心不全は NYHA 分類$3.6±0.4$から$2.1±0.5$（$P＜0.001$）に，胸部 X 線写真上の心胸郭比（CTR）は$0.60±0.06$から$0.56±0.05$（$P＜0.001$）に，左室 EF（LVEF）は$16±8％$から$26±9％$に

改善し（$P＜0.001$），心臓移植手術が考慮されていた3例において移植手術が不要となったという報告[5]をして以来，ペースメーカーによる心不全治療について数多くの報告がなされたが，結果は賛否両論であった．

◆ 心不全症例では，PQ 時間が正常範囲内でも，心房心室収縮間隔の協調性が失われており，短い AV delay に設定することにより心房心室収縮間隔の協調性が改善し，心機能が改善する症例が存在する．しかし，ペースメーカーによる心不全治療においては，PQ 時間の適正化による利点と，右室ペーシングによる不利益点の差し引きとなり，右室ペーシングによる不利益が無視できない症例が多い．見かたを変えると，DDD ペースメーカーによる心不全治療において右室ペーシングが与える不利益を改善したのが両室ペーシングともいえる．

◆ 筆者らの経験では，非左脚ブロックや narrow QRS，dyssynchrony（−）症例のうち CRT が有効であった症例は，PQ 時間延長例（必ずしも著明延長ではない）とヘミブロックが認められる（narrow QRS や右脚ブロックでも dyssynchrony を生じる）症例に多い．率は低いながら，非左脚ブロックや narrow QRS や dyssynchrony（−）症例で，CRT が有効である症例は存在する．少なくとも，dyssynchrony がないからといって CRT が絶対に無効であるとはいえない．

H レスポンダー率とは何か

◆ 適応基準を考えるとき，感度と特異度が論じられる．しかし，適応基準を満たさない場合には CRT は行われない．レスポンダー率（図22-1）は感度・特異度ではなく，陽性的中率で

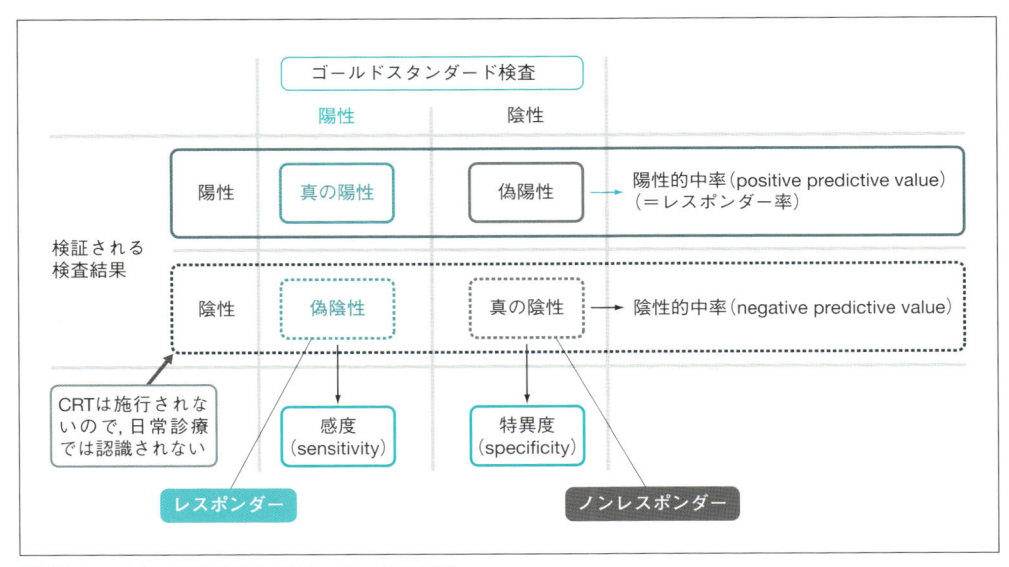

図22-1 感度，特異度とレスポンダー率の関係
ある検査の有用性を評価する場合，その検査の結果とゴールドスタンダードとなる検査の結果を比較するのが通常であるが，CRT の有効性の場合，ゴールドスタンダードは臨床結果そのものである．レスポンダー率とは陽性的中率であり，感度・特異度ではない．適応基準を満たさない場合には CRT は行われず，適応基準を満たしていない症例の結果は無関係である．

ある．陽性的中率を上げるには，感度を下げるか，特異度を上げればよい．感度が下がっても，そもそもCRTは行われないので，感度の低下を感じることはない．つまり，厳しい基準をつくって適応症例をしぼりこめば，見かけの陽性的中率（レスポンダー率）を上げることができるが，その結果，やれば有効であった多くの症例が切り捨てられることになる[4]．

CRT有効症例が切り捨てられる危険性

◆ dyssynchronyをCRTの適応基準にもち込むことによる問題は，dyssynchronyがあってもCRTが無効の症例があることと，dyssynchronyが認められなくとも（dyssynchronyが本当にない症例と，方法論の問題でとらえることができない症例が混在する）CRTが有効な症例が存在することにある．dyssynchronyの有無を問わない，これまでの適応基準でも，レスポンダー率は70％前後である．さらに，NNT（number needed to treat）はなんと1.4である（他にこれほど有効な薬物治療があるだろうか）．ここにdyssynchronyの有無をもち込むことにより，多くの有効症例が切り捨てられることになる一方，それでも効かない症例が残ってしまう．

◆ PROSPECT試験の結果の最大の問題点は，dyssynchronyの有無を適応基準にもち込むことによってもレスポンダー率の上昇が10〜20％しかなかったことではなく，dyssynchrony（−）であっても50％前後のレスポンダーが存在したことである．そして，方法論の問題でdyssynchronyをとらえることができなかった症例に関しては，今後の進歩で改善する可能性が残されているが，dyssynchronyがなくても有効である症例に関しては，方法論の不完全さによるものではないため，切り捨てられたままになる可能性がある．QRSの幅に基づく現状の適応基準に優るものはなく，そこにdyssynchronyの有無をもち込む害が無視できない．

米国心エコー図学会と米国不整脈学会の勧告（statement）

◆ PROSPECT試験の結果に対する米国心エコー図学会American Society of Echocardiography（ASE）と米国不整脈学会Heart Rhythm Society（HRS）の反応は非常に速く，心エコーによるdyssynchronyの有無をCRTの適応決定に用いてはならないとする共同の勧告（statement）が発表された[6]．

私のとっておきの極意

dyssynchronyが認められないからといって，ECG criteriaを満たす症例を切り捨てるべきではない．現在のところ，ECGの幅は，最も簡便かつ有効な方法であるといえる．

（石川利之）

文献

1) Beshai JF, et al.: N Engl J Med, 357: 2461-2471, 2007.
2) Chung ES, et al.: Circulation, 117: 2608-2616, 2008.
3) Cazeau SJ, et al.: Eur J Heart Fail, 10: 273-280, 2008.
4) Ishikawa T: Circ J, 75: 465-471, 2011.
5) Hochleitner M, et al.: Am J Cardiol, 66: 198-202, 1990.
6) Gorcsan J 3rd, et al. (American Society of Echocardiography Dyssynchrony Writing Group): J Am Soc Echocardiogr, 21: 191-213, 2008.

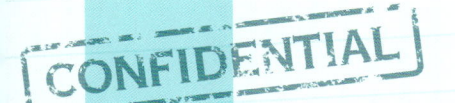

23 伝家の宝刀はむやみに使ってはいけません！
ショックデバイスの有効な使い方とは？

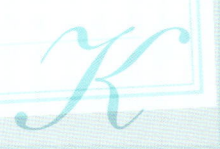

はじめに

◆ 近年の医用電子機器や通信記述機器の進歩はめざましく，頻拍や心不全治療機器（電気的植込みデバイス）の機能は一部で，われわれの想像を超えた発展を遂げている．一方で，これらの優れた治療機器もその使用法を誤れば，無用の長物となりかねない．多くの機能を搭載したデバイスの利点を最大限に引き出すために，新しく発表された情報に対して，われわれの常識をつねに up-to-date する心構えが必要である．

A ショック作動が生命予後に与える影響

◆ 2008年，SCD-HeFT (Sudden Cardiac Death in Heart Failure Trial) 試験のサブ解析は，植込み型除細動器(ICD)ショック作動を経験した患者はそうでない患者と比べて，適切作動では5.7倍，不適切作動では2.0倍死亡率が高く，さらに適切作動と不適切作動の双方を経験した者は11.3倍にも死亡率が上昇することを報告した[1]．

◆ このデータについては2とおりの解釈が可能であった．すなわち，適切・不適切にかかわらず，ショックを誘導しやすい患者〔つまり，心室頻拍あるいは心室細動(VT/VF)や，心房細動などを起こしやすい患者〕はもともとの病状が悪いため，ショックとは関係なく生命予後が悪いと考えるか，もしくは，ショックそのものが患者の生命予後を悪化させると考えるかである．

🔍 ICDの作動回避は生命予後を改善するか？

◆ 前述の疑問に回答すべく，作動回避を目的とした ICD 設定の効果を前向きに調査した臨床試験，MADIT-RIT (Multicenter Automatic Defibrillator Implantation Trial-Reduce Inappropriate Therapy) 試験が発表された[2]．一次予防目的にて ICD あるいは CRT-D（両室ペーシング機能つき ICD）が植込まれた1,500例の患者が，3つの群（通常設定群，治療遅延群，高心拍数群）に無作為に割り付けられた．治療遅延群では2ゾーン設定が行われ，作動までの待機時間はレート170〜199/分において60秒，それ以上では12秒が設定され，高心拍数群においては200/分の VF ゾーンのみ（作動までの遅延は通常の2.5秒）が設定された．

◆ MADIT-RIT 試験では1.4年の経過が観察され，治療遅延群，高心拍数群ともに，通常設定群に比べて有意に適切作動・不適切作動の双方を減少させた．とくに不適切作動の低減率は驚異的で，通常設定群に比べて治療遅延群では76%，高心拍数群では79%であった．さらに驚くべきことに，高心拍数群では生命予後の有意な改善（死亡率の55%低減）までもが

V. デバイスを活用した不整脈治療

確認された．また，最近，この有効性を確認するため，次の2つのメタ解析が行われた[3,4]．

🔍 ICDの治療低減プログラムの効果を検証した2つのメタ解析

◆ V. H. Tan らは，治療低減プログラムを試験した4つの後ろ向き臨床試験〔EMPIRIC(Comparison of Empiric to Physician-Tailored Programming of ICDs)試験，MADIT-RIT 試験，ADVANCE Ⅲ(Avoid Delivering Therapies for Non-sustained Arrhythmias in ICD PatientsⅢ)試験，PROVIDE(Programming Implantable Cardioverter-Defibrillators in Patients with Primary Prevention Indication to Prolong Time to First Shock)試験〕と，2つの前向き臨床試験〔RELEVANT(Role of Long Detection Window Programming in Patients With Left Ventricular Dysfunction, Non-ischemic Etiology in Primary Prevention Treated with a Biventricular ICD)試験，PREPARE(Primary Prevention Parameters Evaluation)試験〕に登録された7,687例についてのメタ解析を行った[3]．治療低減プログラムについては high rate(レートの高い頻拍にのみ作動させる)，long duration(作動までの待機時間を長くする)の両方が解析対象となった．

◆ 治療低減プログラムの設定を行った群では，通常の設定を行った群に比べて死亡率が30%減少し(5.0% vs. 7.3%)，治療低減プログラムに起因する死亡と判定された患者は1例にとどまった．一方，失神の頻度については両群間で有意差はなかった(3.1% vs. 2.5%)．適切作動の発生率は両群間で有意差はなかったが(5.2% vs. 5.6%)，不適切作動は約50%の発生率低減が確認された(3.4% vs. 6.9%)．

◆ また，P. A. Scott らは，RELEVANT 試験，MADIT-RIT 試験，ADVANCE Ⅲ 試験，PROVIDE 試験の4つの臨床試験に登録された4,826例の患者について，long duration 設定の意義のみについてメタ解析した[4]．その結果，long duration を設定された患者群は，設定されていない群に比べて，総死亡率を23%，不適切作動を50%減少させ，かつ失神のリスクは増えなかった．

◆ これらの知見は，いずれもショック作動を低減させる設定の優位性ならびに安全性を示し，ICD 設定にかかわる今後のトレンドを明確に表したものといえる．しかし，これらの解析に含まれた臨床試験の多くは，一次予防の ICD 適応を対象としたものであり，二次予防の患者にとっても同じ結果が得られるかどうかは不明である．

🔍 ICDショックが患者に与える影響

◆ これらの結果をかんがみると，ショック作動を受ける患者は，もともとの病態が重症であるというよりも，ショックそのものが何らかの悪い影響を患者に与えていると考えるのが妥当であろう．ショック作動は VT/VF による突然死から患者を救う切り札ではあるが，容易に送出されないよう，十分な配慮が必要である．伝家の宝刀はむやみに使ってはいけないのである．

B ショックを避けるもうひとつの方法

◆ ICD が VT か VF かを判断する基準は，現在でも基本的に心室レート(周期)に大きく依存している．ICD が VF と判断した頻拍のうち，その75%が実際には VT であるという

ことが報告され，VFゾーン内で感知された頻拍に対しても抗頻拍ペーシング（ATP）が有効ではないかと考えられた．PainFREE RxⅡ（Pacing Fast Ventricular Tachycardia Reduces Shock Therapies）試験では，VFゾーン内の頻拍に対してATPを1回のみ設定するプログラミングが70％の頻拍停止に成功し，ショック作動を明らかに減少させた[5]．

C 生活の質（QOL）に与える影響

◆ ショック作動の大きな問題はQOLに与える影響である．適切，不適切にかかわらず，ショック作動を経験した患者のQOLは低下することがいくつかの臨床試験で示されてきた[6]．さらに，わが国では2014年にICD患者の車の運転に関する法律が改定され，患者のみならず，医療関係者においてもより厳格な対応が求められている．

◆ 現在の運転免許取得基準では，不適切作動がいったん生じると（たとえATPであっても），12カ月の運転休止期間を設けねばならない．この観点からも，可能な限り不適切作動や不要な作動（自然停止する可能性のあるVT/VFに対する作動）を避ける必要がある．

D プログラムの実際

◆ ICDの感知・治療アルゴリズムは各社多様であるが，本章でふれたプログラムは，一部の機種を除いてすべての機種に設定することができる．これまでの臨床試験で用いられてきたhigh rate基準（感知周期）は，ADVANCE Ⅲ試験では320ミリ秒，MADIT-RIT試験では300ミリ秒（いずれもVFのみのone zone設定）であり[2,7]，これより短い設定は推奨されない．

◆ long durationについては，初回感知基準と再感知基準が独立して設定できる機種において，ストレスなく設定が可能である．ただし，治療判断に要する待機時間の設定は機種によって異なり，メドトロニック社製とセントジュード・メディカル社製では感知された頻拍の拍数，ボストン・サイエンティフィック社製とゾーリン社製では秒数（絶対時間）でなされる点に留意する．心拍数で規定される場合は30拍程度，秒数で規定される場合は12秒程度が妥当であろう．

◆ VFゾーン内でのATPはすべての機種で設定が可能であり，ぜひとも活用したい機能である．ただし，ここまでで述べた設定は一次予防患者に対する設定であり，臨床的なVTの心周期や血行動態が明らかな場合は，その状況に即した設定を心がける．

E 症例提示

> **Case 1**
> 67歳男性．肥大型心筋症と持続性心室頻拍に対して，メドトロニック社製ICDを適応した．抗不整脈薬は服用していない．
> 　定期外来でのICDチェックにて，表23-1のように，頻回のエピソードが確認された．5〜8拍の頻拍が頻回に記録されており，A-cycle（心房周期）よりもV-cycle（心室周期）が短く，明らかな解離（房室解離）を認め，非持続性心室頻拍であることがわかる．

表23-1　植込み型除細動器(ICD)に記録された頻発する非持続性頻拍(Case1)

ID #	Date/Time (日時)	A-Cycle (心房周期) 〔ミリ秒〕	V-Cycle (心室周期) 〔ミリ秒〕	Duration (持続拍数)	Reason (診断)
980	6月7日 16:08:06	1,060	350	5	非持続性頻拍
979	6月7日 12:49:53	660	330	6	非持続性頻拍
978	6月7日 12:42:16	690	350	5	非持続性頻拍
977	6月7日 08:58:44	750	350	5	非持続性頻拍
976	6月7日 08:57:45	700	340	6	非持続性頻拍
975	6月7日 08:57:14	690	350	6	非持続性頻拍
974	6月7日 08:45:33	690	340	6	非持続性頻拍
973	6月6日 21:37:34	780	370	6	非持続性頻拍
972	6月6日 21:31:04	790	350	5	非持続性頻拍
971	6月6日 21:25:25	630	320	5	非持続性頻拍
970	6月6日 21:24:53	660	330	5	非持続性頻拍
969	6月6日 21:24:40	630	330	6	非持続性頻拍
968	6月6日 21:24:24	630	320	7	非持続性頻拍
967	6月6日 21:24:19	640	320	5	非持続性頻拍
966	6月6日 21:24:13	650	330	7	非持続性頻拍
965	6月6日 21:24:00	580	300	6	非持続性頻拍
964	6月6日 21:00:04	810	380	5	非持続性頻拍
963	6月6日 20:59:36	790	350	8	非持続性頻拍

◆ 図23-1にはICDの設定条件と，最も長いVTとして記録されたV-VプロットとA-Aプロット，心内電位を示す．12連発のVTが示されており，この患者に組み込まれたVTの待機カウント数12と同じである．つまり，このあと1拍でもVTが長く続いていれば（おそらく自然停止したであろう）VTに対して（おそらく不要な）ATP治療がなされていた．

◆ この場合，自覚症状のない非持続性VTに対する作動を極力控えるため，待機カウント数は倍の24以上に増やす必要がある．さらに，アミオダロンなどによる非持続性VTの抑制は，より作動リスクを減じる積極的な方法として検討してよい．

> **Case 2**　74歳女性．拡張型心筋症，心不全に対してセントジュード・メディカル社製CRT-Dを適応し，2カ月後に頻回のショック作動を自覚して来院した．アミオダロン200 mg/日を服用中である．

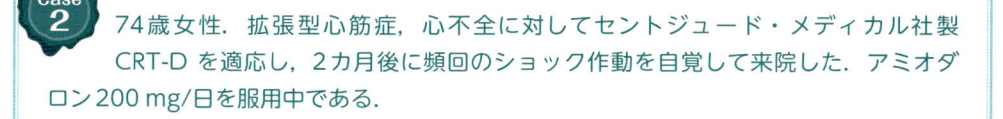

◆ 表23-2Aに検出基準を示す．3ゾーン設定であるが，VT-1ゾーンはモニターとして設定されており，この範囲内での頻拍に対して治療は行われない．VT-2ゾーン（周期330ミリ秒～280ミリ秒）において頻拍が16拍続けば治療としてATPが開始される．また，表23-2Bでは再検出基準が示されており，洞調律が5拍以上続けばイベントが終了したとみなされる．

◆ p.156の図23-2は作動時心内電位である．図上段の青色の数字が示すようにVT感知カウントが開始され，中段のカウント14番目で自然停止している．しかし，2拍の洞調律後，すぐにVTが再発し，洞調律5拍以上という条件を満たさなかったため，ICDはイベント

23. 伝家の宝刀はむやみに使ってはいけません！

(A) ICDの設定条件

	治療	待機カウント数	再カウント数	感知インターバル（レート）
心室細動（VF）	ON	12/16	9/12	340ミリ秒（176 bpm）
速い心室頻拍（FVT）	VF基準でON	12/16	9/12	300ミリ秒（200 bpm）
心室頻拍（VT）	ON	12	12	500ミリ秒（120 bpm）

(B) 最も長いVTとして記録されたV-VプロットとA-Aプロット

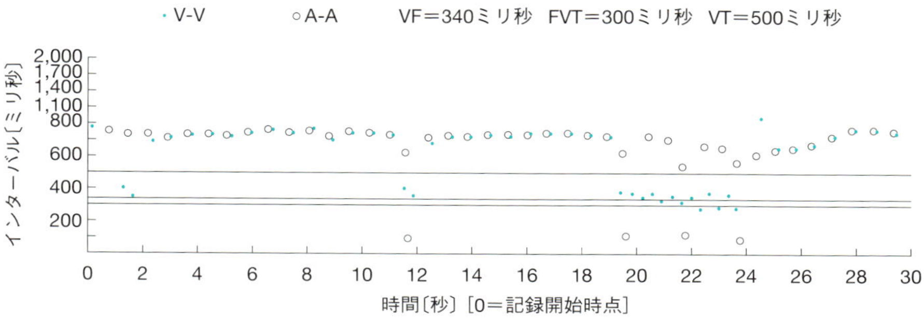

・V-V　○A-A　VF＝340ミリ秒　FVT＝300ミリ秒　VT＝500ミリ秒

(C) 心内電位

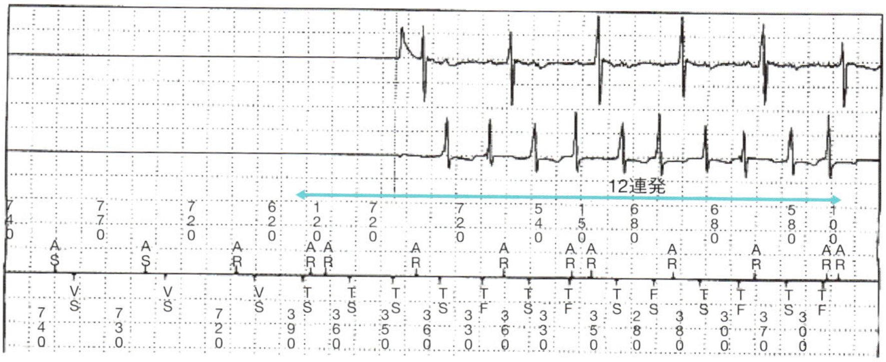

図23-1　ICDに記録されたイベント時データ（Case1）

表23-2　CRT-Dの設定（Case2）

(A) ShockGuard™ の設定（ゾーン設定）

	VT-1	VT-2	VF
検出基準	150/分，400ミリ秒 18拍	181/分，330ミリ秒 16拍	214/分，280ミリ秒 12拍
SVTディスクリミネーション	On	On	
治療	モニタのみ	ATP×3 ATP×2 800 V/31.6 J 890 V/39.2 J×2	ATP×1 845 V/35.3 J 890 V/39.2 J 890 V/39.2 J×4

(B) 再検出基準

VT再検出	6拍
洞調律再検出	Nominal（5拍）
VF/VT-2再検出	VT-2と同じ

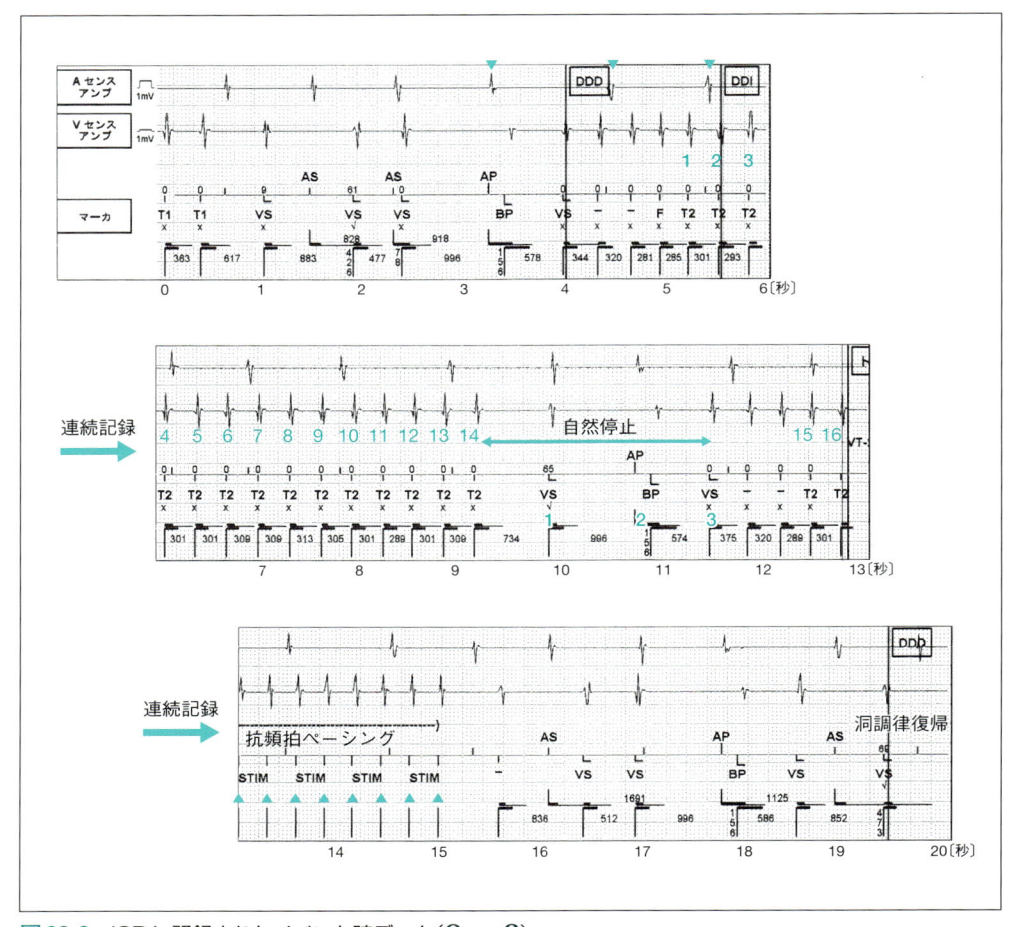

Ⅴ．デバイスを活用した不整脈治療

図23-2 ICDに記録されたイベント時データ（**Case2**）

が継続していると判断し，VT再発時にカウントを15から累積し，自然停止する前に感知基準が満たされ，ATPが行われてしまった．この後，同じような現象（ATP治療）が繰り返され，最終的にVFが誘発され，ショック治療を要する結果となった．ICDの独り相撲である．

◆ この場合，非持続性VTに対するショック作動を減らすためには，2つの方法，①感知周期の短縮と，②待機カウント数の増加がある．ただし，本患者のVT周期は300ミリ秒前後であり，①を行うには多少の勇気が必要である．②の方がより安全な方法と考え，カウント設定を40拍に変更した．

◆ アミオダロンはすでに長期にわたって投与されており，薬物による非持続性VTの抑制は困難と考えられる．この設定変更でも作動が抑制できなければ，d, l-ソタロールの追加またはアブレーションも考慮することになろう．

私のとっておきの極意

・記録されたエピソードの活用

　ICDやCRT-Dの植込み前，あるいは植込み後に記録された非持続性心室頻拍（非持続性VT）イベントを感知基準にフィードバックする．とくに植込み後はモニターゾーン（治療を行わずイベント記録を保存する機能）を十分に活用し，設定基準よりも遅いVTの状態を把握する．そのほとんどは無自覚であり，人的な介入は不要である．非持続性VTの拍数，レートを勘案し，感知基準すれすれであれば，感知基準の鈍化を検討する．この場合，レート基準を上げるよりも拍数を増加させる方が安全で無難である．

（栗田隆志）

文献

1) Poole JE, et al.: N Engl J Med, 359: 1009-1017, 2008.
2) Moss AJ, et al.: N Engl J Med, 367: 2275-2283, 2012.
3) Tan VH, et al.: Circ Arrhythm Electrophysiol, 7: 164-170, 2014.
4) Scott PA, et al.: Heart Rhythm, 11: 828-835, 2014.
5) Wathen MS, et al.: Circulation, 110: 2591-2596, 2004.
6) Mark DB, et al.: N Engl J Med, 359: 999-1008, 2008.
7) Gasparini M, et al.: JAMA, 309: 1903-1911, 2013.

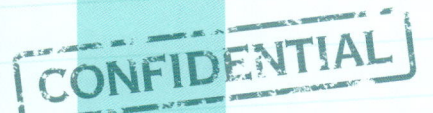

24 ICDが本当に必要？
Case：70歳男性，心筋梗塞．左室駆出率30％．有意狭窄なし

A 症例提示

Case 1

70歳男性．19年前に急性心筋梗塞発症，冠動脈造影（CAG）にて左前下行枝（LAD）#6の完全閉塞があった．この部位に経皮的冠動脈形成術（PTCA）を行い，開存率は75％となった．

9年後の11月，急性心筋梗塞（前壁中隔）の再発のため入院した．LAD#7の狭窄率が99％となっていたので，経皮的冠動脈インターベンション（PCI）にてステント（MULTI-LINK 2.5mm×15mm）を同部位に留置した．右冠動脈（RCA）#3にも90％の狭窄を認め，同部位にはPCIステント（MULTI-LINK 3.5mm×15mm）を留置して，治療を終了した．翌年3月のCAGでは，RCA#2 25％，#3 25％（instent），LAD#6 25％，#7 25％（instent）と評価された．

今回（さらに9年後の3月）は，とくに胸痛などの症状はないが，冠動脈の再評価のため入院となった．不整脈の出現を疑わせる動悸や失神もなかった．

既往歴：前立腺肥大症．
家族歴：母親が心筋梗塞で死亡（77歳）．
冠リスク因子：脂質異常症．
生活歴：喫煙歴20本/日（10年前に禁煙）．
身体所見：身長167cm，体重78kg，体温36.5℃，脈拍：58/分，整．
呼吸音：清，S3（−），S4（−）．腹部：平坦軟，圧痛なし．下肢浮腫なし．
血液所見：尿素窒素（BUN）20mg/dL，クレアチニン（Cr）0.98mg/dL，Na 138mmol/L，K 4.1mmol/L，Cl 105mmol/L，赤血球数（RBC）487万/μL，ヘモグロビン（Hb）15.4g/dL，ヘマトクリット（Hct）45.8％，白血球数（WBC）4,030/μL，血小板数（platelet）19万/μL，ヒト脳性ナトリウム利尿ペプチド（BNP）80.1pg/mL，プロトロンビン時間国際標準比（PT-INR）1.88，トリグリセライド（TG）96mg/dL，HDL-C 64mg/dL，LDL-C 103mg/dL．BNPが高値を示した以外は，特記すべき異常値はなかった．

内服薬：①スピロノラクトン（アルダクトン®A錠25mg）1日1回，朝食後，②ロサルタン（ニューロタン®錠50mg）2錠，1日2回，朝夕食後，③アトルバスタチン（リピトール®錠10mg）1日1回，夕食後，④アスピリン（バイアスピリン®錠100mg）1日1回，朝食後，⑤ワルファリン（ワーファリン®錠1.75mg）1日1回，朝食後，⑥カルベジロール（アーチスト®錠5mg）1日1回，朝食後．

入院時胸部X線(図24-1A)：心胸郭比(CTR) 50％．うっ血所見はなかった．
入院時心電図(図24-1B)：心拍数57拍/分．右脚ブロックで，QRS 幅は0.18秒と幅広かった．V_2〜V_4誘導にて異常Q波とcoved型ST上昇，およびV_5〜V_6誘導にてR波の減高を認め，前壁中隔の陳旧性心筋梗塞と心室瘤が疑われた．
冠動脈造影(図24-2)：#2：50％，#6：50％，#5-#6：一部石灰化を認めた．
心内圧は，肺動脈 26/12mmHg，右室 26/8mmHg，右房 平均8mmHg，左室 112/13mmHg，心係数(CI) 2.14L/分/m^{2}であった．
心エコー：前壁から側壁にかけての陳旧性心筋梗塞で，下壁の収縮も低下しており，左室駆出率は30％であった．

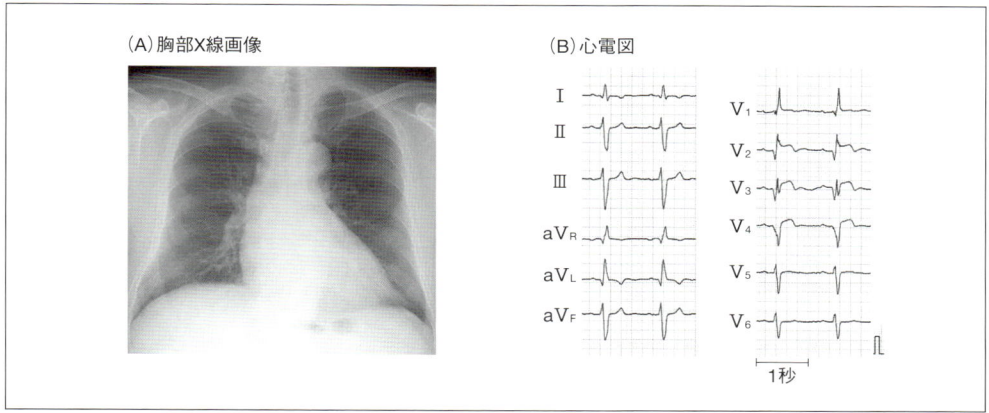

図24-1 入院時胸部X線と心電図

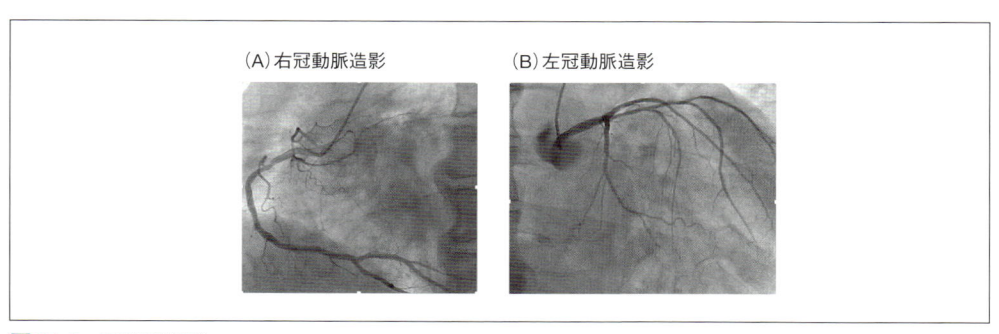

図24-2 冠動脈造影
(A)左前斜位(LAO)，(B)右前斜位(RAO)．

症例のまとめ

◆ 70歳男性．陳旧性心筋梗塞(広範前壁中隔梗塞)．冠動脈には有意狭窄はなし．NYHA(New York Heart Association)分類でクラスⅡ，左室駆出率は30％の低心機能患者である．心電図では，右脚ブロック，QRS波幅0.18秒であった．非持続性心室頻拍の既往やそれを疑わせる自覚症状はなかった．失神発作もなかった．今後の突然死予防対策が議論になり，次に示す5つの選択が考えられた．

① アミオダロンの経口投与

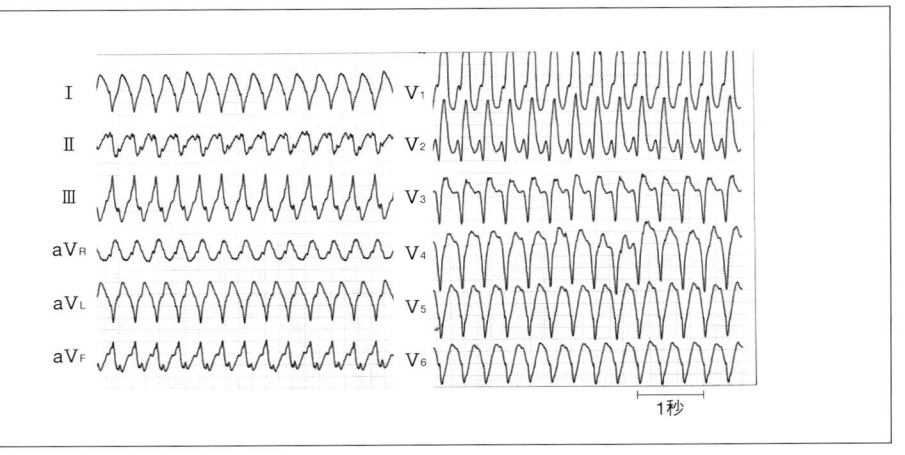

V. デバイスを活用した不整脈治療

図24-3　緊急入院時心電図（持続性心室頻拍）

　②ICD（植込み型除細動器）の植込み
　③CRT-D（両室ペーシング機能つき ICD）の植込み
　④CRT-P（心臓再同期療法ペースメーカー）の植込み
　⑤現時点では経過観察

◆ 医局のカンファレンスでは，最終的には⑤の選択となった．しかし，10カ月後，心拍数181拍/分の持続性心室頻拍（図24-3）のためにショック前状態となり，緊急入院となった．蘇生によって一命をとりとめ，循環状態が安定したところで ICD 植込みを行って，退院となった．

解説

◆ 選択肢①のアミオダロンは，欧米のガイドラインで，とくに致死性不整脈の既往がない場合には突然死予防に投与すべきではないとされている．選択肢からまず除外される．

◆ 選択肢③，④に対しては，本症例は QRS 幅が 0.18 ミリ秒と著明に拡大しているので一度は考慮すべきと思われる．しかし，QRS 波形は右脚ブロックである．最近の報告[1]からは，両心室ペーシングの効果は，長期的にみても左脚ブロック症例のみに予後の改善が期待される．それ以外の心室伝導障害例では予後の改善は難しく，むしろ悪化する可能性が指摘されているので，選択肢から除外した方がよい．

◆ 本症例は，植込み適応としては一次予防の適応となる．海外の報告[2]によると ICD 植込み後の適切作動率は，二次予防では年間 39％，一次予防では年間 4～8％ と報告されている．ICD 植込みの診断基準は，日本循環器学会の「不整脈の非薬物治療ガイドライン」[3]を参考にすると，クラスⅡa 適応となる（p.131，表20-2）．

◆ 本症例は，結果からすると②を選択すべきであった．しかし，低心機能（左室駆出率30％以下）の症例すべてに ICD の適応があるとする MADIT-Ⅱ試験[4]の基準そのままに従うのは，医師として抵抗がある．それは，ICD が高額であることに加えて，不適切作動を 10～20％[2] と比較的多く認め，QOL をむしろ低下させること，感染などの合併症を引き

起こす可能性があること，日本では欧米と比較して心筋梗塞患者の予後がよいと考えられていることなどの理由からである．

B ICDの使用を迷う例に対するアプローチ

◆ 本症例のような場合，低心機能の基準以外に，何かもうひとつリスク因子がみつかると，ICD植込みの決断の後押しをしてくれる．これには，左室径拡大，TWA（T-wave alternans）陽性，加算平均心電図の陽性などもあるが，最も強力な因子は非持続性心室頻拍である．

◆ 自覚症状があるとホルター心電図などの検査が行われるが，無症状の場合には不整脈の検索すら行われない場合がある．実は，本症例はまさにその例で，外来観察期間中は心電図のみ記録され，一度もホルター心電図は行われていなかった．本症例にホルター心電図記録が行われていた場合に，非持続性心室頻拍が記録されていたかどうかはわからない．しかし，少なくとも左室駆出率35％以下の症例では，自覚症状がなくても非持続性心室頻拍出現の有無を外来でチェックすべきであった．

◆ 非持続性心室頻拍が見つかった場合には，「不整脈の非薬物治療ガイドライン」[3]でもICD植込みのクラスⅠ適応となる．本症例のように，持続性心室頻拍のために突然死しそうになる事態は避けられたと考えられる．このような症例では自覚症状の有無にかかわらず，長時間心電図記録を繰り返し行い，さらにリスクの有無を探求することである．

◆ 最近は，植込み式のループ心電計も使用可能である．欧米では，やや太めの注射器のような器具でのループ心電計の植込みが可能となっており，患者の器械植込みへの抵抗感も軽減している．観察期間が長くなることから，より正確にリスクの有無を判定することが可能となる．

私のとっておきの極意

- 器質的心疾患で低左心機能（左室駆出率35％以下）の症例では，突然死予防を考慮すること
- 失神や非持続性心室頻拍があれば，ICD植込みを考慮する．評価としては，少なくとも心エコー検査にて左心機能を，ホルター心電図検査にて心室性不整脈のチェックを行う
- 突然死リスクが見当たらなくても，突然死リスクと，それに対するICDの有用性と不利益を患者に説明したのち，ICD植込みの判断を患者の理解を得ながら行う

（清水昭彦）

文献

1) Goldenberg I, et al.: N Engl J Med, 370: 1694-1701, 2014.
2) Mishkin JD, et al.: J Am Coll Cardiol, 54: 1993-2000, 2009.
3) 日本循環器学会 編：循環器病の診断と治療に関するガイドライン（2010年合同研究班報告）．不整脈の非薬物治療ガイドライン（2011年改訂版），2011. http://www.j-circ.or.jp/guideline/pdf/JCS2011_okumura_h.pdf（2015年3月現在）
4) Moss AJ, et al.: N Engl J Med, 346: 877-883, 2002.

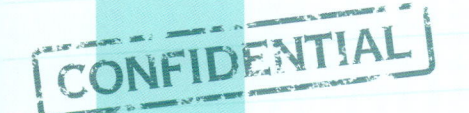

25 WCDはいつ使う？

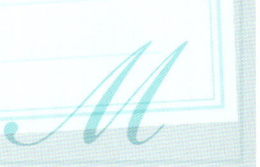

A WCDとはどのようなものなのか

◆ 突然死のハイリスク例に対する予防手段として定評のある植込み型除細動器（ICD）は，高価であることに加え，侵襲をともなう手術を必要とし，一度植込んだら簡単に取り除くことが困難な治療器具である．ICDの適応があるものの，すぐには植込みができない場合や，適応が現時点では不明瞭であるものの，数カ月後ならばその判断ができるという場合には，その限られた期間のつなぎ（bridging）として，ICD以外の安全対策が求められることになる．そこで開発されたのが，他人の手助けも，植込みも必要としない，着用型自動除細動器 wearable cardioverter defibrillator（WCD）である．

◆ WCDは着衣可能なベスト型になっており，①不整脈検出用の心電図電極，②自動ジェル放出機能つき除細動パッド，③除細動ユニットから構成される（図25-1）．心室細動 ventricular fibrillation（VF）を検知すると警報システムが作動し，まず振動が，続いてサイレンが鳴り，徐々に音量が増大し，やがて患者に触れないように周囲に警告音声を発し，最後に除細動電極にジェルが自動放出されて電気ショックがかかる．

◆ 通常，毎日入浴時に着替え，電池交換を行うが，それ以外の時間帯は常時着用する．運動時などにノイズが混じりやすい問題があり，1カ月に1％以下の誤作動が起こるといわれるが，そもそも，意識があればボタンを押してショックをキャンセルすることが可能であ

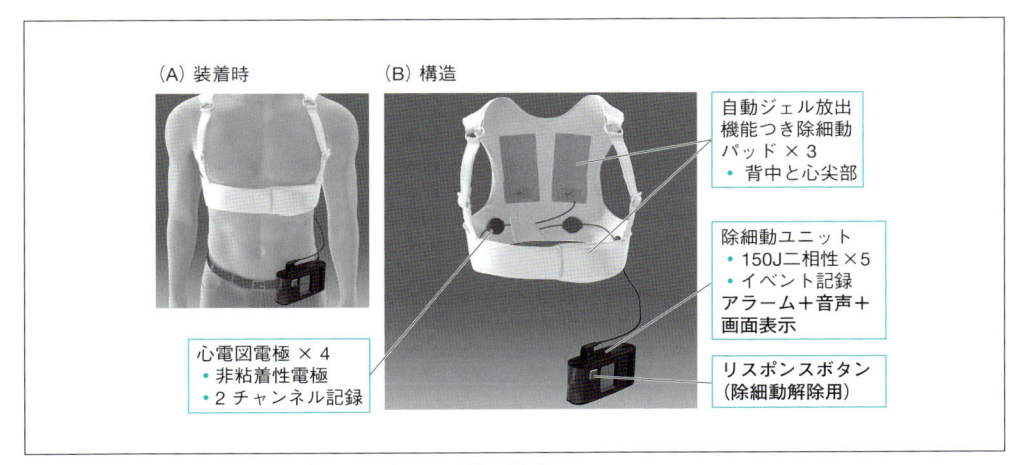

図25-1 WCD（LifeVest，ゾールメディカル社）の構成
Figure. LifeVest Wearable Defibrillator（WCD）. Adopted from Zoll homepage（http://lifevest.zoll.com/）

り，それも怠ったときにのみ不適正ショックがかかる．ただし，バックアップペーシングや抗頻拍ペーシングの機能はない．

B WCDの絶対的適応と相対的適応

◆WCDはいろいろな場面でbridgingとしての力を発揮するが[1,2] (p.164, 図25-2)，その適応には絶対的適応と相対的適応とがある（表25-1）．

絶対的適応

◆ICDの絶対的適応なのに当該医療施設にICDがない，ICDを植込める医師がいない，ICDのインフォームドコンセントがすぐに得られないといったことがあり，そのような場面でのbridgingにWCDが役立つ．しかし，より有用なのは入院中よりもむしろ，しばらくのあいだ，外来管理が必要な場合である．典型的には，ICDやリードの感染で抜去が必要な場合，感染の終息後に入れ替えを行うまでのbridgingである．

相対的適応

◆これには一次予防と二次予防とがある．

1) 二次予防

◆VFを起こしても，それが一過性の原因や，可逆的な原因によって起こり，しかもその原因が除去された場合に再発の可能性が低いときには，永久型のICD植込みは不要とみなされ，一時的なリスク回避手段としてWCDが有用となる．

◆しばしば問題となるのは，急性心筋梗塞の発症後，比較的早期にVFを発症した例や，ウイルス心筋炎やたこつぼ心筋症，あるいは抗がん剤などによって引き起こされた心筋症にともなうVFのケースである．このような場面では，極期を乗り越え，安定すれば不整脈の危険性が遠のくことが多いが，それでも危険が消失したと断言することは困難で，WCDを装着して不整脈源性基質の改善，安定化を待つことがある．また，心移植の待機中にVFが発生したが，近日中に移植が予定されていれば，そのあいだをWCDでしのぐこともある．

表25-1 WCDの適応（bridging）

絶対的適応（ICD適応あり）
・ICD/リード感染
・植込みをすぐに実施できない場面
相対的適応（ICD適応不確定）
二次予防
・一過性VF（安定化確認まで） 　急性心筋梗塞, ウイルス性心筋炎, たこつぼ心筋症など
・可逆性VF（再発防止確認まで） 　冠攣縮, 高K血症, 薬剤誘発性など
一次予防
・左室機能低下（回復の可能性を見きわめる） 　心筋梗塞亜急性期, 心筋炎, 心筋症など
・原因不明の失神（原因確定まで） 　肥大型心筋症, Brugada型心電図など

- 可逆性のケースとしては，腎不全にともなう高K血症や，薬剤の催不整脈作用によって生じたVFなどがあげられる．このような場面では，原因さえ除去されれば再発の可能性はきわめて低いといえるが，なかには既存の不整脈源性基質が隠れている可能性を否定できないこともある．また，冠攣縮性狭心症によるVFも日本人には比較的多いが，これも冠攣縮の除去が薬理学的に確保できればICDが必須とはいえない．しかし，薬剤抵抗性の冠攣縮も，ときに存在するため，安全性確保のためにしばらくWCDで様子をみることがある．

2）一次予防

- より判断に困惑するのは，まだVFを起こしていないがハイリスク，という症例である．現時点ではICDの適応かどうかが不明であるが，一定期間をすぎればその判断がつけやすくなる，というときにWCDの出番がある．

- たとえば，診断そのものがついていないが，見落とすと生死にかかわる場面がある．肥大型心筋症例やBrugada型心電図を呈する例に発生した失神がVFによるものかどうかの確証が得られないときに，その診断に必要な期間中の安全確保にWCDが有用となる．前者の例では屋外の運動時に，後者の例では夜間睡眠中にVF発作を起こすことがあるので，home AED（自動体外式除細動器）だけでは不十分である．

- WCDの適応としてとくに注目されるのは，心機能低下が一過性の症例である．前述したウイルス心筋炎やたこつぼ心筋症，あるいは抗がん剤などによって引き起こされた心筋症などもこれに相当するが，欧米で重要視されているのは，急性心筋梗塞後の左室駆出率（EF）低下例に対してである．

- 急性心筋梗塞後の心機能低下あるいは心不全例を追跡したVALIANT（Valsartan in Acute Myocardial Infarction Trial）試験によると[3]，突然死あるいは心肺蘇生イベントが1カ月以

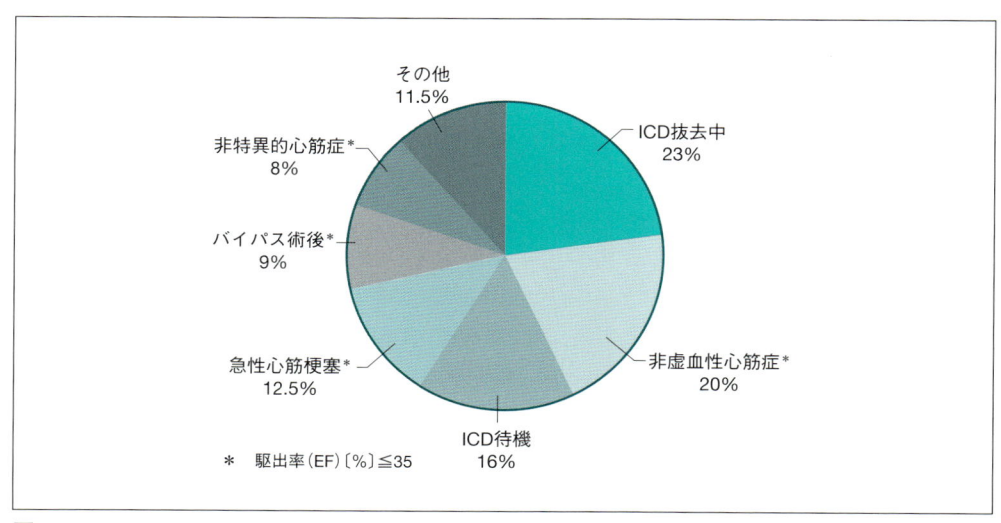

図25-2　WCDの適応

［Chung MK, et al.: J Am Coll Cardiol, 56: 194-203, 2010を一部改変］

内に1.4％発生したのに対し，2年後には，0.14％と10分の1に減っており，心機能低下例における急性期からのICD植込みの有用性が期待された．

◆ それに応えて実施されたDINAMIT (Defibrillator in Acute Myocardial Infarction Trial) 試験では，急性心筋梗塞後のEFが35％以下の症例に6～40日以内に，IRIS (Immediate Risk Stratification Improves Survival) 試験では同様にEFが40％以下の症例に5～31日以内にICDを植込み，コントロール群と比較追跡した．その結果，不整脈死や突然死はICD群で抑制されたものの，非不整脈死がICD群で増加したため，全死亡率に差がなく，この時期にICDを植込むメリットが証明されなかった．

◆ その一方で，心筋梗塞から1カ月以内の例や，バイパス術後3カ月以内の例を除けば，EFが30％以下の例においてICDが生命予後を改善することがMADIT II (Second Multicenter Automatic Defibrillator Implantation Trial) 試験で証明された[4]．そのような結果を受けて，米国で2012年に発表されたガイドライン[5] (2012 ACCF/AHA/HRS Focused Update Incorporated Into the ACCF/AHA/HRS 2008 Guidelines for Device-Based Therapy of Cardiac Rhythm Abnormalities) では，心筋梗塞後40日以上を経過した症例のうち，NYHA分類がII/III度であればEF35％以下，NYHA I度であればEF30％以下の例に限って，ICD植込みが一次予防のクラスI適応として推奨されている．しかし，心筋梗塞直後にはEFが低くても，40日後には改善し，ICDが不要となる例も少なからず存在する．

◆ そこで，実際には突然死のリスクが高い心筋梗塞後40日間や，バイパス術後3カ月間の患者を守る手段として注目されたのが，WCDである．急性心筋梗塞後40日以内にEF 40％以下の8,453例にWCDを貸与して3カ月の追跡を試みたA. E. Epsteinらの解析では，1.6％の患者に適正ショックがあり（3/4が1カ月以内），その91％で除細動が成功したという[6]．

C WCDの臨床的意義と限界

◆ 突然死の予防は依然として困難をきわめており，現実的な対応としてはVF直後の除細動しか有効な手段はない．これまでは，そのようなハイリスクと思われる症例に対してはICDを植込むか否か，という二者択一しかなかったところに，WCDという第三の選択肢が登場したのである．おかげで臨床医にとっても，また患者にとっても，苦渋の同意，無理な決断，拙速な治療を避けられる可能性が高まることとなった．迷ってもいい，もう少し観察してから決めてもいいのである．WCDを活用することによって，より慎重で，より患者に優しい治療を実現できるようになったと言っても過言ではない．

◆ しかしその一方で，この高価な機器を効果的に使うために忘れてはならないことがある．対象となる患者選択を効率的かつ適正に行わないと費用対効果も悪くなる．間違えてはならないことは，WCDは医師の心理的不安を和らげるための機器ではない，ということである．WCDは確かにICDが必須か不要かの判断に時間的余裕を与えてくれるが，患者にとってはそれを毎日着けるという煩わしさから逃れられない．また，それを着けていない入浴時の安全は確保されない．そして日本では，保険適応とされる期間は3カ月と有限であり，いつまでもWCDに頼ってばかりいるわけにはいかない．その限られた期間に，

◆ 最終的に WCD を外すときには，再度，苦渋の決断を下すことを迫られるかもしれず，その覚悟も必要である．いくら良い機器があっても，その活用には医師の幅広く深い知識とセンスとが求められる．

私のとっておきの極意

- 突然死の予知は困難であり，しかも，初回の心停止発作を待ってからの対応ではしばしば遅すぎる
- ガイドライン上の ICD 適応基準は満たしていないが，突然死リスクの高い症例が少なからず存在する
- ICD は高価で，植込み時の侵襲性があることに加え，一度植込んだら抜去は困難である
- WCD は，ICD を植込むか，植込まないかの判断に時間を要するときに，一定期間の安全を確保する奥の手といえる

（三田村秀雄）

文 献

1) Chung MK, et al.: J Am Coll Cardiol, 56: 194-203, 2010.
2) Adler A, et al.: Circulation, 127: 854-860, 2013.
3) Solomon SD, et al.: N Engl J Med, 352: 2581-2588, 2005.
4) Moss AJ, et al.: N Engl J Med, 346: 877-883, 2002.
5) Epstein AE, et al.: Circulation, 127: e283-e352, 2013.
6) Epstein AE, et al.: J Am Coll Cardiol, 62: 2000-2007, 2013.

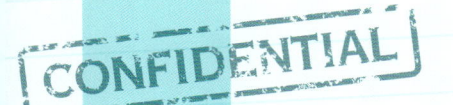

26 無症候性心房細動… 治療する？
Case：デバイスで検出されたとき

はじめに

◆ 植込み型デバイスの診断・治療機能の進歩は著しい．とくに，心房細動 atrial fibrillation（AF）の検出率については，これまでにも数多くの研究成果が報告されてきた．

◆ 植込み型デバイスで検出される AF の情報では，症候性 AF のみならず無症候性 AF を含めたすべての AF 発生頻度や，その持続時間までも同時に把握されるため，臨床上きわめて有用性の高い情報がもたらされる．しかしながら，これらの情報をいかに利用し，またどのように治療に反映させるのかについての明確な臨床指針はなく，診療した医師個々にその判断がゆだねられているのが現状である．

◆ 現在，多くの臨床知見により，幾多の AF 診療ガイドラインが作成され，それぞれが積極的な抗凝固療法を，しかも早期の段階で行うことを推奨している．その背景には，新規経口抗凝固薬（NOAC）の出現があり，循環器科医の最大の関心事でもある．実際，植込み型デバイスで偶然検出される無症候性 AF の存在は，臨床医にとって気になる存在である．本章では，これらの点に焦点をあてる．

A 植込み型デバイスで検出される心房細動（AF）の頻度と心原性塞栓症

◆ わが国からも患者登録が行われた ASSERT（ASymptomatic AF and Stroke Evaluation in Pacemaker Patients and the AF Reduction Atrial Pacing Trial）研究は，ペースメーカーおよび植込み型除細動器（ICD）を植込まれた，65歳以上で，かつ高血圧を有するが臨床的に AF のない患者2,580人を対象とし，デバイスで検出された AF への対応についての臨床的疑問に答えるためになされた研究である[1]．本研究では，無症候性心房性不整脈（AT/AF：多くは AF であるため，以下 AF と示す）はデバイス患者全体の約35％（平均追跡期間2.5年間，AT/AF 持続時間≧6分）に発生していることが報告された．さらに，無症候性 AF であっても，デバイス植込み後3カ月以内に AF が観察された患者では，全身性塞栓症の発症リスクは AF の確認されなかった患者に比べて約2.5倍高まり，無症候性 AF に関連する脳卒中または全身性塞栓症への人口寄与危険度は13％であると報告されている[1]（図26-1A）．

◆ ASSERT サブ解析では，脳卒中を発症した51症例のうち26症例（51％）で無症候性 AF を認め，18症例（35％）は発症前に無症候性 AF がデバイスで検出されていた[2]．この51症例のうち4例（8％）は脳卒中発症前30日以内に AF が記録されていたが，4例のうち1例の

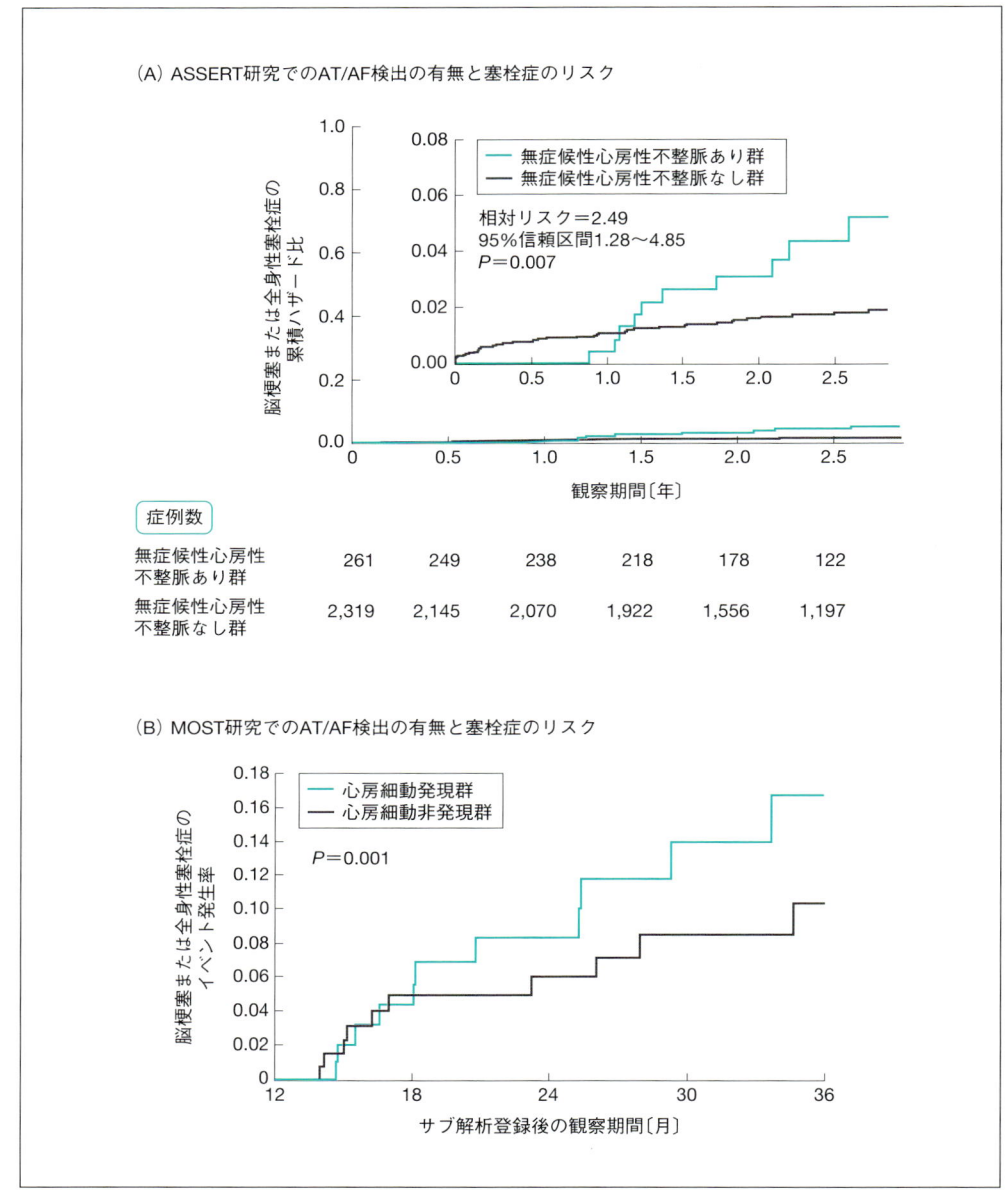

V. デバイスを活用した不整脈治療

図26-1 心房性不整脈（AT/AF）の有無と塞栓症のリスク
(A) 無症候性心房細動（無性候性AF）群では，有意に塞栓症の発症が多い．(B) 総死亡や脳卒中は，デバイスでAFが検出された群で多かった．

[(A) Healey JS, et al.: N Engl J Med, 366: 120-129, 2012;
(B) Glotzer TV, et al.: Circulation, 107: 1614-1619, 2003を一部改変]

みが脳卒中症時にAFを呈していた．一方，14例は，脳卒中発症の30日以上前に無症候性AFが記録されており，直近の無症候性AFエピソードは339日前（中央値）に認められたと報告されている．また，8例（16%）では脳卒中後にのみ無症候性AFが記録された（図26-2）．このサブ解析の結果から，無症候性AFと脳卒中発症とは明らかに相関するものの，イベントの前月にAFを検出することができる症例は少ないと報告されている[2]．

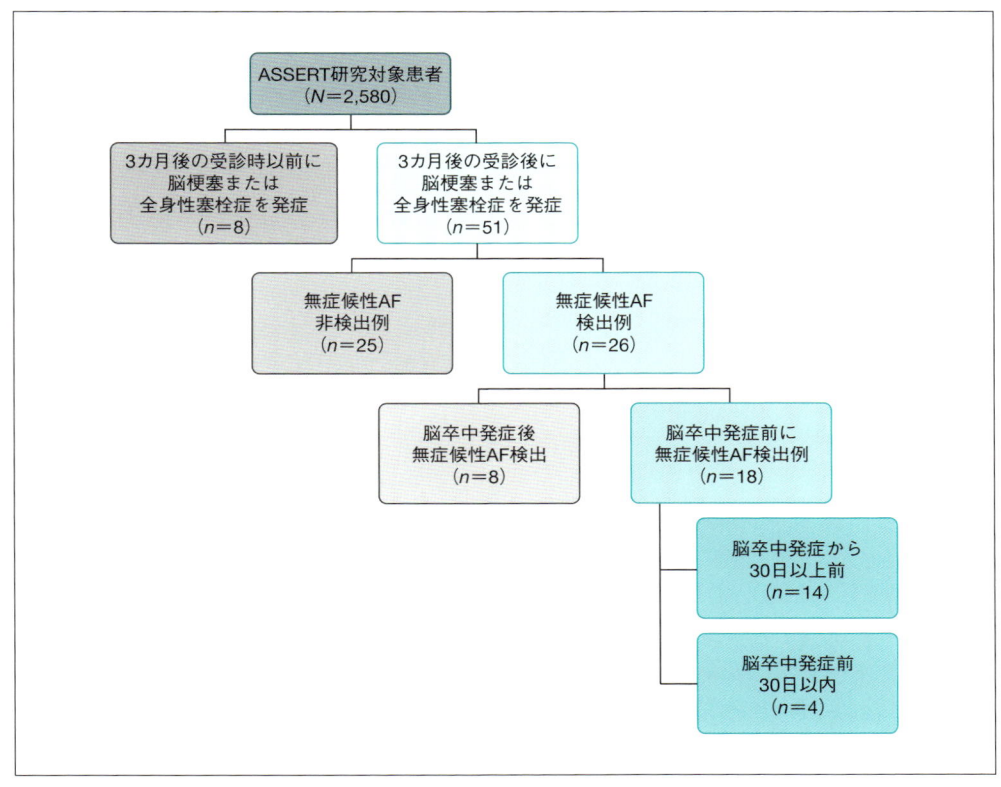

図26-2 塞栓症発症時期と心房性不整脈（AT/AF）検出との関係

[Brambatti M, et al.: Circulation, 129: 2094-2099, 2014を一部改変]

- MOST（MOde Selection Trial）研究のサブ解析では，312人（60％に上室性不整脈の既往）の洞不全症候群によるペースメーカー植込み患者を27カ月間（中央値）経過観察した結果，160人（51.3％）にAF（持続時間5分以上）が記録された．植込み型デバイスでAF（>5分）が検出された患者は，有意に脳卒中発症が多く，脳卒中の発症リスクは約2倍高くなると報告された[3]（図26-1B）．

B 心房細動の持続時間・CHADS₂スコアと塞栓症発症との関連

- 植込み型デバイスによるAF検出では，数秒から数日の持続時間や，エピソードの発症時刻などを詳細に知ることが可能である．ASSERT研究では6分間以上，MOST研究では5分間以上持続するAFを研究の対象とし，その後のイベント発生について検討した．また，TRENDS研究は，CHADS₂スコアが1点以上あるデバイス植込み患者2,486人を対象とし，AF burden（頻度×持続時間）>5.5時間の患者群では，AT/AFを認めていない患者群と比較して約2.2倍，脳卒中発症リスクが高いと報告した[4]．

- G. L. Bottoらは，植込み型デバイスを使用している568人の患者で，AFをまったく認めなかった（あるいはAFが5分未満）群と5分以上24時間以内のAFを認めた群，24時間超

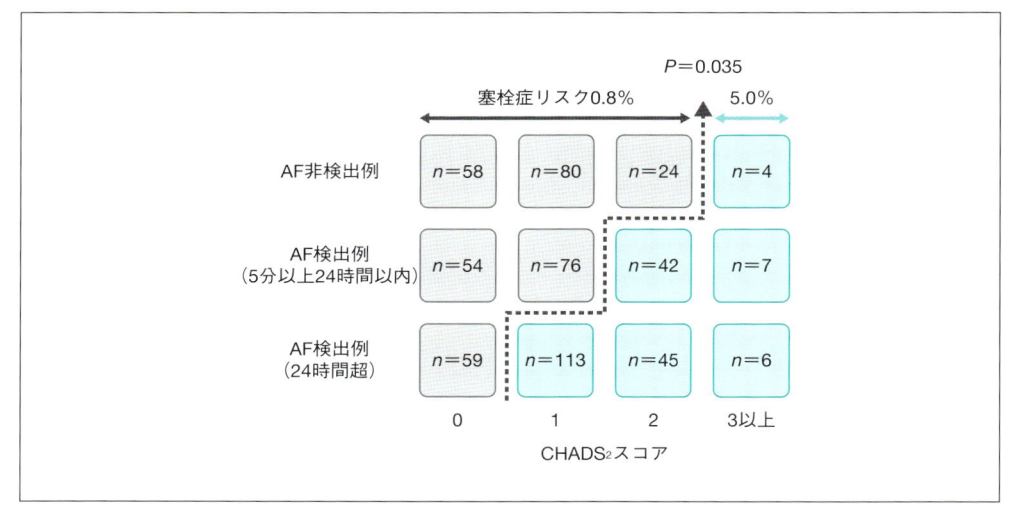

図 26-3 心房細動（AF）持続時間と CHADS$_2$ スコアの関係による塞栓症のリスク評価

[Botto GL, et al.: J Cardiovasc Electrophysiol, 20: 241-248, 2009 を一部改変]

えの AF を認めた群の 3 群に分類し，検討を行った．脳卒中の発症リスクである CHADS$_2$ スコアが 0 点，1 点，2 点，3 点以上の 4 群にさらに分け，AF の存在と CHADS$_2$ スコアの組み合わせで塞栓症のリスクを評価した[5]．この結果，CHADS$_2$ スコアが 0 点であれば，24 時間以上続く AF を認めても塞栓症のリスクは低く，CHADS$_2$ スコアが 3 点以上あれば，デバイスでの AF 検出がなくても塞栓症のリスクが有意に高まることを報告した（図 26-3）．彼らは，AF エピソードを有する植込み型デバイス患者では，血栓塞栓イベントのリスクは，AF の持続時間と CHADS$_2$ スコアを組み合わせて評価すべきであると結論づけた．

C 原因不明の脳梗塞発症患者に占める AF の検出

- CRYSTAL AF（Study of Continuous Cardiac Monitoring to Assess Atrial Fibrillation After Cryptogenic Stroke）試験では，90 日以内に生じた 40 歳以上の原因不明の脳卒中もしくは一過性脳虚血発作（TIA）症例 441 人を対象として，連続モニター群（221 人）と標準モニター群（220 人）に割り付けて検討した．連続モニター群では，植込み型ループ式心電計（ILR）が使用された．6 カ月までの経過観察では，連続モニター群は 8.9％（標準モニター群 1.4％），12 カ月までの経過観察では，連続モニター群 12.4％（標準モニター群 2.0％）に心房細動（30 秒以上持続している AT/AF）が確認された．無症候性の発作性 AF は，原因不明の脳卒中の原因となる可能性が高く，また，植込み型デバイスによる連続的なモニターに比較して，ホルター心電図やモニター心電図のような標準的モニター監視下での AF 検出は臨床的に困難であると報告した[6]．この結果からも，先に述べた植込み型デバイスで検出される無症候性 AF を放置できないことがうかがえ，同時に，塞栓症予防のための早期介入の重要性が示唆される．

D 無症候性 AF から症候性 AF あるいは持続性 AF への移行

- ASSERT 研究の結果で，心房性頻脈性不整脈は 2.5 年の追跡で 34.7％にみられたこと，心

房性頻脈性不整脈がある植込み型デバイス患者の15.7%がその後に臨床的 AF を認めるようになったことが報告された[1]．洞不全症候群によってペースメーカー植込みとなり，発作性 AF を有する患者，385人を対象とした SAFE (Septal Pacing for Atrial Fibrillation Suppression Evaluation)研究では，平均3.1年間の経過観察期間中，99例(全体の25.8%，年率8.3%)が持続性 AF へ移行したと報告された[7]．持続性 AF となった99例のうち，20例(20.2%)にはリズムコントロールが行われており，79例(79.8%)にはレートコントロールが行われていた．この研究は，心房ペーシング部位の比較に加えて，ペースメーカーによる AF 予防機能の効果が同時に検討されていたため，発作性 AF の自然経過をみたものではないが，洞不全症候群患者ではペースメーカー植込み後の患者であっても発作性 AF から持続性 AF への移行は非常に多いことが示されたものである．実際，MOST 研究でも，ペースメーカーで AF が検出された患者は，持続性 AF への移行は約6倍高くなると報告されている．

◆ 植込み型デバイス患者を対象とした研究ではないが，K. Senoo らによって症候性 AF と無症候性 AF との持続性 AF への移行率を検討した結果が報告されている[8]．Shinken Database に登録された19,994例中で発作性 AF と診断された1,176例を対象としている．平均1,213 ± 905日間の経過観察が行われており，115例(年率6.0%)が持続性 AF に移行しているという．初回来院時に無症候性であった AF 患者は，症候性 AF 患者に比べて持続性 AF への移行が1.6倍多かったと報告している〔未補正ハザード比 unadjusted hazard ratio 1.611, 95%信頼区間(CI) 1.087-2.389, $P = 0.018$, 図26-4〕．その原因として，無症候性 AF ではカテーテルアブレーションや，リズムコントロールを含めた積極的治療介入がなされていなかったことがあげられている．

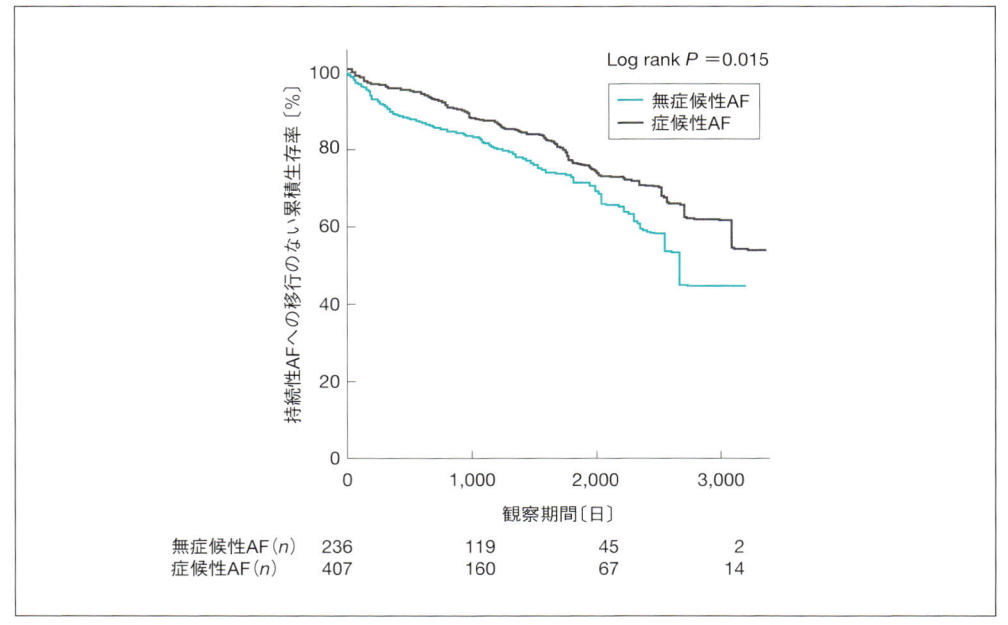

図26-4 症候性および無症候性発作性心房細動(発作性AF)の持続性AFへの移行の割合

［Senoo K, et al.: Circ J, 78: 1121-1126, 2014を一部改変］

◆ 以上の結果から，植込み型デバイスで検出される無症候性の発作性 AF を検出した場合には，仮に持続時間が短くても，その後の症状出現や持続性 AF への移行が高い点に注意してフォローする必要がある．

E 無症候性 AF の治療は行うべきか？

◆ 日本循環器学会「心房細動治療（薬物）ガイドライン（2013 年改訂版）」では，心房細動の再発予防におけるクラス Ⅰ，Ⅱa 適応は，有症候性 AF，もしくは器質的心疾患合併例での治療となっている．また，カテーテルアブレーション治療のクラス Ⅰ，Ⅱa の対象も有症候性の症例とされている．

◆ 植込み型デバイスで検出された無症候性 AF が症候性 AF に移行した場合は，リズムコントロールやアブレーションの治療対象となるであろう．しかし，デバイスで検出される無症候性の発作性 AF は，持続時間が長ければ長いほど，その後の症候性 AF もしくは持続性 AF への移行のみならず，塞栓症の発生率増加と有意に相関することも明らかとなっている．したがって，$CHADS_2$ スコアや出血のリスクも考慮した患者の全身評価を十分行ったうえで，無症候性の発作性 AF であっても塞栓症のリスクとなり，症候性もしくは持続性 AF への移行が高くなるのであれば，抗凝固療法による早期の治療介入が患者の利益につながるものと考えられる．

F デバイスの不整脈検出機能の設定の注意点

◆ ここまで植込み型デバイス患者での AF 検出機能の有用性について述べたが，正確な診断能を有することが必要である．すなわち，デバイスによる AF の正確な診断を行うために，適切なデバイス設定を行う必要がある．デバイスで検出された AF がいわゆる本当の（真の）AF であることの確認が必要となる．デバイスで検出される AT/AF をすべて治療の対象とするならば，真の AT/AF のみを検出できるように設定する必要があるからである．つまり，心房のアンダーセンシングを防ぐため，心房リードによるセンシング感度を鋭く設定しなければ，AF に移行した際の小さな細動波を検出することができない．

◆ 一方で，感度を鋭く設定すると筋電位や電磁干渉などのノイズ混入，心房リードが心室波を感知する FFRW（far-field R wave）オーバーセンシングを検出し，デバイスは AT/AF と誤診断する可能性が高くなる．頻脈検出の設定脈拍数（AT/AF detection rate）に関しても，低い検出レートに設定すると洞性頻脈などの AF 以外のものが AT/AF と誤診断される可能性があり，本来検出すべき AF のみをとらえることができなくなる．

◆ ASSERT 研究では，心房感度を 0.5 mV 以下，検出心房レートは 190 bpm 以上，MOST 研究では，心房感度を 0.5 mV，検出心房レートは 220 bpm 以上と設定されていた．

◆ 当院では，心房感度は 0.3 mV 以下，検出レートは 190 bpm 以上に設定することを推奨している．また，検出された心房性不整脈が真の AF であるのか，必ず心内心電図による目視での確認作業も怠ってはいけない．

私のとっておきの極意

　ASSERT 研究の結果から，デバイス植込み直後の 3 カ月間に無症候性心房細動（無症候性 AF）を認めた群で，認めなかった群に比べて，脳卒中や全身塞栓症の発症率が上昇してくるのは，デバイス植込み後，約 1～1.5 年を経過した時点からであり，これは MOST 研究でも同じであった（p.168，図 26-1 A，B）．したがって，植込み型デバイス患者で AF を早期に検出した場合，CHADS$_2$ スコアを含めた患者のリスク評価を行ったうえで，可能な限り早期に抗凝固療法を行うことが重要である．

　また，その後に臨床症状を呈する有症候性 AF や持続性 AF へ移行する可能性が高いことを念頭に置き，抗不整脈薬やカテーテルアブレーションなどの治療介入のタイミングをみていく必要がある．植込み型デバイス患者における無症候性 AF の正確な検出と早期の抗凝固療法および適切な治療介入が期待される．

（河野律子　　安部治彦）

文　献

1) Healey JS, et al.: N Engl J Med, 366: 120-129, 2012.
2) Brambatti M, et al.: Circulation, 129: 2094-2099, 2014.
3) Glotzer TV, et al.: Circulation, 107: 1614-1619, 2003.
4) Glotzer TV, et al.: Circ Arrhythm Electrophysiol, 2: 474-480, 2009.
5) Botto GL, et al.: J Cardiovasc Electrophysiol, 20: 241-248, 2009.
6) Sanna T, et al.: N Engl J Med, 370: 2478-2486, 2014.
7) Lau CP, et al.（Septal Pacing for Atrial Fibrillation Suppression Evaluation Study Group）: Circulation, 128: 687-693, 2013.
8) Senoo K, et al.: Circ J, 78: 1121-1126, 2014.

日本語索引

あ

アスピリン製剤 ……………………………… 51
アピキサバン ………………………………… 50, 62
アブレーション ……………………………… 77, 129
アミオダロン ………………………………… 129, 160
　──，少量 ………………………………… 41
アンダーセンシング ………………………… 172

い～お

イソプロテレノール ………………………… 85
Ⅰ群抗不整脈薬 ……………………… 34, 41, 94, 125
遺伝性心室細動 ……………………………… 135
陰性Ｔ波 ……………………………………… 9
植込み型除細動器（ICD） ………… 129, 147, 160, 162
　──ショック ……………………………… 151
植込み型ループレコーダー（ILR） ………… 30
ウォルフ・パーキンソン・ホワイト症候群 … 79
右心耳 ………………………………………… 81
エントレインメントペーシング …………… 74, 76

か

拡張型心筋症 ………………………………… 8, 11
拡張性心不全（HFpEF） …………………… 42, 114
カクテル療法 ………………………………… 35
下行傾斜型ST下降 …………………………… 9
活性化部分トロンボプラスチン時間（aPTT） … 59, 65
カテコラミン誘発性多形性心室頻拍（CPVT） … 142

カテーテルアブレーション …… 16, 43, 79, 85, 94, 99,
　　　　　　　　104, 111, 112, 119, 124, 129, 135
カルベジロール ……………………………… 44
冠静脈洞憩室 ………………………………… 79
冠性Ｔ ………………………………………… 10

き～け

急性心筋梗塞 ………………………………… 164
虚血性心疾患 ………………………………… 8
巨大陰性Ｔ …………………………………… 10, 12, 13
クリニカルエビデンス ……………………… 4
経冠静脈的アプローチ ……………………… 120
経皮的カテーテル心筋焼灼術 ……………… 129
血管迷走神経性失神（VVS） ……………… 28
検出心房レート ……………………………… 172

こ

抗凝固薬 ……………………………………… 16
　──，新規経口（NOAC） ……… 46, 55, 59, 65, 167
抗凝固療法 …………………………………… 53
抗不整脈薬 ……………………………… 34, 41, 94, 109, 129
　──，Ⅰ群 ……………………………… 34, 41, 94, 125
　──，Ⅲ群 …………………………………… 97
高齢者 ………………………………………… 41, 53
誤作動 ………………………………………… 162

さ

左脚後枝領域心室頻拍 ……………………… 124

日本語索引

左脚前枝領域心室頻拍 ・・・・・・・・・・・・・・・・・・・・・ 124
左脚ブロック ・・・・・・・・・・・・・・・・・・・・・・・・・・・・・・・・・ 146
左室サミット ・・・・・・・・・・・・・・・・・・・・・・・・・・・・・・・・・ 120
左室緻密化障害（LVNC） ・・・・・・・・・・・・・・・・・ 143
Ⅲ群抗不整脈薬 ・・・・・・・・・・・・・・・・・・・・・・・・・・・・・・ 97

し

持続性心房細動 ・・・・・・・・・・・・・・・・・・・・・・・ 44, 172
失神 ・・・・・・・・・・・・・・・・・・・・・・・・・・・・・・・・・・・・ 28, 164
　──，血管迷走神経性（VVS）・・・・・・・・・・ 28
消化管出血 ・・・・・・・・・・・・・・・・・・・・・・・・・・・・・・・・・・ 68
症候性心房細動 ・・・・・・・・・・・・・・・・・・・・・・・・・・・ 167
上部中隔型心室頻拍 ・・・・・・・・・・・・・・・・・・・・・・ 124
少量アミオダロン ・・・・・・・・・・・・・・・・・・・・・・・・・・ 41
徐脈性不整脈 ・・・・・・・・・・・・・・・・・・・・・・・・・・・・・・・ 15
ジルチアゼム ・・・・・・・・・・・・・・・・・・・・・・・・・・・・・ 119
シロスタゾール ・・・・・・・・・・・・・・・・・・・・・・・・・・・・ 17
心外膜起源心室期外収縮 ・・・・・・・・・・・・・・・・・ 120
新規経口抗凝固薬（NOAC）・・・・・・・・ 46, 55, 59, 65, 167
心筋逆リモデリング ・・・・・・・・・・・・・・・・・・・・・ 147
心筋梗塞
　──，急性 ・・・・・・・・・・・・・・・・・・・・・・・・・・・・・・ 164
　──，陳旧性 ・・・・・・・・・・・・・・・・・・・・・・・・・・・ 159
心筋症
　──，拡張型 ・・・・・・・・・・・・・・・・・・・・・・・・・・ 8, 11
　──，心尖部肥大型 ・・・・・・・・・・・・・・・・・ 10, 12
　──，たこつぼ型 ・・・・・・・・・・・・・・・・・・・・・・・ 11
　──，肥大型 ・・・・・・・・・・・・・・・・・・・・・・・・・ 11, 13
　──，頻拍誘発性 ・・・・・・・・・・・・・・・・・・・・・ 114
　──，ラミン（LMNA）・・・・・・・・・・・・・・・ 142
心室期外収縮（PVC）・・・・・・・・・・・・・・・・ 17, 118
　──，心外膜起源 ・・・・・・・・・・・・・・・・・・・・・ 120
　──，流出路起源 ・・・・・・・・・・・・・・・・・・・・・ 120
心室細動（VF）・・・・・・・・・・・・・・・・・ 129, 135, 162
　──，遺伝性 ・・・・・・・・・・・・・・・・・・・・・・・・・・・ 135
　──ストーム ・・・・・・・・・・・・・・・・・・・・・・・・・・ 135
心室頻拍（VT）・・・・・・・・・・・・・・・・・・・・・ 124, 129
　──，左脚後枝領域 ・・・・・・・・・・・・・・・・・・・ 124
　──，左脚前枝領域 ・・・・・・・・・・・・・・・・・・・ 124
　──，上部中隔型 ・・・・・・・・・・・・・・・・・・・・・ 124
　──／心室細動（VT/VF）・・・・・・・・・・・・・ 151
　──，非持続性 ・・・・・・・・・・・・・・・・・・・ 154, 161
　──，ベラパミル感受性 ・・・・・・・・・・・・・・ 124
心尖部肥大型心筋症 ・・・・・・・・・・・・・・・・・・・ 10, 12
心臓再同期療法（CRT）・・・・・・・・・・・・・・・・・ 146
心臓電気生理検査（EPS）・・・・・・・・・・・・・ 24, 73
心電図 ・・・・・・・・・・・・・・・・・・・・・ 4, 8, 20, 79, 118
　──，ホルター ・・・・・・・・・・・・・・・・・・・・・・・・ 161
心不全 ・・・・・・・・・・・・・・・・・・・・・・・・・・ 38, 109, 146
　──，拡張性（HFpEF）・・・・・・・・・・・・ 42, 114
心房アンダーセンシング ・・・・・・・・・・・・・・・ 172
心房感度 ・・・・・・・・・・・・・・・・・・・・・・・・・・・・・・・・・ 172
心房期外収縮 ・・・・・・・・・・・・・・・・・・・・・・・・・・ 15, 91
心房細動（AF）・・・・ 16, 41, 53, 85, 94, 99, 104, 109, 167
　──起源 ・・・・・・・・・・・・・・・・・・・・・・・・・・・・・・・・ 85
　──，持続性 ・・・・・・・・・・・・・・・・・・・・・・・ 44, 172
　──，症候性 ・・・・・・・・・・・・・・・・・・・・・・・・・・・ 167
　──，発作性 ・・・・・・・・・・・・・・・・・・・・・ 106, 172
　──，慢性 ・・・・・・・・・・・・・・・・・・・・・・・・・・・・・ 107
　──，無症候性 ・・・・・・・・・・・・・・・・ 51, 100, 167

す～そ

ストレインパターン ・・・・・・・・・・・・・・・・・・・・・・・・ 9
前室間静脈 ・・・・・・・・・・・・・・・・・・・・・・・・・・・・・・・ 120
早期再分極症候群（ERS）・・・・・・・・・・・・・・・ 136
組織因子 ・・・・・・・・・・・・・・・・・・・・・・・・・・・・・・・・・・・ 46

た～の

大心静脈 ・・・・・・・・・・・・・・・・・・・・・・・・・・・・・・・・・ 120
たこつぼ型心筋症 ・・・・・・・・・・・・・・・・・・・・・・・・・ 11
ダビガトラン ・・・・・・・・・・・・・・・・・・・・・・ 47, 59, 65
着用型自動除細動器（WCD）・・・・・・・・・・・・ 162
中隔 Kent 束 ・・・・・・・・・・・・・・・・・・・・・・・・・・・・・・・ 74
超高齢者 ・・・・・・・・・・・・・・・・・・・・・・・・・・・・・・・・・・・ 55
治療低減プログラム ・・・・・・・・・・・・・・・・・・・・・ 152
チルト試験（HUT）・・・・・・・・・・・・・・・・・・・・・・・ 28
陳旧性心筋梗塞 ・・・・・・・・・・・・・・・・・・・・・・・・・・・ 159

低心機能	159	ベプリコール	97
適切作動	151	ベラパミル	119
電気的除細動	42	──感受性心室頻拍	124
転倒リスク	56		
		房室結節リエントリー性頻拍（AVNRT）	72
透析	36, 44	房室ブロック	18
洞不全症候群	17	発作性心房細動	106, 172
突然死	162	ホルター心電図	161
トリガー	135		

脳卒中	66		

は 行

ま～よ

		マッピングカテーテル	85
肺血栓塞栓症	11	慢性心房細動	107
非持続性心室頻拍	154, 161	慢性閉塞性肺疾患（COPD）	16
肥大型心筋症	11, 13		
左上大静脈遺残（PLSVC）	79	無症候性心房細動	51, 100, 167
ピルジカイニド	125		
──中毒	41	モニタリング	59, 65
頻拍誘発性心筋症	114		
頻脈性不整脈	15	有病率	53

ら～わ

副伝導路	73, 79	ラミン心筋症（LMNA）	142
服薬アドヒアランス	56		
伏見 AF レジストリ	54	リキッドヘパリン	62
不適切作動	151	リズムコントロール	41, 109
プルキンエ組織	124, 136	リバーロキサバン	48, 61
フレイル	56	流出路起源心室期外収縮	120
フレカイニド	95, 142	両心室ペーシング	160
プロテイン C	47	──機能つき ICD（CRT-D）	151
プロテイン S	47	臨床電気生理検査	4
プロトロンビン時間（PT）	61		
		レートコントロール	41, 109
ペーシング	146, 148	──薬	35
──，エントレインメント	74, 76		
──，両心室	160	ワルファリン	46
ペースメーカー	17, 18, 28, 43, 167		

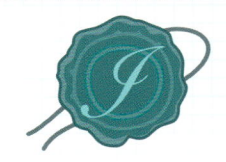

外国語索引

A

AF (atrial fibrillation) ············ 16, 41, 53, 85, 94, 99, 104, 109, 167
　　―― 起源 ·· 85
　　――，持続性 ································· 44, 172
　　――，症候性 ······································ 167
　　――，発作性 ······························· 106, 172
　　――，慢性 ··· 107
　　――，無症候性 ······················ 51, 100, 167
AF-CHF 試験 ··· 110
AFFIRM 試験 ···································· 41, 109
aPTT (活性化部分トロンボプラスチン時間) ····· 59, 65
　　―― -avg (平均値) ································ 59
　　―― -max (最大値) ······························· 59
ASSERT 研究 ··· 167
AV delay (atrioventricular delay) ················ 146
AVNRT (atrioventricular nodal reentrant tachycardia) ·· 72

B〜D

Brugada 型心電図 ·· 20
Brugada 症候群 ··································· 20, 139

CAMTAF 試験 ·· 113
CHADS$_2$ スコア ······················· 16, 47, 55, 102, 169
COPD (慢性閉塞性肺疾患) ··························· 16
coved 型 ST 上昇 ·· 20
CRT (心臓再同期療法) ······························· 146
CRT-D (両室ペーシング機能つき ICD) ········ 151
CRYSTAL AF 試験 ····································· 170

dyssynchrony ·· 146

E〜H

Ebstein 奇形 ··· 82
EPS (心臓電気生理検査) ······················· 24, 73

fascicular VT ··· 124

His 束 ··· 73, 83
HUT (head-up tilt test) ······························· 28

I〜O

ICD (implantable cardioverter defibrillators) ······················ 129, 147, 160, 162
ILR (implantable loop recorder) ················· 30
ISSUE-3 研究 ·· 30

J-RHYTHM 試験 ·· 41

long RP' 頻拍 ·· 73
LQT (QT 延長症候群) ································ 142

MADIT-II ·· 131
MDI (maximum deflection index) ············· 120
MOST 研究 ··· 169

Na チャネル遮断薬 ······································ 24
NOAC (新規経口抗凝固薬) ········· 46, 55, 59, 65, 167

P〜R

PDI (peak deflection index) ······················ 120
pill-in-the-pocket 療法 ································· 35

PLSVC (persistent left superior vena cava) ········ 79
PT（プロトロンビン時間）······················ 61
PVC (premature ventricular contraction) ······ 17, 118

QOL ·· 153
QT 延長症候群（LQT）······················ 142

RACE 試験 ··································· 41

S～U

saddleback 型 ST 上昇 ························ 21
SAFE 研究 ··································· 171
SCD-HeFT ·································· 131
SCTdP (short-coupled variant of
　torsade de pointes) ······················ 140
sharp ST-T angle ···························· 8
ST-T 所見 ··································· 8
substrate ·································· 135

T 波
　——，陰性 ································ 9
　——，冠性 ································ 10
　——，巨大陰性 ···················· 10, 12, 13

TRENDS 研究 ······························· 169
TTR (time in therapeutic range) ·············· 46

up-sloping ST & T terminal inversion ·········· 10, 12

V～Z

VF (ventricular fibrillation) ············· 129, 135, 162
　—— storm ······························· 135
　——，遺伝性 ····························· 135
VT (ventricular tachycardia) ············· 124, 129
　——，fascicular ························· 124
　——／VF ································ 151
　——，左脚後枝領域 ······················ 124
　——，左脚前枝領域 ······················ 124
　——，上部中隔型 ························ 124
　——，非持続性 ····················· 154, 161
　——，ベラパミル感受性 ·················· 124
VTACH 研究 ································ 133
VVS (vasovagal syncope) ···················· 28

WCD (wearable cardioverter defibrillator) ········ 162
Wellens 症候群 ······························ 11
WPW (Wolff Parkinson White) 症候群 ············ 79

エキスパートが本音で明かす
不整脈診療の極意　　　　　　　　　　　©2015

定価（本体 3,600 円＋税）

2015 年 5 月 1 日　1 版 1 刷
2016 年 8 月 25 日　　　2 刷

編　者　山下　武志
発行者　株式会社　南山堂
代表者　鈴木　幹太

〒 113-0034　東京都文京区湯島 4 丁目 1-11
TEL 編集(03)5689-7850・営業(03)5689-7855
振替口座　00110-5-6338

ISBN 978-4-525-22031-0　　　　Printed in Japan

本書を無断で複写複製することは，著作者および出版社の権利の侵害となります．
JCOPY ＜(社)出版者著作権管理機構　委託出版物＞
本書の無断複写は著作権法上での例外を除き禁じられています．複写される場合は，そのつど事前に，(社)出版者著作権管理機構（電話 03-3513-6969, FAX 03-3513-6979, e-mail: info@jcopy.or.jp）の許諾を得てください．

スキャン，デジタルデータ化などの複製行為を無断で行うことは，著作権法上での限られた例外（私的使用のための複製など）を除き禁じられています．業務目的での複製行為は使用範囲が内部的であっても違法となり，また私的使用のためであっても代行業者等の第三者に依頼して複製行為を行うことは違法となります．

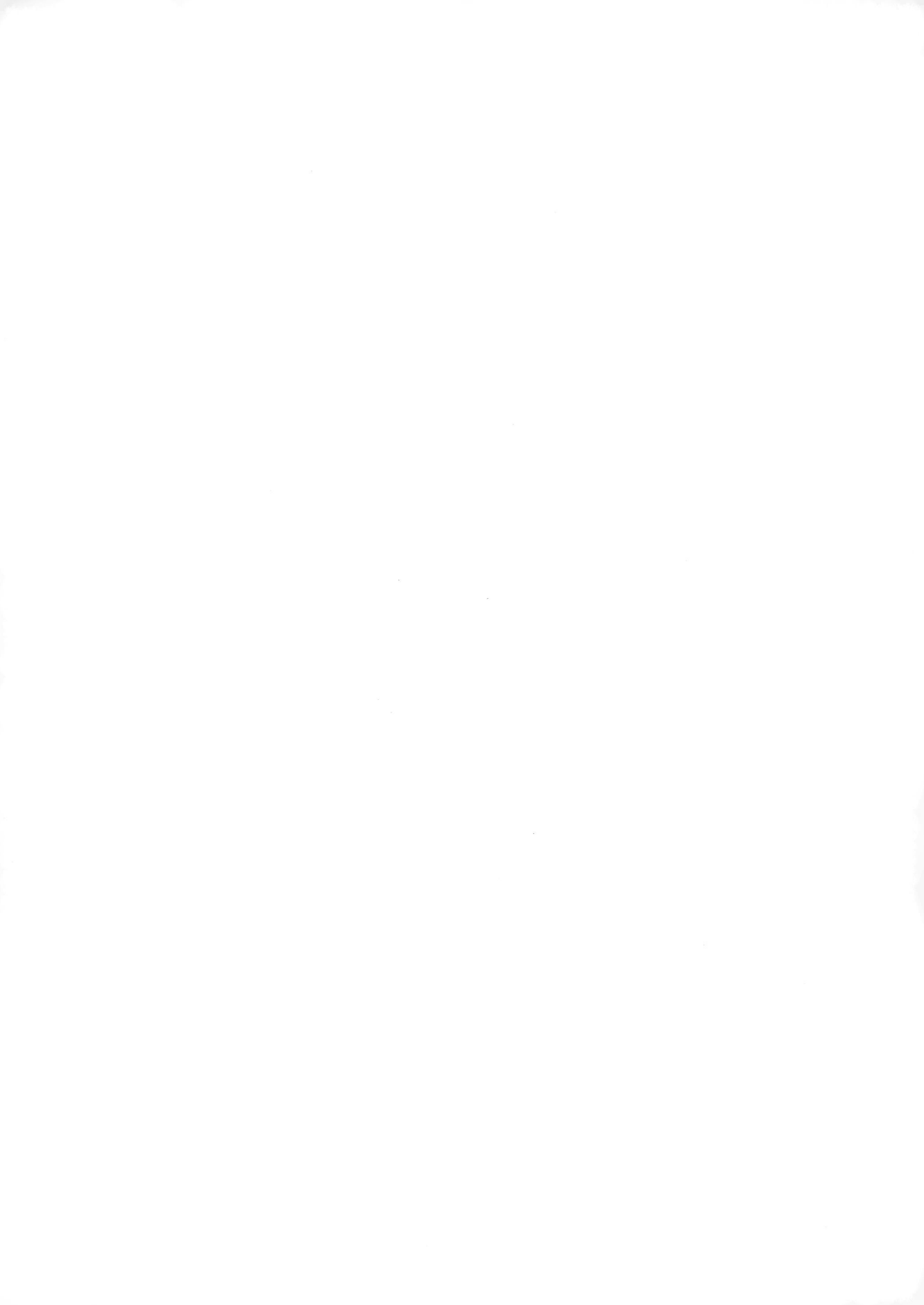

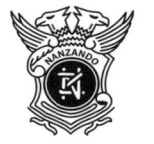